超音波・CT・MRI・血管造影・病理で学ぶ

一冊でわかる
肝疾患

診断・治療のポイントが見てわかる

編集

小川眞広
日本大学准教授

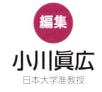

文光堂

執筆者一覧

■編集

小川眞広　　　　　日本大学医学部内科学系消化器肝臓内科学分野　准教授

■病理監修

杉谷雅彦　　　　　日本大学　客員教授

■執筆者（執筆順）

小川眞広　　　　　日本大学医学部内科学系消化器肝臓内科学分野　准教授

渡邊幸信　　　　　日本大学医学部内科学系消化器肝臓内科学分野

三浦隆生　　　　　日本大学病院消化器内科

松本直樹　　　　　日本大学医学部内科学系消化器肝臓内科学分野　医局長

中河原浩史　　　　地域医療機能推進機構横浜中央病院消化器・肝臓内科　医長

熊川まり子　　　　日本大学医学部内科学系消化器肝臓内科学分野

絹川典子　　　　　日本大学病院病理学教室　兼任講師

序　文

　文光堂の編集部の方に，「研修医や若手医師を対象にした『一冊でわかる』シリーズを作成しており，消化器領域の肝臓の分野において『一冊でわかる肝疾患』を先生のグループで書いていただきたい」と依頼された．“肝臓”と一口にいっても内容は多岐に分かれており奥が深い．種々の分野において各専門家に依頼し本を作成するのではなく，コンセンサスの得られた当教室の超音波検査グループで若手医師を対象とした1冊の本を作成するのが目的ということであった．

　筆者らのグループは以前より超音波検査のハンズオンセミナーをはじめ各地で教育セミナーを数多く実施していることから，その経験を活かし，臨床に則してわかりやすく肝臓病学を解説することを目指し，本書を作成することとした．しかし，実際に引き受けることが決定した後，すぐに200ページ程度の1冊で肝疾患を全部述べられるほど甘くないという壁にぶちあたった．そこで，肝臓に関心をもつ若手医師を対象としてできる限りコンパクトにわかりやすく解説し，一人でも多くの医師に肝臓病学を好きになっていただき，もっとしっかりと肝臓病学を学びたいという意欲をかきたて，そして専門書への橋渡しができればと思い，編集した．

　本書は，解剖学および医療面接，そして各検査の特徴を解説した総論と，比較的臨床の場で遭遇することの多い疾患を取り上げた各論に分かれて構成されている．現在は医療のmultimodalityの時代である．そこで各論ではそれぞれの疾患について，疾患概念，診断のポイント——症状，臨床検査，画像診断，病理組織のポイント——，そして治療のポイントを挙げ，様々な方面から疾患へのアクセスが可能となるようにまとめた．さらに，日常の外来診療を想定して救急外来の対処方法と肝不全のマネジメントの解説も行っている．

　本書作成に当たっては，特に，疾患の根源，画像診断のsauceともなる病理組織について，以前から筆者がご指導を仰いでいる本学の病理学教室の杉谷雅彦教授にご無理をいってご監修いただいた．この場をお借りして心より感謝申し上げます．また，画像を提供いただいた日本大学医学部内科学系消化器肝臓内科学分野 山本敏樹先生，横手市立病院消化器内科 長沼裕子先生，そして日本大学医学部内科学系消化器肝臓内科学分野および日本大学病院超音波検査室のスタッフの皆々様にも心より御礼を申し上げます．

　本書が肝臓に関心をもつすべての先生方にとって，さらに関心を深め，肝臓専門医を志すきっかけの一つになれば幸いである．

2019年10月吉日

日本大学医学部内科学系消化器肝臓内科学分野

小川　眞広

目　次

I 章　総　論　　1

1. 肝臓の解剖学　　2
2. 肝疾患に伴う医療情報のポイント　　13
3. 肝疾患で必要な血液生化学データと検査項目の意義　　15
4. 肝疾患で必要な画像診断　　26

II 章　救急外来での肝疾患　　39

III 章　各　論　　51

1. 急性肝炎　　52
2. 慢性肝炎　　58
3. 肝硬変　　63
4. 門脈圧亢進症　　69
5. 自己免疫性肝炎　　75
6. 原発性胆汁性胆管炎　　80
7. 原発性硬化性胆管炎　　85
8. 肝内結石　　90

9. 薬物性肝障害 94

10. アルコール性肝障害 97

11. 脂肪性肝疾患：単純性脂肪肝，NAFLD，NASH 105

12. 体質性黄疸 113

13. 先天代謝異常
　　a) ヘモクロマトーシス，ヘモジデローシス 115
　　b) Wilson 病 118
　　c) ポルフィリン症 122

14. 血流障害による肝障害
　　a) うっ血肝 126
　　b) Budd-Chiari 症候群 129
　　c) 門脈血栓症 134
　　d) 肝外門脈閉塞症 138

15. サルコイドーシス 142

16. 感染性疾患
　　a) 肝膿瘍 146
　　b) アメーバ肝膿瘍 151
　　c) 日本住血吸虫症 155
　　d) エキノコックス症 159
　　e) 肝結核 163
　　f) Fitz-Hugh-Curtis 症候群 166

17. 肝腫瘍性病変
　　a) 良性病変
　　　(1) 肝血管腫 168
　　　(2) 血管筋脂肪腫，PEComa 173
　　　(3) 肝細胞腺腫 177
　　　(4) その他の良性病変：腫瘍類似性病変
　　　　① 肝囊胞 181
　　　　② 限局性結節性過形成 185
　　　　③ 胆管過誤腫 190
　　　　④ 炎症性偽腫瘍 194

b) 悪性腫瘍
- （1）肝細胞癌 ·· 198
- （2）肝内胆管癌 ·· 222
- （3）混合型肝癌 ·· 227
- （4）転移性肝癌 ·· 232
- （5）悪性リンパ腫 ·· 237

IV章　肝不全マネジメントのポイント　243

索引 ·· 252

著者，編集者，監修者ならびに弊社は，本書に掲載する医薬品情報等の内容が，最新かつ正確な情報であるよう最善の努力を払い編集をしております．また，掲載の医薬品情報等は本書出版時点の情報等に基づいております．読者の方には，実際の診療や薬剤の使用にあたり，常に最新の添付文書等を確認され，細心の注意を払われることをお願い申し上げます．

Ⅰ章　総　論

I 総論

1. 肝臓の解剖学

はじめに

- 肝疾患を考えるに当たり最も重要なことは，肝臓のどこにどのような障害が起こったのか？　を考え，それを診断・治療に活かすことである．
- そのためには，はじめに解剖学をもう一度確認し，そのうえで各機能を考え，どのような障害が起こっているのかを考えることを推奨する．
- まずは形態的な特徴を確認し，さらに肝臓の構成要素や機能について確認をする．
- 解剖学的用語は医療情報として伝達する際にも第三者に誤認させないためにも，最低限の基礎知識として正確に表記することが重要となる．

■ 肝臓の位置と区域分類

- 肝臓は重量が1,300〜1,500g程度で，ヒトで最大の臓器である．
- 腹腔の右上方にあり，右季肋部の大部分を占め，大部分は肋骨により守られ，一部は心窩部を経て左季肋部に達する．
- 肝臓は周囲の複数の臓器と接しており，上方で横隔膜を介し肺，左側から下方にかけて胃・十二指腸，右の下方では腹壁寄りに胆嚢，背側に副腎，さらに大腸と接し，腎臓・小腸はごく近傍に存在している．正中の背部で大動脈，下大静脈と接している（**図1**）.
- 解剖学的な位置関係は診断・治療を行ううえでは重要となる．正面から見た位置関係は理解しやすいが，他方向から観察をしても同じイメージが得られるかは疑問である．近年画像診断も3D的に評価する時代に突入している．ここでは各方向から見た解剖図も呈示するので，参考にして各種画像診断の際に役立てていただきたい．さらに解剖学ではその部位を同定するためのメルクマールとなる部分があるためそれを意識することが大切であり，正確な位置情報を医師記録として残す場合にも必要となるので再確認をする．
- 肝臓は腹膜で大部分が覆われ横隔膜の部分で壁側腹膜に移行する．横隔面には肝冠状間膜があり肝前面には肝鎌状間膜が肝左葉と右葉の境界に位置する．肝鎌状間膜の下縁には臍静脈の胎児性遺残の肝円索が含まれる．門脈左枝から左肝静脈と下大静脈結合部に向かい胎児性の遺残の静脈管索が走行する．つまり肝右葉と左葉は，前面は肝鎌状間膜，下面で肝円索，後面で静脈管索で区分される．下面ではさらに肝門の前方に方形葉，後方に尾状葉と呼ばれる小領域に区分される（**図1**）.方形葉と尾状葉は右葉に属し，方形葉は左は肝円索，後ろは肝門（肝臓に門脈・肝動脈・胆管が流入・流出する部分），右は胆嚢窩が境界となっている．尾状葉は左が静脈管索，右は下大静脈が境界となっている（**図1**）.
- 肝区域は，門脈の走行によるクイノーの肝区域（Couinaud's hepatic segment）分類が最も用いられ（**図1〜3**），S1からS8の8区域の区域分類を「原発性肝癌取扱い規約」（第6版補訂版，2019年）では亜区域（subsegment）と定義している（**表1**）.
- 肝区域分類のポイントは，区域分類の境界には目印となる構造物がある点で，これを画像

1. 肝臓の解剖学

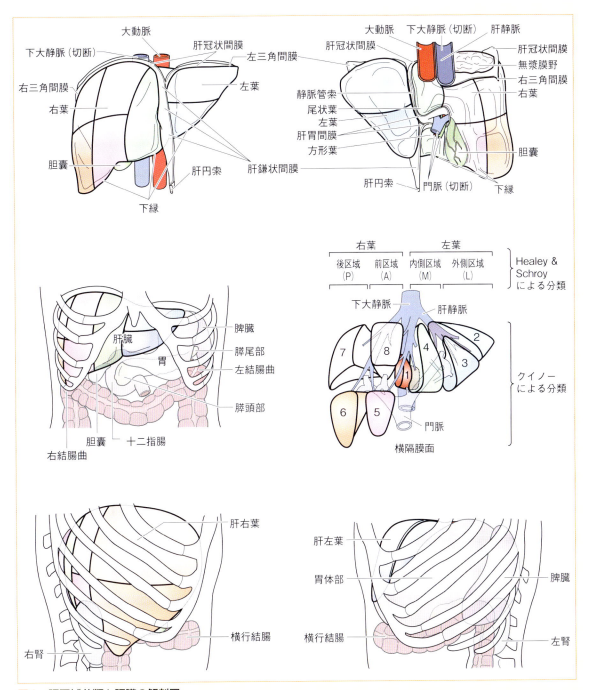

図1 肝区域分類と肝臓の解剖図

診断で確認して表記することが望まれる．たとえば，左肝静脈で segment の 2 と 3 に区分され，中肝静脈で外科的右葉と左葉に区分され，右肝静脈で右葉の前区域と後区域に区分され，それぞれ上下に分岐し，肝円索で肝外側区域と内側区域，静脈間索で尾状葉と外側区に区分される，などである．実際の解剖では明瞭な境界線があるわけではなく，どち

3

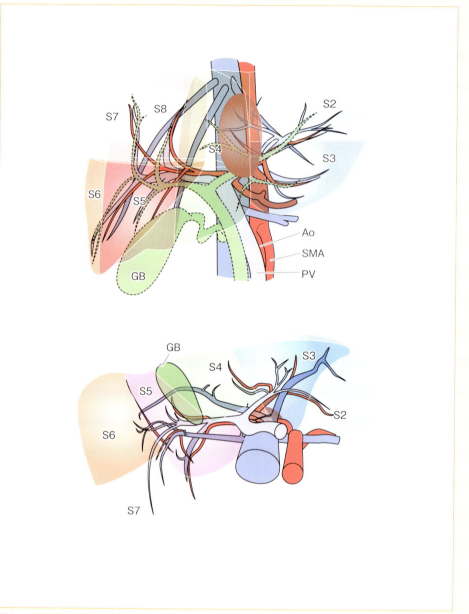

図2　クイノーの肝区域（Couinaud's hepatic segment）S1～S8の8亜区域（subsegment）の正面像と下から観察した像
Ao：大動脈aorta，SMA：上腸間膜動脈superior mesenteric artery，PV：肺静脈pulmonary vein，GB：胆嚢gallbladder.

らに近いかで判断をしている．
- 複数のモダリティを用いて総合的な診断を行うためには，場所の同定で表記上の共通語として肝区域を理解することも重要となる．図3に各画像診断における肝区域を呈示するので，外観からのイメージと各画像診断の断層像で観察した肝区域を一致させるために役立てていただきたい．とくに超音波などによる断層像の角度が異なることで自分のイメージと表示画像の乖離が生じることがあるので注意が必要となる．

1. 肝臓の解剖学

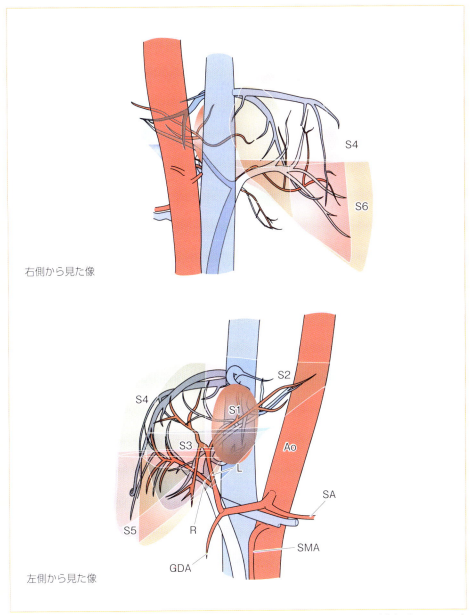

図2 クイノーの肝区域（Couinaud's hepatic segment）S1〜S8の8亜区域（subsegment）の側面に近い部位から観察した像
SA：脾動脈 splenic artery, GDA：胃十二指腸動脈 gastroduodenal artery

- 以下では，造影CT画像と超音波画像，そして「原発性肝癌取扱い規約」から解剖学的事項（一部抜粋）を呈示する．肝区域を中心に解剖を再確認していただきたい．
- CT，MRI検査と比較し超音波検査は画像の表示法が異なり，画面の上がプローブの接触面となることに注意が必要である．
- 肝臓は肋骨に覆われているため，超音波検査は斜走査が中心となる．さらに頭側は頭側方向に見上げた斜走査となるので，解剖学的な位置に注意が必要である．

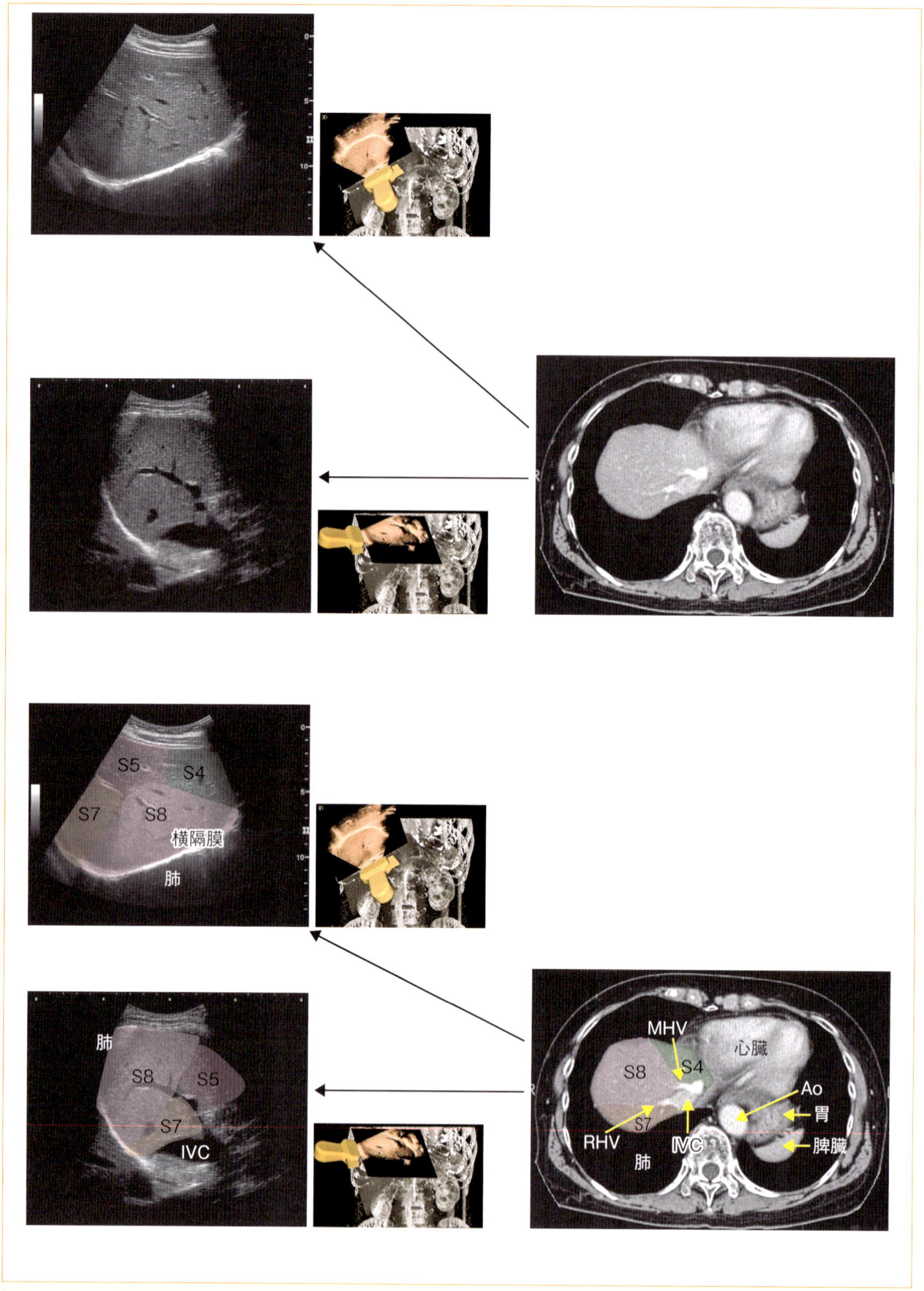

I 総論

図3 CT・超音波検査の肝区域分類①
CTの水平断面と各部位の超音波検査の断面の比較. CT断面の肝臓の区域と超音波画像の肝区域を確認することで,
立体的なイメージが把握できる.
IVC：下大静脈 inferior vena cava, RHV：右肝静脈 right hepatic vein, MHV：中肝静脈 middle hepatic vein

1．肝臓の解剖学

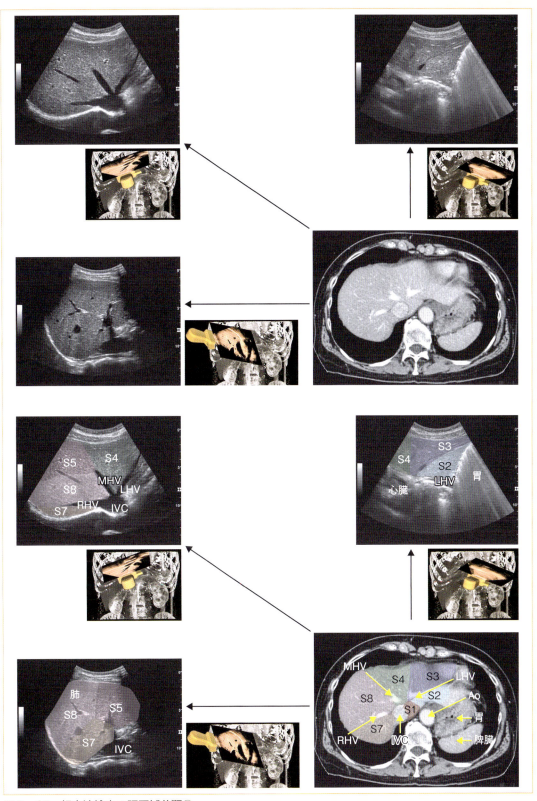

図3 CT・超音波検査の肝区域分類②
LHV：左肝静脈 left hepatic vein.

Ⅰ　総論

図3 CT・超音波検査の肝区域分類③
Ao：大動脈 aorta，PV：肺静脈 pulmonary vein，CHA：総肝動脈 common hepatic artery，SV：脾静脈 splenic vein.

1. 肝臓の解剖学

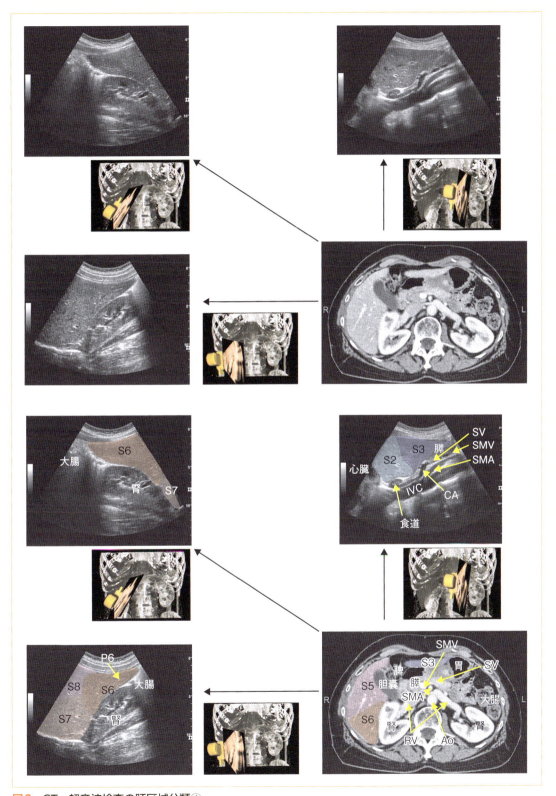

図3 CT・超音波検査の肝区域分類④
SMV：上腸間膜静脈 superior mesenteric vein, CA：腹腔動脈 celiac artery, RV：腎静脈 renal vein, VC：大静脈 vena cava

Ⅰ　総論

表1　肝葉と肝区域

　肝臓は胆嚢窩と肝上部の下大静脈を結ぶ線（Rex線）によりその左側を左葉，右側を右葉とし，さらにそれぞれを2区域に分けたのち，尾状葉とあわせて5区域に大別する．
1. 外側区域 lateral segment（L）
   肝鎌状間膜 hepatic falciform ligament から左側の区域．
2. 内側区域 medial segment（M）
   肝鎌状間膜と Rex 線の間の区域．
3. 前区域 anterior segment（A）
   Rex 線と右肝静脈主幹の間の区域．
4. 後区域 posterior segment（P）
   右肝静脈主幹より後側の区域．
5. 尾状葉 caudate lobe（C）
   肝門部背側に位置し下大静脈に接する葉．
　各区域をさらに小さな領域に分類する際はこれを亜区域（subsegment）とする．亜区域は Couinaud の区域分類に準ずる．Couinaud の区域分類は以下のとおりである．
segment 1：尾状葉
segment 2：外側区域で左肝静脈主幹より背側の領域
segment 3：外側区域で左肝静脈主幹より腹側の領域
segment 4：内側区域
segment 5：前区域で前区域 Glisson 主分岐より尾側の領域
segment 6：後区域で後区域 Glisson 主分岐より尾側の領域
segment 7：後区域で後区域 Glisson 主分岐より頭側の領域
segment 8：前区域で前区域 Glisson 主分岐より頭側の領域
註1：Rex 線は main portal fissure とも呼ばれる．Rex-Cantlie 線，Cantlie 線とも呼ばれるが，Rex の記述が最初である．
註2：解剖学的左葉はこの規約では外側区域となる．
註3：左，右両葉を区分する面は main portal fissure である．
註4：左葉の M と L を区分する面は umbilical fissure である．
註5：右葉の A と P を区分する面は right portal fissure である．
文献：1) Rex H：Beiträge zur Morphologie der Säugerleber. Morpholog Jahrbuch 14：517-626, 1888
　　　2) Cantlie MA：On a new arrangement of the right and left lobes of the liver. Proceeding of the Anatomical Society of Great Britain and Ireland 32：4-9, 1898
　　　3) McIndoe AH, Counseller VS：The bilaterality of the liver. Arch Surg 15：589-612, 1927
　　　4) Hjortsjö CH：The topography of the intrahepatic duct systems. Acta Anat (Basel) 11：599-615, 1951

（文献1より引用，一部改変）

■ 肝細胞とその機能

- 肝臓組織の病理組織所見は，病態を反映する証拠として必要である．しかし，必ずしも知りたいタイミングで肝臓の組織が得られるわけではない．少なくとも腹腔鏡下はもちろん，経皮的な肝生検においても一定の出血や肝損傷を含めたリスクを伴う．したがってその必要度とリスクを天秤にかけて組織を得ることが多い．この状態を補完するのが画像診断となる．近年画像診断の発展とともに，治療に直結しない診断のみのための生検診断が（被検者の損傷は避けなければならないという点において）減少傾向にある．

1) 肝臓の構造（図4, 5）

- 内部は，直径が1～2mm 程度の六角柱である肝小葉の集合体で構成されている．
- 肝小葉の六角柱の角にはグリソン鞘と呼ばれる，内部に動脈，門脈，胆管，リンパ管，神経が走行する結合織がある．
- グリソン鞘には，線維芽細胞，リンパ球などが存在する．
- 肝小葉の中心には中心静脈が走行し，放射状にグリソン鞘方向へ肝細胞索が並んでいる．

1. 肝臓の解剖学

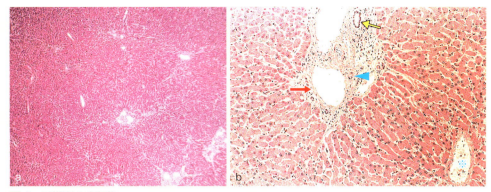

図4 正常肝の病理像
ヘマトキシリン・エオジン (HE) 染色．a：弱拡大．b：強拡大．小葉内ではグリソン (Glisson) 鞘から中心静脈 (※) から肝細胞が索状に門脈域方向に連なっている．門脈域では門脈 (➡)，動脈 (▶)，リング状に上皮細胞が並び，胆汁を通過させる腔を形成する胆管 (⇨) が確認できる．

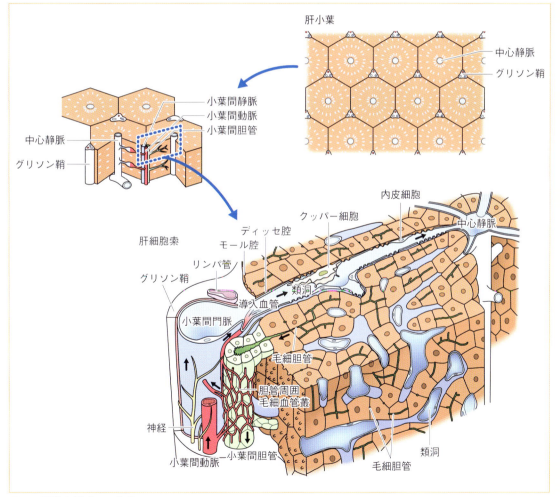

図5 肝臓を構成する細胞
（右下図：文献2より引用改変）

I　総論

- 肝臓は血管の塊で，体内のなかで最も血液に富む臓器である．
- 肝細胞索の間を走行する毛細血管は類洞（sinusoid）と呼ばれ，肝細胞と類洞の間に，ディッセ腔（space of Disse）には星細胞〔perisinusoidal cell/Ito cell（伊東細胞）〕が存在し，類洞には内皮細胞，Kupffer 細胞，ピット細胞が存在し，内皮細胞には多数の篩板孔があり，肝細胞と血管の間の効率的な物質の出入りの調節を司っている（図5）．ディッセ腔の Ito cell は線維化やビタミン A 貯蔵に関与している．

2）肝臓の機能

- 多数の酵素をもつため多彩な代謝を行い，血液より成分を吸収し内分泌や胆汁の生成・分泌を行っている．
- 主な機能としては，糖代謝，蛋白代謝，脂質代謝，分解，貯蔵，解毒，排泄などである．とくにアルブミン合成や止血に関与する因子の合成は重要な機能である．
- 肝内に入った動脈血，門脈血はグリソン鞘・類洞を経由し肝細胞の代謝を受け，中心静脈に向かう．
- 肝臓でグルクロン酸抱合された胆汁は隣り合う肝細胞の細胞膜により形成された毛細胆管を通り，Hering 管を経由し，肝内胆管，肝外胆管を経て十二指腸に流出する．
- 肝臓は生体で最大のリンパ液を産生する場でもあり，ディッセ腔がその生成源となっている．

（小川眞広）

■文献

1）日本肝癌研究会．臨床・病理 原発性肝癌取扱い規約　第6版補訂版．金原出版，2019
2）坂井建雄（編）．カラー図解　人体の正常構造と機能【全10巻縮刷版】，p267．日本医事新報社，2008
3）Rubin R, et al.（eds.）鈴木利光，他（監訳）．ルービン病理学 臨床医学への基盤（改訂版），p680-739，西村書店，2017

I 総論

2. 肝疾患に伴う医療情報のポイント

はじめに

● 肝疾患に限ったことではないが，医療情報の取得は初めて患者と会った際に行う診療行為の一つである．

● 診断のために重要な情報を得るためのみではなく，患者の思考や社会的な立場，疾患に対する理解度などを把握し，適切な患者と医師の関係を築くためにも重要な役割を担う．そのような医療面接の中で肝疾患の診断に必要なポイントについて述べる．

■ 病歴聴取のポイント

● 肝のどの部位に？　どの程度の障害か？　どのくらいの期間か？　などが推測可能となる情報を聴取することがポイント．

● 陽性所見のみではなく，陰性所見もしっかり記載することが重要．

● 患者の言葉と症状は必ず一致するわけではないので注意が必要（たとえば "生あくびがでる" →昼夜逆転→肝性脳症の可能性などを推測する力が必要）．

1) 既往歴

● 過去の肝障害の有無と肝疾患以外の既往とその程度を聞く．既往歴の中には他科の疾患と思われがちな疾患でも，肝疾患との因果関係がある疾患・病態があるため（心不全→循環不全→うっ血肝など），丁寧に聴取する．

2) 現病歴

● 肝障害は持続することで慢性肝炎→肝硬変→肝不全と進行し，病態の進行とともに食道静脈瘤や肝癌などの合併率も高くなる．そのために現病歴の聴取では罹病期間の推測も重要となる．

3) 社会歴

● 肝炎ウイルス曝露の可能性の有無などを聴取する．これにより罹病期間の推測にもつながる．さらに生活習慣による飲酒歴・喫煙歴の聴取，常備薬・薬剤服用歴，妊娠などについても聴取し，ウイルス性肝炎以外の肝障害に関する情報を取得する．

4) その他

● 肝は血液に富む臓器であるため，精密検査には画像診断で造影剤の使用機会が多い．そのため今後の検査計画をたてるうえでも造影剤アレルギーの有無やその他喘息をはじめとするアレルギー疾患の有無の確認は重要となる．

● 疾患に対する患者の理解度や診断・治療に対する希望のみならず，超高齢社会となった今，日常生活動作（activities of daily living：ADL）の確認や生活状況などの聴取も，治療を行ううえで重要な項目である．

Ⅰ—総論

■ 身体診察のポイント

表1 肝疾患でチェックすべき身体所見

全身症状	倦怠感，不眠・昼夜逆転，感冒様症状・免疫力低下，貧血，血圧低下，体重減少・増加
皮膚症状	掻痒感，黄疸，手掌紅斑，くも状血管腫，腹壁静脈の怒張，皮疹
四肢の症状	筋痙攣，手指振戦，下腿浮腫
消化器症状	食欲不振，嘔気嘔吐，腹水貯留，腹部膨満感，便秘，下痢，灰白色便
疼痛	腹痛（腹水貯留による），心窩部痛，右季肋部痛，強い腹痛（癌の進展など），放散痛
その他	呼吸困難・頻呼吸・胸水貯留，出血傾向，女性化乳房，肝性口臭，褐色尿，尿量減少，口渇感

- 病歴聴取に続き，バイタルサインをチェックして呼吸状態や血圧など緊急性の有無により適切な処置を行いながら身体診察に移行する．
- 身体診察においては，単に身長，体重，体温，血圧測定を行うのではなく，肝疾患特有の所見を知り，疾患の有無を推測することが重要となる．
- 診察を行ううえでは診断のみでなく，重症度も含めた状態把握をすることや，診察の中から患者との信頼関係を構築するなどの意義がある．肝疾患におけるチェックすべき身体所見について**表1**に記載する．
- 身体診察（physical examination）には，視診（inspection），触診（palpation），打診（percussion），聴診（auscultation），神経学的診察（neurological examination）があるが，肝疾患を念頭に置いた場合には，この際に触診・打診と同時に超音波検査を施行することを推奨している．現在はポケットに入る大きさの超音波診断装置もあり，聴診器同様に1人1台となる日も近い感じさえする．
- 超音波検査を併用する最大のメリットは，リアルタイムで身体所見を視覚的に評価できることであり腹水貯留などの所見が確実なものとなることといえる．肝疾患においては軽度の肝機能異常では身体診察上で明らかな異常所見を認めることは少ないため，肝硬変や肝不全所見の有無をチェックする意味合いが強い．
- 肝疾患における身体診察のポイントを以下に挙げる．
  - ・視診：体格や姿勢，腹水貯留に伴う腹部膨隆などの体形，栄養状態を観察しながら全身状態として肝性脳症に伴うふらつき，皮膚所見として黄疸・貧血のほか，色素沈着の有無，血小板減少に伴う出血斑，掻痒感に伴う掻き傷，腹壁静脈の怒張（メドゥーサの頭ほか），くも状血管腫，女性化乳房，手掌紅斑，脱毛，そして四肢の所見としては浮腫の有無，爪の変形，などの診察を行う．
  - ・触診・打診：肝・脾腫の有無，肝濁音界の縮小，腹水徴候の有無，直腸診による痔瘻および直腸静脈瘤の有無
  - ・聴診：心疾患の有無，血管病変の有無，腸管蠕動の状態
  - ・神経学的所見：羽ばたき振戦（flapping tremor）の有無，精神状態の観察

（小川眞広）

Ⅰ 総論

3. 肝疾患で必要な血液生化学データと検査項目の意義

■ 肝疾患に必要な血液生化学データ

- 採血を行う意義として，診断仮説の裏づけまたは特定の疾患の除外，経過観察や治療効果の指標，が挙げられる．
- 肝疾患の診断，および病態把握には肝機能に関する血液検査結果の数値が示す意味を理解し，種々の肝機能検査法を効率よく組み合わせることが重要になる．また無駄な検査を省くことは，医療経済の観点からも重要となる．
- 本項では肝機能に関連する検査値について説明する．基準値については装置や試薬により異なるため自施設の基準値を確認していただきたい．

1) ALT (alanine aminotransferase)

- 肝細胞障害により血中に逸脱する酵素．
- 肝臓以外にも腎，心筋，骨格筋に存在するが，ほとんどが肝細胞内に存在するため，AST より肝特異性が高い．よって，ALT 値の上昇をみたら，まず肝障害を疑う．
- 半減期は 40〜50 時間程度．

2) AST (aspartate aminotransferase)

- 肝細胞障害により血中に逸脱する酵素．
- 肝細胞以外にも筋細胞，腎，肺，赤血球などにも多く存在しており，ALT に比較して肝特異性は低い．
- 肝疾患以外でも，横紋筋融解症，溶血性疾患，心筋障害などでも上昇する．
- 半減期は 10〜20 時間程度．

3) AST と ALT の関係

- 肝障害時には AST・ALT 値はともに上昇するが，半減期の違いにより，急性肝炎極期には AST＞ALT となり，経過とともに AST＜ALT となる．
- 慢性肝炎や脂肪肝では AST＜ALT となる．
- 肝硬変やアルコール性肝障害では AST＞ALT となる．
- 肝障害時にみられる AST・ALT 値の上昇は，その時点で破壊されつつある肝細胞の量を反映している．すでに壊死した肝細胞の量を示すものではないため，血清 AST・ALT 値は必ずしも肝機能や予後とは相関しない（そのため，急性肝不全の診断基準や，Child-Pugh 分類には AST・ALT 値が含まれていない）．

4) ミトコンドリア-AST (mitochondria-AST : m-AST)

- 基準値　7IU/L/37℃以下
- AST には，細胞質に存在する s-AST と，ミトコンドリアに局在する m-AST の2つのアイソザイムがある．
- アルコール性肝炎の肝障害では，総 AST 活性に占める m-AST 活性の割合が最も高いためアルコール性肝障害の診断に用いる．

- アルコール以外の急性肝炎や劇症肝炎でも高値となるので注意が必要となる.
- m-AST の血中半減期は1〜2時間であるため禁酒治療のモニタリングとしても有用であるほか,肝切除術後の予後も関連する.

5) LDH (LD) (lactate dehydrogenase)

- 生体内の組織に広く分布する酵素.
- 血清 LDH の上昇は肝疾患に対する特異性は低く,癌,溶血性貧血,心筋梗塞,筋疾患など多くの疾患で上昇を認める.
- 5種類のアイソザイムが存在しており,これらアイソザイムには臓器特異性があるので(**表1**)[1],その分析は障害臓器の推定に有用である.
- 肝障害では LDH5 が上昇する.

6) ALP (alkaline phosphatase)

- 胆道系酵素と呼ばれ,胆管炎,閉塞性黄疸などの胆道疾患で高値となるが,肝実質性病変でも高値となる.
- 肝内占拠性病変(肝癌,とくに転移性肝癌)でも上昇する.
- ALP1〜6のアイソザイムがあり,その分析により障害臓器の推定に有用となる(**表2**)[1].
- 成人血清中に存在する ALP のほとんどは肝臓型 ALP2,骨型 ALP3 である.
- 血液型 B 型・O 型では食後に ALP5 の上昇をきたすため,空腹時採血が原則.

表1　LDHアイソザイムと疾患

アイソザイム	由来臓器	疾患
LDH1,2型優位 (多くは LDH1＞2)	心筋,赤血球,腎,骨格筋	心筋梗塞,溶血性貧血,腎梗塞,精巣腫瘍,筋疾患(慢性期)
LDH2,3型優位 (多くは LDH2＞3)	白血球,リンパ球,肺,骨格筋,腫瘍	白血病,悪性リンパ腫,肺梗塞,筋ジストロフィー,多発性筋炎,悪性腫瘍(胃癌,大腸癌など)
LDH5型優位 (多くは LDH5＞4)	肝,腫瘍	急性肝炎,慢性肝炎,肝硬変,悪性腫瘍(肝細胞癌,子宮癌など)

(文献1より引用改変)

表2　ALPアイソザイムと疾患

アイソザイム	由来臓器	疾患
ALP1 (高分子 ALP)	肝(高分子)	閉塞性黄疸
ALP2 (肝性 ALP)	肝	ほとんどすべての肝胆道疾患
ALP3 (骨性 ALP)	骨	成長期,骨折,骨肉腫,転移性骨腫瘍
ALP4 (胎盤性 ALP)	胎盤,癌	生殖器腫瘍(精巣腫瘍,卵巣癌),妊娠後期
ALP5 (小腸性 ALP)	小腸	肝硬変,慢性肝炎,血液型 O 型・B 型
ALP6 (免疫グロブリン結合 ALP)	免疫グロブリン結合型	潰瘍性大腸炎,自己免疫性疾患

(文献1より引用改変)

7) LAP (leucine aminopeptidase)

- 肝・胆管に主に分布する酵素であり,胆道系酵素に属する.
- 肝・胆道疾患および妊娠以外では増加しないため,ALP・LAP を同時に測定することで,骨疾患との鑑別に役立つ(骨疾患時には ALP は上昇するが,LAP は上昇しない).

8) γ-GT (GTP) (γ-glutamyl transpeptidase)

- 胆道系酵素に属し,胆汁うっ滞により上昇する.

- 常習飲酒や薬剤（抗てんかん薬，向精神薬，睡眠薬など）により誘導され上昇する．
- その時どきのアルコール摂取量と相関するため禁酒ができているかどうかのフォローに有用．

9) コリンエステラーゼ (cholinesterase：ChE)

- 肝細胞で生成され，血中に分泌される酵素で，肝の蛋白合成の指標となる．
- 蛋白合成障害をきたす肝疾患（肝硬変，慢性肝炎，劇症肝炎）では低値となる．
- 脂肪肝，ネフローゼ症候群，甲状腺機能亢進症，糖尿病などで高値を示す．
- ChE の上昇は脂肪肝の存在を示唆する．

10) 血清ビリルビン (bilirubin)

- 血清ビリルビンは，直接ビリルビンと間接ビリルビンに分類される．
- 間接ビリルビン値は総ビリルビンから直接ビリルビン値の引き算によって算出される．
- 黄疸を認めた際は総ビリルビン値を調べ，直接ビリルビン，間接ビリルビンのどちらが優位かを確認する．直接ビリルビンは肝細胞障害や胆汁のうっ滞などにより上昇し，間接ビリルビンは溶血性貧血のようなビリルビン産生過剰時で上昇する（**表3**）[1]．

表3　ビリルビンが上昇する病態，疾患

直接ビリルビン優位	1. 肝ビリルビン排泄障害 2. 肝細胞障害 3. 肝内胆汁うっ滞 4. 閉塞性黄疸 5. その他	Rotor 症候群，Dubin-Johnson 症候群 肝炎，肝硬変，肝癌，寄生虫肝障害，感染性肝障害（肝膿瘍など） 薬剤性・ウイルス性胆汁うっ滞，原発性胆汁性胆管炎，原発性硬化性胆管炎，総胆管結石，胆道癌，膵癌，周囲からの圧排など 敗血症など
間接ビリルビン優位	1. ビリルビン産生過剰 2. ビリルビン抱合障害	溶血性貧血，シャント，高ビリルビン血症 Gilbert 症候群，Crigler-Najar 症候群，新生児黄疸

(文献 1 より引用改変)

11) 総蛋白 (total protain：TP)

- アルブミンとグロブリンの総和．
- 総蛋白の増加は，ほとんどが γ-グロブリンの増加を反映．
- 総蛋白の減少は，アルブミンの減少によることが多い．

12) アルブミン (albumin：Alb)

- 肝細胞で生成される分泌蛋白で，肝の蛋白合成能を反映する．
- 半減期が約 14〜20 日と長いため，急性肝障害の重症度評価には不向き．
- 慢性肝疾患の重症度評価には有用（Child-Pugh スコアや liver damage の項目にもなっている）．
- 栄養障害，ネフローゼ症候群，蛋白漏出性胃腸症，甲状腺機能亢進症でも低値となる．

13) 膠質反応

- チモール混濁試験（thymol turbidity test：TTT），硫酸亜鉛混濁試験（zinc sulfate turbidity test：ZTT）に分類．
- 慢性肝炎や肝硬変などでは ZTT，TTT ともに増加し，経過観察に有用である．
- 急性 A 型肝炎時には TTT が ZTT と比較し乖離して上昇する．

14) 血中アンモニア (ammonia：NH$_3$)

- 尿素や食事由来のアミノ酸が腸内細菌によって分解・産生され，腸管から吸収されたアンモニアは門脈より肝臓へ運ばれ，尿素サイクルで尿素に変化される．
- 重度の肝障害時（非代償性肝硬変，急性肝不全）や尿素サイクルに障害がある（尿素サイ

クル異常症）場合や，アンモニアが肝臓を介さずに直接大循環に流れてしまう場合（門脈-体循環シャント）に上昇する．

- 高アンモニア血症は肝性脳症の原因となる．

15) プロトロンビン時間 (prothrombin time：PT)

- 外因系凝固因子（第Ⅶ，Ⅹ，Ⅴ，Ⅱ，Ⅰ因子）の総合的凝固活性を反映する．
- 実測値（秒），正常血漿に対する活性（％），国際的に標準化した値（international normalized ratio：INR）で表現される．
- 外因系凝固因子は肝臓で合成されるため，重症肝障害（急性肝炎，急性肝不全，肝硬変）時には延長する．そのほかにビタミンK欠乏症，ワルファリン内服によっても延長する．
- 半減期が短いため，肝予備能を示す鋭敏な指標となり，肝硬変における肝予備能評価のみならず，急性肝障害の重症度判定にも有用．

16) ヘパプラスチンテスト (hepaplastin test：HPT)

- 血液凝固第Ⅱ，Ⅶ，Ⅹ因子の異常を反映する凝固時間検査．
- PT同様に重症肝障害，ビタミンK欠乏症，ワルファリン内服により低値となる．

17) Fischer 比 (BCAA/AAA 比)，総分岐鎖アミノ酸/チロシンモル比 (BCAA/tyrosine molar ratio：BTR)

- Fischer比は分岐鎖アミノ酸（branched-chain amino acid：BCAA）と芳香族アミノ酸（aromatic amino acid：AAA）の比．BTRはBCAAと，AAAのうちチロシン濃度のみを測定し，モル比を求めたものであり，Fischer比とよく相関する．
- Fischer比は急性肝不全時，肝硬変，慢性肝不全時に低値を示す．
- BTRはFischer比と良好に相関し，Fischer比と比べ，測定が簡単で，安価かつ迅速であることより，実臨床ではFischer比ではなく，BTRが用いられることが多い．
- BTRの基準値は5～9.5であり，3～5で軽度～中等度低下，3以下で高度低下としている．
- BTRが低値（3.5以下）であれば，原疾患の治療とともにBCAA製剤の適応となる．

18) インドシアニングリーン (indocyanine green：ICG) 試験

- ICGは肝外排泄がほとんどないことを利用した静注後の15分停滞率，血漿消失率，最大除去率を求める肝機能検査．
- 通常はICG静注後15分後の血中濃度を測定した血中停滞率（ICG 15分値）が用いられる．正常は10%未満．
- 肝機能，有効肝血流量を反映し，慢性肝障害時（とくに肝硬変）の肝予備能の判定に重要な指標となる．
- liver damageや肝切除の範囲を決める幕内基準の1項目である．

19) ブロムサルファレン (BSP) 試験　▶基準値　5%以下

- BSPがアルブミンと結合することを利用し，肝臓では大部分が胆汁中に排泄されるため，肝血流量と肝機能を示す．Dobin-Johonson症候群で上昇が特異的とされる．アレルギー反応があり近年は使用されない．

20) セルロプラスミン (ceruloplasmin)

- 肝で合成され，血清中の銅の大部分と結合し，銅を運搬する蛋白．
- Wilson病でのセルロプラスミン低下は重要であり，セルロプラスミンが低下することにより血中銅は低値を示し，尿中銅が増加する．

- 重症の肝障害（急性肝不全，急性肝炎，肝硬変）でも低下する．

21）フェリチン（ferritin）

- 組織の貯蔵鉄量の変化に応じて増減する鉄結合性蛋白．
- 網内組織である肝臓，脾臓に多く存在する．
- 鉄欠乏状態で低値を，鉄過剰状態（ヘモクロマトーシス，ヘモジデローシス）で高値を示す．
- 慢性炎症，成人 Still 病，血球貪食症候群では炎症性サイトカイン，マクロファージ活性によりフェリチンの合成が促進され，フェリチン値の上昇を示す．

■ 肝線維化マーカー

- 肝線維化の程度を正確に評価するためには肝生検が有用だが，肝生検は侵襲的な検査であり，適応については慎重に判断しなければならない．肝線維化マーカーは，肝生検と比べ診断精度は劣るものの，肝臓の線維化を非侵襲的に評価することができるため，有用な検査といえる．最近は血液検査以外にも超音波検査や MRI 検査による非侵襲的な肝硬度測定も普及しつつある（フィブロスキャン，shear wave elastography，MR elastography）．

1）ヒアルロン酸

- 結合組織に広く分布する酸性ムコ多糖類．類洞の毛細血管化に伴う類洞内皮細胞の障害や，レセプターの消失による代謝の低下を強く反映するため，肝硬変の診断に有用である．
- 血清ヒアルロン酸値は肝硬変と非肝硬変との鑑別に有用であり，130 ng/mL 以上では肝硬変の可能性が高い．逆に正常範囲内（50 ng/mL 以下）であれば，肝硬変は否定的となる．
- 運動や食事に影響されるため，早朝空腹時の検査が望ましい（その他のマーカーは影響を受けない）．

2）Ⅳ型コラーゲン 7S

- 基底膜の構成成分であり，基底膜コラーゲンとも呼ばれる．
- Ⅳ型コラーゲンの中でも N 末端ペプチド部分の 7S ドメインは血中で安定しており，この 7S 部分を測定したもの．
- 肝臓の線維化が進むと類洞内の毛細血管化が起こり，類洞周囲に基底膜が合成される．基底膜合成に伴い，Ⅳ型コラーゲンの血中濃度も上昇するとされている．
- アルコール性肝障害の線維化でも上昇する特徴がある．
- 組織学的な肝線維化の程度とよく相関する．

3）Ⅲ型プロコラーゲン N 末端ペプチド（P-Ⅲ-NP）

- Ⅲ型プロコラーゲンの N 末端ペプチドで，コラーゲン生成時に切断され血中に放出される分子．
- 肝線維化の指標となるが，それ以外にも膠原病，甲状腺機能障害，慢性膵炎などでも上昇することが知られており，他の肝線維化マーカーよりも特異性が低いとされている．

4）Mac-2 結合蛋白糖鎖修飾異性体（Mac-2 binding protein glucosylation isomer：M2BPGi®）

- 糖鎖結合蛋白であるノダフジレクチンを用い M2BPGi® を特異的に測定する肝臓の線維化の進展を反映する糖鎖マーカー．現時点で最も高い診断能を有するとされる．
- C 型肝炎患者における目安として，1.00 未満（−）が正常，1.00〜2.99（1＋）が慢性肝炎，3.00 以上（2＋）が肝硬変となる．

- 非C型肝炎症例では1.5以上ならば高度線維化を疑う.

■ 肝線維化スコアリング

- 肝線維化スコアリングは肝疾患患者において,一般に測定される検査値を組み合わせることによって肝線維化の進展を予測するもので予後予測としても重要である.特殊な医療機器を必要とせず,安価かつ簡便に繰り返し測定可能な点が優れている.以下に主なスコアリングを示す.

1) APRI (AST/platelet raito index)[2]

- 計算式 $=$(AST/正常上限 AST [IU/L])/血小板数 [$\times 10^9$/L] $\times 100$
- 最もシンプルなスコアリングである.
- C型肝炎のスコアリングとして,F4の診断能に優れている.

2) FibroIndex[3]

- 計算式 $= 1.738 - 0.064 \times$ 血小板数 [$\times 10^4$/mm^3] $+ 0.005 \times$ AST [IU/L] $+ 0.463 \times \gamma$-グロブリン [g/dL]
- C型肝炎の肝線維化スコアリングとして使用される.
- 治療による時間的変化をみるうえでも有用であることが示されている.

3) FIB-4 index[1]

- 計算式 $=$ 年齢 $\times$ AST/{血小板数 [$\times 10^9$/L] $\times \sqrt{\text{ALT [IU/L]}}$}
- 簡便なスコアリングであり,非アルコール性脂肪肝炎 (nonalcoholic steatohepatitis:NASH)・非アルコール性脂肪性肝疾患 (nonalcoholic fatty liver disease:NAFLD) のスコアリングとして有用である.
- そのほかに Forns index[5],Fibrotest[6],ELF score[7],Hui score[8],NAFLD fibrosis score[9] など,さまざまなスコアリングが存在する.背景肝によって選択すべきスコアリングと解釈が変わってくるため,注意が必要である.

■ 腫瘍マーカー

- 肝細胞癌の腫瘍マーカーとしては AFP,PIVKA-Ⅱ,AFP-L3分画の3種類が用いられる.単独での腫瘍マーカーの陽性率には限界があり,AFPと PIVKA-Ⅱの間には有意な関連は認めないため,両マーカーを同時測定することは肝細胞癌の診断に相補的に有用である.
- 肝臓にできる癌は肝細胞癌のみならず,肝内胆管癌,混合型肝癌,転移性肝癌などもあり,肝細胞癌としては非典型的な画像所見を認めた際は,CEA,CA19-9の測定が肝内胆管癌との鑑別において補助診断として有用である.

1) AFP (α-fetoprotein) ▶基準値　10mg/mL以下

- 肝細胞癌のマーカーとして広く普及している.
- 慢性肝疾患でも上昇し,特異性がやや低いことが問題点である.高度高値の場合は肝細胞癌の可能性が高いが,軽度上昇の場合は肝細胞癌との鑑別のため他の検査が必要となる.
- 肝細胞癌の他に卵黄嚢腫 yolk sac tumor や,胎児性癌,AFP産生胃癌などでも上昇する.

2) AFP-L3分画　▶基準値　10%未満

- AFPはレンズ豆レクチンとの糖鎖親和性によって,L1〜L3分画に分けられる.
- L1分画は良性肝疾患,L2分画は卵黄嚢腫や消化器癌の肝転移に多く認められ,L3分画

は肝細胞癌で特異的に上昇する（L1，L2 分画は肝細胞癌では上昇しない）ため，AFP 高値時の肝細胞癌の鑑別に L3 分画の測定は有用である.

3) PIVKA-II（protein induced by vitamin K absence or antagonist-II）▶基準値 40mAU/mL 以下

- 血液凝固第 II 因子の前駆物質であり，肝細胞癌のマーカーとして優れた感度・特異度をもつ.
- 肝細胞癌だけでなく，ビタミン K 欠乏時（閉塞性黄疸，肝内胆汁うっ滞など），ビタミン K サイクルを阻害するワルファリンや N-methyltetrazolethiol 基を有するセフェム系抗菌薬が投与されているときにも上昇するため注意が必要である.

4) 癌胎児性抗原（carcinoembryonic antigen：CEA）▶基準値 5mg/mL 以下

- 腺癌で主に産生され，大腸癌，胃癌，胆管癌，膵癌などの消化器癌で上昇することが多い．その他，肺癌（腺癌），甲状腺髄様癌，乳癌などでも上昇する.
- 広い領域の癌の診断において測定される腫瘍マーカーではあるが，良性疾患でも上昇することがあるため（とくに加齢，喫煙），その解釈には注意が必要である．また，早期の癌では陽性率が低いため，癌スクリーニングのマーカーには必ずしも適していない.
- 臨床的にはハイリスクグループにおける癌の早期発見，進展度の判定，確定診断における補助的指標，治療効果のモニタリングや再発の予測に利用されることが多い.

5) CA19-9（糖鎖抗原 carbohydrate antigen 19-9）▶基準値 37U/mL

- 消化器癌で有用性の高い腫瘍マーカー．とくに膵・胆道癌での陽性率が高い（約80～90％）.
- 良性疾患でも陽性を示すことはあり，とくに胆管炎，膵炎で閉塞性病変を呈する場合は高度上昇を示すことがあるため，注意が必要である.
- CEA と同様に早期の癌では陽性率が低く，癌スクリーニングのマーカーとしては適していない．確定診断における補助的指標，治療効果のモニタリングなどには有用である.

■ 肝炎ウイルスマーカー（表4）

- 肝炎ウイルスとして A 型から E 型肝炎ウイルスまでの5種類が認められている．D 型肝炎ウイルス（HDV）は非常にまれであり，抗体を測定する機会はまずない．ほかのウイルス感染症でも随伴して肝障害を伴うこともあり，アデノウイルス，Epstein-Barr ウイルス（EBV），サイトメガロウイルスが知られている.

1) A 型肝炎ウイルス（hepatitis A virus：HAV）マーカー

a. IgG-HA 抗体

- HAV 感染後に血中に出現するマーカー.
- 陽性の場合は既感染，もしくはワクチン接種後のどちらかである（ワクチン接種効果判定にも用いられる）.

b. IgM-HA 抗体

- HAV 感染後，早期から数ヵ月間，一過性に陽性となる.
- 陽性の場合は A 型肝炎現感染の確定診断となる.

2) B 型肝炎ウイルス（hepatitis B virus：HBV）マーカー

- 数種類の測定方法がある．定性，半定量・定量があり感度が異なる.

a. HBs 抗原

- HBV 感染の診断に広く用いられている．陽性の場合は B 型肝炎現感染の確定診断となる.

表4　肝炎ウイルスマーカー

A 型肝炎ウイルス	
IgG-HA 抗体	HAV 既感染
IgM-HA 抗体	HAV に感染している状態
B 型肝炎ウイルス	
HBs 抗原	HBV に感染している状態
HBs 抗体	HBV 既感染 or HBV ワクチン接種後
HBc 抗体	HBV に感染している状態 or HBV 既感染
IgM-HBc 抗体	高力価（COI＞10）で B 型急性肝炎，低力価（COI＜10）で HBV キャリアの急性憎悪
HBe 抗原	HBV の活動性が高い
HBe 抗体	HBV の活動性が低い
HBV-DNA	HBV のウイルス量を反映
C 型肝炎ウイルス	
HCV 抗体	HCV に感染している状態 or HCV 既感染
HCV-RNA	HCV のウイルス量を反映
E 型肝炎ウイルス	
IgA-HE 抗体	HEV に感染している状態

- 急性肝炎では一過性に上昇し，時間とともに陰性化する（慢性化すると持続陽性となる）．
- キャリアでは持続陽性となる．
- HBs 抗原は定量的に測定することが可能であり，発癌との関連性や核酸アナログ中止の判断基準としての有用性が報告されている．

b．HBs 抗体

- HBs 抗原に対する抗体である．
- 陽性の場合は，B 型肝炎既感染もしくは HB ワクチン接種後のどちらかとなる．

c．HBc 抗体

- 感染の比較的早期から血中に出現し，長年持続する．
- HBc 抗体が陽性となった場合は，現感染（HBs 抗原も陽性）か既感染（HBs 抗原は陰性であり，多くは HBs 抗体も陽性）となる．

d．IgM-HBc 抗体

- HBV 感染初期に 3～12 ヵ月間，一過性に高力価で出現する．
- 急性肝炎かキャリアの急性増悪かの鑑別に有用．急性肝炎の場合は IgM-HBc は 10 COI 以上（高力価陽性）となり，HBV キャリアの急性増悪では 10 COI 以下（低力価陽性）となる．
- 急性 B 型肝炎時には HBs 抗原が早期に陰性化する場合があるが，IgM-HBc 抗体は陽性となるため，急性 B 型肝炎の診断には必須の検査といえる．

e．HBe 抗原

- 臨床的に HBV 増殖力を反映するマーカーとして用いられる．
- 陽性者では HBV の増殖力は強く，血中のウイルス量は多い．

f．HBe 抗体

- HBe 抗原に対する抗体．
- HBe 抗原が減少・陰性化した後で検出されるようになる．「HBe 抗原陽性，HBe 抗体陰

性」が「HBe 抗原陰性，HBe 抗体陽性」に変化することをセロコンバージョン（seroconversion）と呼び，B 型肝炎の鎮静化の目安となるが，セロコンバージョン後も活動性肝炎を呈することがある（HBe 抗原陰性慢性肝炎）．

g. HBV-DNA

- 肝細胞での HBV 増殖状態を反映する．
- 病態の把握や予後の予測に有用であり，さらには抗ウイルス薬の適応決定や治療効果判定にも用いられる．

3) C 型肝炎ウイルス (hepatitis C virus：HCV) マーカー

a. HCV 抗体

- HCV 感染のスクリーニングで広く用いられている．
- 陽性となった場合は，現感染もしくは既感染のどちらかとなる（既感染の場合は低抗体価となることが多い）．
- 現感染か既感染かの鑑別には HCV-RNA 測定による感染の確認が必要となる．
- C 型急性肝炎では急性期では 50％未満，1 ヵ月後で 70〜80％が陽性といわれており，HCV 抗体が陰性でも C 型急性肝炎は否定できない（HCV-RNA 測定が必要となる）．

b. HCV-RNA

- 感染の最終判断，抗ウイルス療法の治療効果判定に用いられる．
- HCV-RNA 量はインターフェロンに対する反応性から 5.0 log copies/mL 以上は高ウイルス量と定義されているが，直接作用型抗ウイルス薬（direct acting antivirals：DAAs）の登場によりウイルス量は重視されなくなっている．

c. HCV 遺伝子型

- HCV 遺伝子型は 6 型以上あるとされている．
- 日本では 1 型（1a，1b）と 2 型（2a，2b）がほとんどであり，この判定はインターフェロン治療の治療効果予測，DAAs 治療の選択に重要である．

4) E 型肝炎ウイルス (hepatitis E virus：HEV) マーカー

IgA-HE 抗体

- E 型肝炎診断における唯一の保険適用検査である（保険適用とはならないが，ほかに IgG-HE 抗体，IgM-HE 抗体，HEV-RNA がある）．
- 急性 E 型肝炎の診断に有用．

5) 肝炎ウイルス以外のウイルス

a. エプスタイン-バーウイルス (Epstein-Barr virus：EBV)

- EBV 核抗原（EBV nuclear antigen：EBNA），早期抗原（early antigen：EA），カプシド抗原（virus capsid antigen：VCA）が存在する．
- 初感染：① VCA-IgM 抗体陽性，② VCA-IgG 抗体価≧640 倍またはペア血清で 4 倍以上の上昇，③ 抗 EBNA 抗体の陽転化，ペア血清で 4 倍以上，④ EA-IgG 抗体が 10 倍以上陽性（細胞免疫低下時に陰性化）．
- 既感染：VCA-IgG 抗体，抗 EBNA 抗体終生陽性．

b. サイトメガロウイルス (cytomegalovirus：CMV)

- CMV-IgM 抗体，CMV-IgG 抗体が存在する．
- ① CMV-IgM 抗体が陽性，② CMV-IgG 抗体がペア血清で 4 倍以上の上昇，のいずれか

I　総論

で診断.

■ 初診時に血液検査で肝機能障害を認めた際のアプローチ（代表例）

● 肝機能障害を示す疾患は数多く存在し，肝疾患以外の病気による肝機能障害も少なくない．肝機能障害を認めた際の考え方とアプローチの手順を示す（保険医療においては同日検査が適応となっていない検査項目もあるので注意をする）．

● 最後に検査オーダー例を示すが，あくまでも一つの例であり，実臨床では総合的に判断し，検査をオーダーする必要がある．

1）肝炎初診時に原因検索を行うための血液検査（代表例）

▶ A 型肝炎　→　IgM-HA 抗体

▶ B 型肝炎　→　HBs 抗原，IgM-HBc 抗体

▶ C 型肝炎　→　HCV 抗体，HCV-RNA

▶ E 型肝炎　→　IgA-HE 抗体

▶ EBV 肝炎　→　VCA-IgM 抗体，VCA-IgG 抗体，EBNA 抗体，EA

▶ CMV 肝炎　→　CMV-IgM 抗体

▶ 自己免疫性肝炎（autoimmune hepatitis：AIH）　→　抗核抗体，IgG，抗平滑筋抗体（保険適用なし）

▶ 原発性胆汁性胆管炎（imary biliary cholagitis：PBC）　→　抗ミトコンドリア M2 抗体，IgM

▶ アルコール性肝障害　→　IgA，m-AST

▶ Wilson 病　→　セルロプラスミン，血清銅，尿中銅（蓄尿）

▶ ヘモクロマトーシス　→　血清鉄，不飽和鉄結合能（UIBC），フェリチン

▶ その他　→　TSH，FT4，FT3（甲状腺機能障害による肝機能障害を疑う場合），BNP（うっ血肝による肝機能障害を疑う場合）

2）肝予備能評価

● 急性肝炎の場合は急性肝不全への進展を，慢性肝炎の場合は肝硬変まで進行しているかを評価する必要があり，ルーチンでの T-Bil，D-Bil，PT％の評価が重要である．肝硬変が疑われる場合は，NH_3，肝線維化マーカーのオーダーも行う．

例1：健診で軽度の肝機能障害を指摘された場合

● 健診で指摘され，要精査となる症例は，無症状であり，ほぼ慢性的な肝障害であり，とくに脂肪肝によるものが多い．ただし，ウイルス性肝疾患や自己免疫性疾患などの疾患が含まれている可能性はあり的確な除外診断は必要と考える．

［検査オーダー例］

→腹部超音波検査（予約検査）

赤血球，白血球，血小板，総ビリルビン，直接ビリルビン，AST，ALT，ALP，γ-GT，ChE，総蛋白，アルブミン，中性脂肪，T-cho，プロトロンビン時間，HBs 抗原，HCV 抗体，TSH，FT4，抗ミトコンドリア M2 抗体，抗核抗体，IgG，IgM，IgA

例2：急性肝炎が疑われる場合

- 肝機能障害のため，臨床症状として発熱，倦怠感を伴っていることが多い．
- 診断の遅れは治療の遅れになるため早期診断が重要となる．抗体検査は検査結果が出るまで数日要するため，少しでも疑われる疾患はあらかじめ検査をすべきと考える．
- 肝機能障害は，肝炎以外にも胆道系疾患でも認めるため，腹部超音波検査などの画像診断で胆道系疾患の除外を迅速に行う必要がある．

> [検査オーダー例]
> →腹部超音波検査（当日施行）
>
> 赤血球，白血球，血小板，血液像，総ビリルビン，直接ビリルビン，AST，ALT，ALP，γ-GT，TTT，ZTT，総蛋白，アルブミン，プロトロンビン時間，HBs抗原，IgM-HBc抗体，HCV抗体，HCV-RNA，IgM-HA抗体，IgA-HE抗体，抗ミトコンドリアM2抗体，抗核抗体，IgG，IgM，IgA
>
> そのほかにVCA-IgM抗体，VCA-IgG抗体，EBNA抗体，EA，CMV-IgM抗体（とくに先行する感冒症状，異型リンパ球の上昇が存在する場合）やセルロプラスミン，血清銅（比較的若年で，Wilson病の家族歴がある場合）なども考慮．
>
> 薬物性肝障害が疑われるときは，薬物によるリンパ球刺激試験（drug-induced lymphocyte stimulation test：DLST）も有用．

例3：肝硬変が疑われる場合

- 初診で肝硬変と診断される場合は，医療機関の受診歴が長期間なく，進行した状態で発見されることが多い．初診時に腹水，黄疸を認めることも少なくない．原因検索と同時に肝予備能の評価も必要となる．
- 肝硬変と診断された場合は，肝細胞癌合併の有無も合わせて検査をする必要がある．

> [検査オーダー例]
> →腹部超音波検査（なるべく早期に）
>
> 赤血球，白血球，血小板，総ビリルビン，直接ビリルビン，AST，ALT，ALP，γ-GT，ZTT，総蛋白，アルブミン，NH_3，プロトロンビン時間，HBs抗原，HCV抗体，抗ミトコンドリアM2抗体，抗核抗体，IgG，IgM，IgA，M2BPGi蛋白，AFP（AFP-L3分画），PIVKA-Ⅱ

■文献

1) 日本肝臓学会（編）．肝臓専門医テキスト（改訂第2版）．P104-105．南江堂，2016
2) Wai CT et al. Hepatology 38：518-526, 2003
3) Koda M et al. Hepatology 45：297-306, 2007
4) Vallet-Pichard A et al. Hepatology 46：32-36, 2007
5) Forns X et al. Hepatology 36：986-992, 2002
6) Imbert-Bismut F et al. Lancet 357：1069-1075, 2001
7) Rosenberg WM et al. Gastroenterol 127：1704-1713, 2004
8) Hui A et al. Am J Gastroenterol 100：616-623, 2005
9) Angulo P et al. Hepatology 45：846-854, 2007
10) 橋本信也（監）．最新臨床検査のABC．日本医師会雑誌第135巻・特別号（2），2006

（渡邊幸信）

I 総論

4. 肝疾患で必要な画像診断

- 肝疾患で使用する画像診断といえば超音波，CT，MRI検査が中心である．このほかにも胆道系の検査として経内視鏡的胆管造影や核医学検査もあり，核医学検査においては近年癌のスクリーニング検査として任意型健診などで用いられるPET（[18]F-2-fluoro-deoxyglucose（FDG）-positron emission tomography）も出現している．

- 肝臓の画像診断の特徴としては，血流に富む臓器であること以外に動脈と門脈の血流の二重支配を受けていることが挙げられる．したがって腫瘍の鑑別診断や分化度診断において，両者の血流分布の差や血流の多寡，血管構築が重要な診断根拠となる．さらに門脈圧亢進状態の場合の肝外の側副血行路などの脈管の状態を把握する必要などがあり，肝疾患においては造影検査が必須といっても過言ではない．

- 肝臓の造影検査の手法としては，動脈や門脈，胆管に直接穿刺を行い造影する手法と，経静脈性の造影剤を用いる2種類の検査法がある．外来で主に施行する経静脈性造影剤については，画像診断方法により呼称や観察するタイミングが異なるため，注意が必要になる．診断時に時相の確認は重要なポイントとなるため，図1にまとめた各種検査法の観察のタイミングを参考にしていただきたい．

- 肝疾患の画像診断においても目的に応じて検査を使い分けることが重要となる．造影検査では頻度は多くはないが少なからず被検者にリスクが及ぶため，昨今の医療経済学的な観点とともに，依頼側の医師の立場として何の目的でこの手法を選択したのかが答えられなければいけない．

- ここでは，それぞれの検査の特徴および各種造影剤の特徴と禁忌について簡単に記載する．

■ 超音波検査

- 非侵襲的な検査法であり，なおかつ装置も簡便であるため触診補助診断装置となりうる．

- 初診の場で肝臓の腫大の有無や肝縁の鈍化の程度など触診情報が視覚化されるため，その後の検査計画の効率化が可能となる．

- 近年，エラストグラフィという組織弾性を測定する機能を有する装置が普及しつつある（現在，肝臓の硬度測定には，超音波を用いたフィブロスキャン，shear wave elastographyのほか，MRエラストグラフィなどの定量的な測定方法も出現し，肝臓の線維化の推測に応用されている）．

- 日本肝臓学会の肝癌診療ガイドラインでは，肝癌のスクリーニング検査の至適間隔について明確なエビデンスはないが，一つの案として，超ハイリスク群に対しては3〜4ヵ月に1回，ハイリスク群に対しては6ヵ月に1回の超音波検査を行うことを提案している[1]．

- 超音波診断の弱点として客観性の欠如が挙げられる．装置の種類が多い，画像保存の方法の統一化がない，検査所見の記載方法・事後指導の標準化もない，などが主な理由である．

- 2014年に日本消化器がん検診学会，日本超音波医学会，日本人間ドック学会の3学会共同で腹部超音波検診判定マニュアルが作成され[2]，これを活用することで検査所見の統一

4. 肝疾患で必要な画像診断

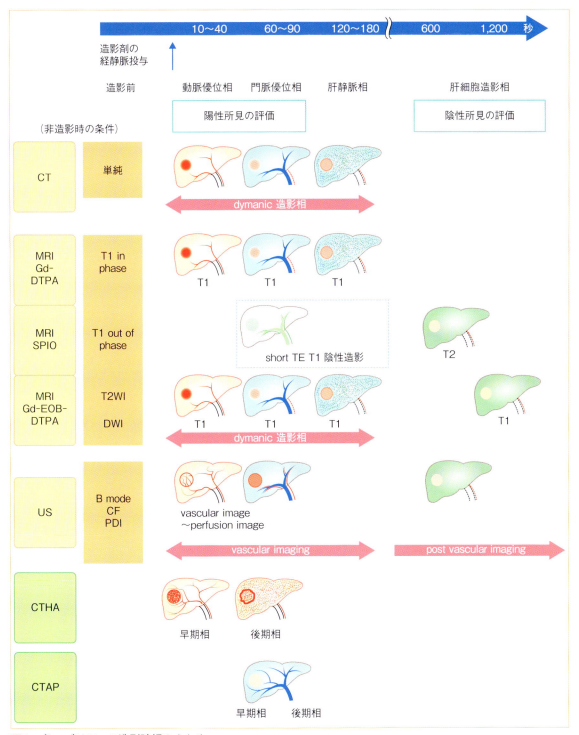

図1 各モダリティの造影時相のまとめ
CTHA：肝動脈造影下CT (CT during hepatic arteriography)．CTAP：経動脈性門脈造影下CT (CT during arterial portography)．

化が進み，事後指導の客観性の向上が得られている．
● 近年装置の改良により，基準断面のプロトコール設定や画像管理などが簡便化しており，これらの機能を画像取得の時点で使用することで，飛躍的に画像の客観性も向上している[3]．

I 総論

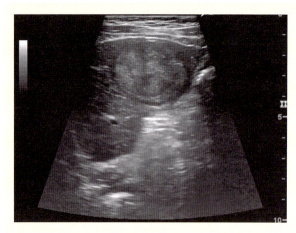

図2 中分化型肝細胞癌 Bモード像
S3に約40mmの肝細胞癌症例．halo, mosaic pattern, 後方エコーの増強．側方エコーが出現し，超音波診断においても肝細胞癌の典型像といえる．

超音波造影剤の特徴と禁忌

- 経静脈性の超音波造影剤は，本邦では1999年末保険適用となったレボビスト®（ガラクトース・パルミチン酸混合物）（2019年時点で一時供給停止中）と，2007年から現在に至るまで第二世代の造影剤ソナゾイド®（ペルフルブタン）の2種類である．
- ソナゾイド®は肝腫瘍性病変と乳腺腫瘍の診断のみで保険収載されているので，注意が必要である．
- 超音波造影剤は，他の造影剤に比較して喘息患者や腎障害症例でも使用可能で禁忌も少なく，安全性は高いのが特徴である．
- 造影超音波検査は，他の検査と比較して時間・空間分解能のきわめて高い検査であり，微細血流の評価が可能となる利点がある反面，1回の描出範囲が狭い点が欠点となる．
- ソナゾイド®は，約0.5 mL/body あるいは0.015 mL/kg のボーラス投与で行う．
- 造影超音波検査の観察ポイントとしては，血管およびその灌流を観察する血管相（vascular phase）と超音波造影剤が肝実質に長く取り込まれている特徴を利用した後血管相（post vascular phase）の観察に大きく分けられる．
- 経静脈性造影剤であり時相の呼称は，他の造影剤同様，約20～40秒までを動脈優位相（arterial phase）として腫瘍血管（vascular image）および腫瘍の灌流像（perfusion image）を検出する．以後約2分までを門脈優位相（portal phase）として門脈血流の差を観察し，約10分以降を後血管相〔post vascular phase（Kupffer イメージングと同じ意味）〕として腫瘍と非腫瘍部との染影の差および全肝の腫瘍の存在診断を行う．
- ソナゾイド®を用いた造影超音波検査は，比較的低音圧で検査を施行し，気泡を割ることなくリアルタイムに観察ができるため，画像上のピーク時の観察を逃すことがないことが利点となる．
- 高感度ドプラ検査で血管構築の描出は可能となっても，腫瘍濃染像を得るためには造影検査が必要となる．
- 門脈優位相以降では動脈・門脈の再循環もあるので，若干の注意が必要となる．
- **禁忌**：ソナゾイド®に対する過敏症の既往，卵または卵製品アレルギーなど．
- 中分化型肝細胞癌の超音波Bモード像および，カラードプラ像および造影超音波像を呈示する（図2～4）．

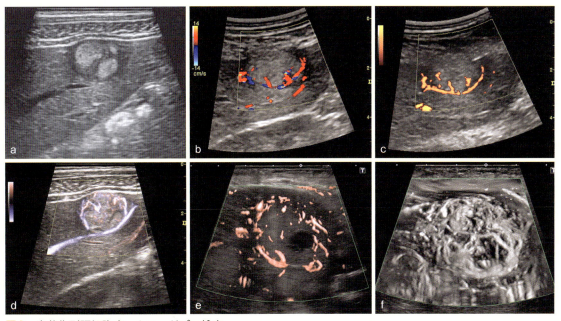

図3 中分化型肝細胞癌 カラードプラ検査
a：Bモード像．b：カラードプラ（速度表示）．腫瘤周囲から内部に向かう動脈が確認できる．c：パワードプラ．血流の強さのみの表示のため水平方向の血流も表示される．d～e：高感度ドプラ加算像（d：B-flow color，e：cSMI，f：mSMI）．高感度ドプラでは微細血流も表示が可能となり，さらに加算画像を用いることで非造影検査でもbasket patternの血管構築が表現可能となる．

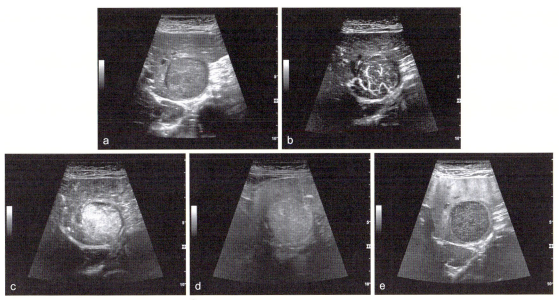

図4 中分化型肝細胞癌 ソナゾイド®造影超音波検査
a：Bモード．S2約30mm halo, mosaic patternを伴う肝細胞癌症例．造影モードでは背景のBモード像が弱くなるため同じ倍率で造影前にBモード像をしっかりと意識することが重要．b：動脈優位相早期（vascular image）．非腫瘍部より早く腫瘍内に屈曲蛇行した腫瘍血管が描出される．c：動脈優位相後期（perfusion image）．腫瘍血管とともに非腫瘍部より強い濃染効果を認める．d：門脈優位相．持続時間の長い腫瘍濃染像を認める．腫瘍の周囲への浸潤の程度，被膜の有無などにより濃染時間は異なる（この時相で周囲肝と比較し欠損像を呈する腫瘍もある）．e：後血管相（post vascular phase）．非腫瘍部には造影剤が残存しているのに対し腫瘍部にはなく，境界が明瞭な欠損像として描出される．

I 総論

■ CT 検査

- 放射線によるコンピュータを用いた断層検査である.
- スクリーニング検査としては被曝に対する配慮も必要となる.
- 本邦の普及率は世界一であり，また客観性の高さから肝の画像診断の標準的な検査法となっている.
- 従来1列で1断層ずつ撮影を行っていたが，装置の進歩とともにらせん状に連続的に，さらに検出器が1列（シングルスライスCT）から複数列並列装備（マルチスライスCT）となることで1回転当たりのスキャン範囲が大幅に拡大している.
- 同一範囲であればより短時間で，同一時間であればより広範囲を，また同一範囲，同一時間であればより細かく撮影することが可能となっている.
- 連続的なデータを取得しているため，撮影後3D画像表示など多彩な画像再構築が可能である.
- 最近では手術前の検査として造影CTの3D画像再構成を血管造影の代用としている施設も多い.

CT 造影剤の特徴と禁忌

- 経静脈性の造影剤であり，循環動態の個人差があっても基本的には静注後肺循環を経て，肝動脈→門脈→肝静脈の順にピークが訪れる.
- 体重や装置の差により肝臓の濃染の程度が異なるため，症例により造影剤の濃度や総量が異なる.
- CTの造影剤は水溶性ヨード造影剤であり，血管から細胞外液腔へ漏出する.
- 腫瘍性病変の場合は腫瘍血洞へ流入し，腫瘍濃染を呈した後はすぐに静脈系に排泄される.
- CTでは動脈，門脈，肝静脈の造影剤濃度ピーク時間に合わせて動脈優位相，門脈優位相，肝静脈相（平衡相）と，時相を呼称している.
- 高速化が可能になり，肝腫瘍の診断時に使用する動脈相を2回撮影する方法や，大動脈にモニタを置き動脈優位相のタイミングを計る方法などがあり，施設により撮影時間に数秒の差がある.
- 約20～40秒後を動脈優位相，約60～90秒後を門脈優位相，120～180秒後を肝静脈相としている.
- 造影効果が極端に遅い症例や，遅延する症例に対しては，遅延相として180秒以降の撮影を追加する.
- **禁忌**：ヨードまたはヨード造影剤に過敏症の既往，痙攣・てんかんおよびその素質を有する，重篤な甲状腺疾患，気管支喘息，重篤な腎不全，重篤な心障害，重篤な肝障害，副腎褐色細胞腫，マクログロブリン血症や多発性骨髄腫，テタニーなど.
- **図5**に中分化型肝細胞癌のCT画像を呈示する.

■ MRI 検査

- 磁場と電波を用い放射線を使用しない，コンピュータを用いた断層検査法である.
- 基本的に侵襲性はないが，強い磁場をかけるため禁忌症例が多く，注意が必要となる（磁場の強度によっても若干異なる）.

図5 中分化型肝細胞癌 CT検査
a：単純．S7に約5cmの周囲肝と比較的境界明瞭な低吸収域の腫瘤性病変として指摘される．b：造影CT（動脈優位相）．背景肝より早く腫瘍内部に不均質な濃染部分を認める．c：造影CT（門脈優位相）．非腫瘍部の濃染と比較し腫瘍部は早期に欠損像を呈している．d：造影CT（肝静脈相）．周囲肝と比較して低吸収域に描出され，非腫瘍部との境界部に造影剤の残存を認める．

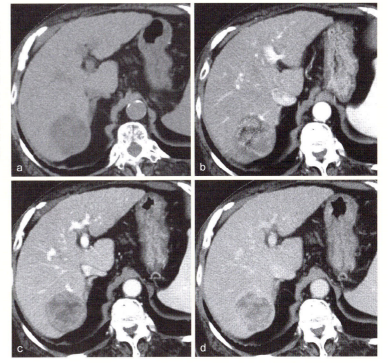

- MRIで硬度を測定するMRエラストグラフィが可能な装置も出現しており，肝硬度の定量的な評価も可能である．
- 種々の撮影条件で組織の状態を推測可能．MRIはCTと異なり種々の条件下で撮影され，これにより得られた信号の強弱により診断するため，ここで簡単に各条件の解説を行う．
- T1強調像：組織構造を観察するのに便利な条件．脂肪化の判定に有用となる水と脂肪の信号の差を利用したin phaseとout of phaseの撮影が有用．脂肪成分がある場合に，in phaseに比べout of phaseで信号低下を示す．
- T2強調像：水分が高信号として描出されるため，肝嚢胞や肝血管腫の液体成分は著明な高信号として描出される．とくに悪性度の診断に有用で，古典的な肝細胞癌で淡い高信号，高分化の肝細胞癌や境界病変では等～低信号となる．
- 拡散強調像（diffusion image：DWI）：悪性腫瘍の場合に内部の細胞密度の上昇などにより拡散が抑制されるため，高信号として描出される．
- 造影MRI検査は造影CTなどと同じで，腫瘍血流の多寡を診断可能．CTと比較してコントラスト分解能は高い．
- 造影剤が数種類あり，EOB・プリモビスト®，超常磁性酸化鉄（super paramagnetic iron oxide：SPIO）は，肝臓の網内機能を反映する造影剤であり，健常の肝細胞の領域の確認が可能となる．
- **禁忌**：心臓ペースメーカー，体内除細動器，人工内耳など体内に金属が入っている症例．
- **注意を要する人**：人工関節，動脈クリップ，義眼，妊婦，入れ墨，閉所恐怖症，など．

MRI造影剤の特徴と禁忌
- MRIではCT検査と異なり，目的に応じた造影剤の選択が必要である．

I 総論

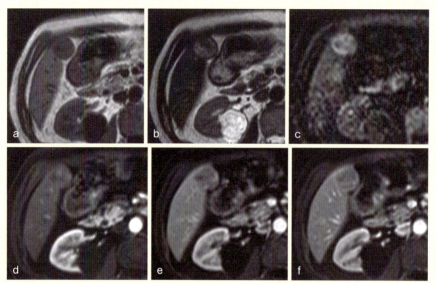

図6 中分化型肝細胞癌 Gd造影MRI検査
S5下端，約20mmの肝細胞癌（中分化型）症例のGd造影MRI画像を呈示する．a：T1強調像．境界明瞭な低信号腫瘤として描出される．b：T2強調像．内部が不均一な淡い高信号を呈する．c：DWI画像．内部が不均質な高信号を呈する．d：動脈優位相．腫瘍内部の不均質な濃染像を認めている．e：門脈優位相．内部が不均質な低信号腫瘤として描出される．f：肝静脈相．腫瘍は低信号として描出され，腫瘍境界部にはリング状の造影効果の残存を認める．

- 現在，主に3種類の造影剤が市販されている．それぞれの特徴と禁忌について解説する．
- **Gd-DTPA製剤**〔ガドペンテト酸メグルミン（マグネビスト®），ガドジアミド水和物（オムニスキャン®），ガドテリドール（プロハンス®）〕（図6）
  - 肝組織内に流入する肝動脈と門脈系血流の多寡の評価に用いる．
  - 時相，撮影のタイミングとしてはCTとほぼ同じ．
  - CTと比較しコントラスト分解能に優れるため，腫瘍内に流入する微細血流の有無などの評価に有用．
  - 禁忌：ガドリニウム造影剤過敏症の既往，重篤な腎障害，一般状態が極度に悪い，気管支喘息，重篤な肝障害など．
- **SPIO**〔フェルカルボトラン（リゾビスト®）〕（図7）
  - 肝動脈を経由して肝臓の細網内皮系のKupffer細胞に取り込まれる造影剤．
  - 正常肝では，造影剤が取り込まれT2強調像で信号強度が低下するため，Kupffer細胞の存在しない腫瘍性病変は正常肝組織と比較し欠損像として描出される．
  - T1短縮効果も有しており，T1強調像でdynamic studyも行うことができるが，投与量が少なく細胞外液腔への漏出もないため，Gd造影剤に比べるとかなり造影効果が弱い．
  - 禁忌：フェルカルボトランまたは鉄注射剤に対し過敏症の既往，一般状態が極度に悪い，出血している患者，ヘモクロマトーシスなど．
- **Gd-EOB-DTPA**〔ガドキセト酸ナトリウム（EOB・プリモビスト®造影）〕（図8）
  - Gd製剤にエトキシベンジル基が付加された構造の造影剤．

4. 肝疾患で必要な画像診断

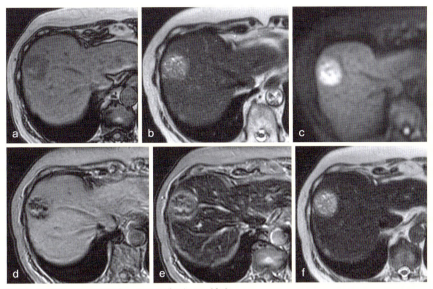

図7 中分化型肝細胞癌 SPIO造影MRI検査
a：T1強調像．境界明瞭．S5 30mm，内部不均質な低信号腫瘤として描出される．b：T2強調像．内部が不均質でスポット状の高信号も伴う高信号腫瘤として描出される．c：DWI．内部不均質な高信号を呈する．d：造影前T1強調像．内部不均質な低信号腫瘤として描出される．e：造影動脈優位相：内部の一部と周囲に強い造影効果を認める．f：造影肝細胞造影相．非腫瘍部は造影剤の取り込みにより低信号を呈し，腫瘍部が高信号として強調される．

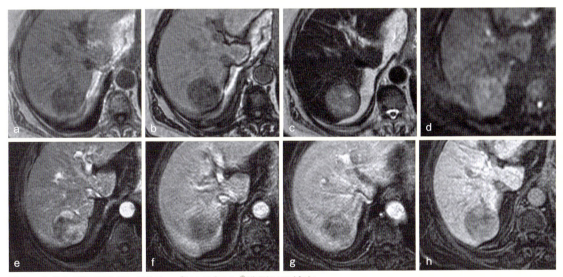

図8 中分化型肝細胞癌 EOB・プリモビスト®造影MRI検査
a：T1強調像 (in phase)．S7に内部がほぼ均一の低信号を呈する腫瘍を認める．b：T1強調像 (out of phase)．腫瘍内の信号は低下しており，脂肪の含有が示唆される．c：T2強調像．腫瘍内はほぼ均一の淡い高信号を呈している．d：DWI．腫瘍は非腫瘍部と比較し，淡い高信号を呈している．e：造影MRI（動脈優位相）．腫瘍内の不均質な早期の腫瘍濃染像を認める．f：造影MRI（門脈優位相）．周囲の肝臓と比較して低信号を認める．g：造影MRI（肝静脈相）：腫瘍部は，非腫瘍部と比較し低信号を呈している．h：造影MRI（肝細胞造影相）．腫瘍部は非腫瘍部と比較して境界明瞭な欠損像として描出されている．

- 前述したGd製剤と比較してGdの量が約1/4の造影剤．
- 動脈優位相～肝静脈相は，Gd-DTPA製剤と同様に腫瘍内の血流評価や腫瘍濃染の評価が可能．

- 造影剤は投与量の約50％が肝細胞に取り込まれるため，約15分以降が肝細胞造影相となる．
- 悪性腫瘍の多くは腫瘍内に肝細胞がなく，周囲の肝細胞に造影剤が取り込まれるため，欠損像として描出される．
- EOB・プリモビスト®造影MRIの肝細胞造影相では，肝細胞への取り込みは有機アニオントランスポーター1（organic anion transporter：OATP1）の関与が，胆汁への排泄はcanalicular membrane organic anion transpoter（cMOAT）あるいはmulti drug resistance associated protein 2（MRP2）の関与がいわれており，機能的な障害の影響も受けることを考慮する．
- 肝細胞造影相では，SPIOがT2強調像，EOB・プリモビスト®造影がT1強調像で評価するため，EOB・プリモビスト®造影MRIのほうが小病変の評価に優れる．
- **禁忌**：Gd造影剤に対する過敏症の既往，一般状態が極度に悪い，気管支喘息，高度の腎機能障害など．

■ 血管造影

- 鼠径部または左上腕の動脈を穿刺して肝動脈内にカテーテルを挿入して直接造影する手法．
- 近年はCT検査の進歩により治療時以外には診断目的としては施行されない施設も多い．
- 直接動脈造影のため動脈血の多寡の評価が可能（図9）．
- デジタルサブトラクション血管造影（digital subtraction angiography：DSA）を用いて血管のみを描出する手法が主流となる（図10）．
- 正面のみではなく，Cアームを用いて複数の角度から撮影を行う．
- 腫瘍濃染のほかに悪性所見となる動脈の浸潤像（動脈の侵食像，屈曲，蛇行，左右非対称の不整像，途絶，狭窄後拡張など）の評価を行い，病変の広がりや手術適応を判定するのに用いる．
- 経静脈性の造影と比較し確実な造影効果を確認できるほか，動脈-門脈シャント（短絡）（A-P shunt）や動脈-静脈シャント（A-V shunt）などは明確に描出可能である．
- 肝細胞癌は動脈血の豊富な腫瘍の代表であり，経動脈的な治療も有効な症例が多く，肝動脈化学塞栓療法，肝動脈塞栓療法，動注療法などの治療として利用されることが多い．
- 透視の分解能に限界があり，小病変や淡い濃染の評価がしにくい点が弱点とされる．
- CT検査を併用〔CTHA（CT during hepatic angiography），CTAP（CT during arterial portography）〕することで感度と客観性が確実に上昇する．現段階では肝癌の診断におけるゴールドスタンダードとなっている（図10）．
- CTHAやCTAPの造影剤はCTと同様の水溶性ヨード造影剤を使用し，カテーテルの位置や目的により濃度・総量を調節する．
- 血管造影時に超音波検査を併用する造影超音波検査も行われる．この場合，少量の炭酸ガスを使用し，超音波検査の造影剤として用いる（超音波検査の分解能の高さを利用した検査法であるが，描出範囲が狭い欠点があり，一度肝実質に炭酸ガスが入ると消失するまでに時間がかかる欠点もあり，大部分が経静脈性の造影超音波検査に代用されるようになっている．術前の超音波検査で病変が1ヵ所に断定できている場合や，その他の検査で血流の有無が曖昧である場合には精密検査としては有用となる）．

4. 肝疾患で必要な画像診断

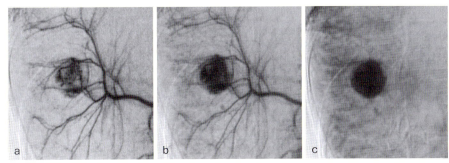

図9　中分化型肝細胞癌　血管造影
a：動脈早期相．非腫瘍部と比較し早期の濃染が特徴となる．腫瘍内の血管は屈曲蛇行・断裂を伴う腫瘍血管（動脈）が主体となる．b：動脈実質相．非腫瘍部と比較して腫瘍部は強い腫瘍濃染を呈する．c：後期相．非腫瘍部と比較し，腫瘍濃染像が残存している．

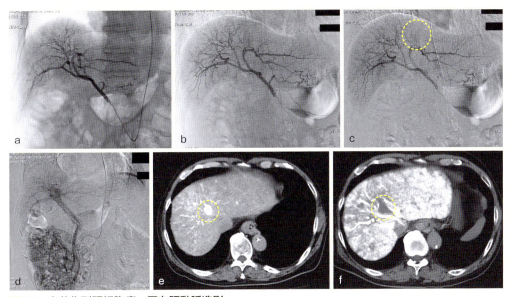

図10　中分化型肝細胞癌　固有肝動脈造影
血管造影では淡い腫瘍濃染や小さな病変は指摘しにくいことがある．a：固有肝動脈造影（正面像）．背景の骨などが写っており，細かな腫瘍濃染は明瞭ではない．b：DSA (RAO 40°) 早期相．サブトラクションを行って背景を消し，血管のみの描出となり，さらに角度を変えることで評価を行い，血管の不整・腫瘍濃染像を観察する．c：DSA (RAO 40°) 後期相．◯の部分に淡い腫瘍濃染像を認める．d：経上腸間膜動脈経由の門脈造影．直接造影ではないためコントラストがつきにくく，腫瘍部は欠損像として認識しにくい場合も多い．腫瘍部の確認よりも門脈侵襲の有無や側副血行路の確認に用いられる．e：同症例の肝動脈造影下CT検査（CTHA）．肝動脈造影下でCT検査をすることで腫瘍濃染（◯）を確認できる．小さな腫瘍や淡い濃染像の客観的な評価に適する．f：門脈造影下CT検査（CTAP）．肝細胞癌は門脈血流を受けないため腫瘍部は欠損像として描出される（◯）．とくに腫瘍濃染を示さない早期癌の存在診断に有用となる．

- **造影剤の禁忌**：CTの造影剤と同様．

■ 経内視鏡検査

- 直視下に十二指腸乳頭開口部からカテーテルを挿入し，造影剤を逆行性に注入して胆管をX線透視下に直接造影する検査．
- 胆道を直接造影するため，胆道疾患の最終診断には不可欠である．

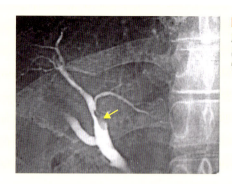

図11 肝細胞癌 胆管侵襲 ERC造影
肝左葉の肝細胞癌症例．末梢側の胆管が描出されず，胆管内に欠損像を認め（矢印）胆管侵襲と診断された．

- 内視鏡を用いた検査は，デバイスの進歩により近年目覚ましく進歩している領域である．
- 胆道の直接造影の検査としては経皮経肝胆管造影もあるが，内視鏡を用いた逆行性造影が主流となっている．
- 内視鏡を用いた検査には，胆管造影以外にも診断として超音波内視鏡による検査や胆道鏡や胆管内超音波検査などの選択肢が広がっている．
- 利点としては観察以外に病変の至近距離から組織生検ができる点や，治療として減黄目的のドレナージなどの治療が施行できる点が挙げられる．
- 通常内視鏡に比べ，被検者に対し侵襲があり，偶発症の頻度が高い．
- 肝臓においては胆道癌〔胆管癌（肝内胆管癌，肝門部胆管癌）〕，胆道結石（肝内結石），肝細胞癌の胆管侵襲の際に適応となる．
- 全身状態が著しく不良な症例，造影剤過敏症（アナフィラキシーショック），急性膵炎急性期，慢性膵炎の急性増悪期は内視鏡的逆行性胆道造影（endoscopic retrograde cholangiography：ERC）の禁忌となる．
- ERCの適応のある造影剤は，ビジパーク®（イオジキサノール），ウログラフイン®（アミドトリゾ酸ナトリウムメグルミン），コンレイ®（イオタラム酸メグルミン）の3種類である．

- **内視鏡の禁忌**
  - ほかに使用する薬剤として，局所麻酔のリドカインは経静脈的に鎮静薬を使用する機会が多いので，これらの適応・禁忌を確認する必要がある．
  - **禁忌**
    ①リドカイン塩酸塩ゼリー：本剤の成分またはアミド型局所麻酔薬に対し過敏症の既往歴のある患者．慎重投与に高齢者，全身状態不良な患者，心刺激伝導障害のある患者，重篤な肝機能障害または重篤な腎機能障害のある患者，幼児が挙げられる．
    ②イオジキサノール：禁忌がヨードまたはヨード造影剤に過敏症の既往歴のある患者，重篤な甲状腺疾患のある患者．原則禁忌が一般状態の極度に悪い患者，気管支喘息のある患者，重篤な心障害のある患者，重篤な肝障害のある患者，重篤な腎障害（無尿など）のある患者，マクログロブリン血症の患者，多発性骨髄腫の患者，テタニーのある患者，褐色細胞腫のある患者およびその疑いのある患者となっている．
- 図11に肝細胞癌（中分化型）の胆管侵襲症例のERC像を呈示する．

4. 肝疾患で必要な画像診断

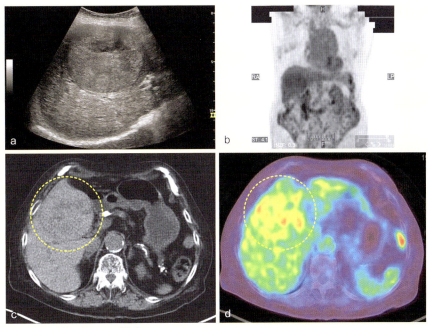

図12　肝細胞癌　PET検査
a：超音波Bモード像．S5を占拠する直径約8cmの大きな肝細胞癌である．b：同症例のPET検査画像．S5腫瘍部に淡い集積を認める．c：同症例の単純CT画像．S5に淡い低吸収域として腫瘍が描出されている．d：同症例PET CT検査．bの画像とcの画像を重ね合わせた画像である．CTを併用することで集積の場所が明瞭となる．

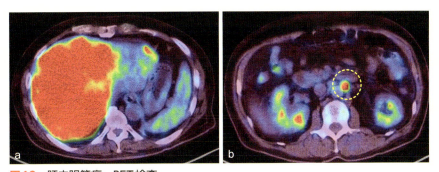

図13　肝内胆管癌　PET検査
a：肝右葉を占拠する赤い部分が腫瘍部である．b：大動脈周囲に強い集積像（○）を認め，リンパ節転移と診断可能．本症例のように小病変の転移巣などの検索にはとくに優れている．

■ 核医学検査

- 診断に放射性医薬品や非密封放射性同位元素の使用を主な手段とする検査法．
- 肝臓の検査では，肝コロイドシンチグラフィ，胆道シンチグラフィ，陽電子放射型断層撮影（positron emission tomography：PET）などがある．
- 肝コロイドシンチグラフィ：^{99m}Tc-フチン酸，^{99m}Tc-スズコロイドなどの^{99m}Tc標識コロイド製剤を用いて行う．74〜185MBqを静注後15〜30分より撮像する．肝網内系細胞中のKupffer細胞にコロイドが貪食されることを利用して，肝の位置，形態，大きさ，肝内のRI分布，肝外（脾臓，骨髄）のRI分布により，肝臓の機能と形態的診断を行う．正常

像では肝臓と脾臓が描出され，腫瘍，膿瘍などの肝内占拠性病変では欠損像を示し，慢性肝炎や肝硬変などのびまん性肝疾患では重症度により脾臓の腫大，骨髄の異常描出が認められる．

- PET（図12，13）：陽電子放出核種から放出された陽電子（β^+，ポジトロン）が周囲の電子と結合して消滅する際に放出されるγ線を検出する手法である．酸素やブドウ糖の代謝などの機能的な情報を高感度で定量的に検出できるのが特徴となる．近年 CT 検査と併用することにより集積部位が確実なものとなり，客観性の向上が図られている．フルオロデオキシグルコース（fluorodeoxyglucose：FDG）と PET を用いた FDG-PET が悪性腫瘍の検出に使用されている．

- 注意事項としては，診断上の有益性が被曝による不利益を上回ると判断される場合にのみ投与となっていることが挙げられ，安易な使用をせず，使用に際しては注意が必要となる．また，直前のインスリンや膵ホルモン製剤は腫瘍の取り込みと周囲のコントラストを低下させるので避ける必要がある．

- てんかん，心疾患，早期胃癌を除く悪性腫瘍（悪性リンパ腫を含む），血管が保険適応となっているが，悪性腫瘍においては他の検査・画像診断により病期診断，転移・再発の診断が確定できない患者に使用となっている．肝腫瘍診断においても使用される症例が増加しているが，スクリーニング検査としては認められていない点にも注意が必要である．

- **禁忌**
  ① 比較的絶対的な禁忌は少ないが放射性物質の投与となるため，検査の必要性の吟味が必要となる．
  ② ^{99m}Tc-フチン酸：妊婦，産婦，授乳婦などへの投与は原則禁忌のほか，高齢者，小児で慎重投与．
  ③ FDG：妊婦または妊娠している可能性のある女性（動物実験で胎児への移行の報告があるため）．

（小川眞広）

■**文献**

1) 日本肝臓病学会（編）. 肝癌診療ガイドライン（2017 年版）. 金原出版，2017

2) 日本消化器がん検診学会，他. 腹部超音波検診判定マニュアル. http：www.jsgcs.or.jp/files/uploads/Abdomen_ultrasonic_wave_manual201407.pdf（2019 年 8 月閲覧）

3) 小川眞広，平山みどり. 腹部超音波検査のあっ！？　あれ何だっけ？. メディカ出版，2017

II章　救急外来での肝疾患

II　救急外来での肝疾患（liver disease in the emergency department）

救急外来での肝疾患
（liver disease in the emergency department）

疾患概念

- 肝臓は古くより "沈黙の臓器" として知られ，肝癌もしくは肝硬変の進行した状態でなければ救急外来で診察する頻度はそこまで高くはないといえる．
- しかし感冒症状で受診した患者の中には急性肝炎や劇症肝炎へ進展する症例が潜んでいる可能性もあり，血液検査を施行した際の著明なトランスアミナーゼ異常を呈しているときの鑑別，除外診断の知識としての活用の場は広い．
- 各疾患に関しての診断・治療に関しては各項を参考にしていただき，本章では救急外来で頻度の高い肝硬変の合併症も含めた肝疾患の診断に至る思考のプロセスと入院適応について説明する．

■ 診断へのプロセス

- 救急外来で遭遇する場合，通常以下のパターンに分けられる．
  1）有症状による受診
  2）血液検査上の肝機能異常
  3）画像診断上の肝形態変化や腫瘤の指摘
- 基本的には救急外来で肝疾患として初診で受診することは少なく，1）の場合，肝性脳症や，肝性腹水，静脈瘤破裂などの肝硬変の合併症や肝膿瘍などがほとんどである．肝炎などの場合は2），3）で肝疾患が疑われ精査となることがほとんどである．
- 治療方針のアルゴリズムを**図1**に示す．

1）有症状による受診のポイント

- 初見時から問診，診察についてのポイントについて解説する．
- 先入観をもつことは可能な限り排除する必要があるが，入院適応の有無・専門施設への転送の必要性などを的確に判断することが救急対応では重要である．疾患群を予想することにより，現在患者が置かれている状況，社会背景，家族構成などまでを確認のうえ，血液・画像検査の計画や現実的に入院可能かどうかを考慮しながら診察を進めていくことで時間的な短縮が可能となる．
- **初見時のポイント**
- 身長，体重，年齢，性別，身なり，活気，活動性，ADLによりある程度の疾患群の振るい分けをすることがポイントとなる．
  例）
  ・著明な顕性黄疸：倦怠感や易出血性を伴えば急性肝不全を疑う．逆に無症状での高度黄疸では慢性肝不全や腫瘍性の閉塞性黄疸の可能性が高い．
  ・蛙腹を呈し，るいそうを伴う浅黒い男性：アルコール性肝硬変による肝性腹水．多くの場合は肝性口臭を認め，特徴的な体臭を呈する．
  ・比較的栄養状態が良好な若年〜中年の倦怠感症状：肝炎ウイルスを含むウイルス性肝炎

救急外来での肝疾患（liver disease in the emergency department）

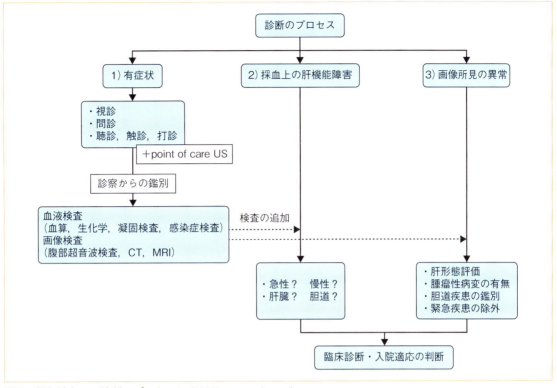

図1 救急外来での診断のプロセスにおけるフローチャート

による症状を疑う．発熱，腹痛を伴っている場合も多く認められる．
- 高齢のADL低下を伴った倦怠感症状：症状から患者自身が肝疾患を疑うことが多いが，他領域疾患からの症状であることも多く，広い視野での診察が必要となる．
- 薬物多量内服のエピソード：有名なのはアセトアミノフェンであるが，それ以外にもジメチルホルムアルデヒド，ナイアシン，抗結核薬，向精神薬，鉄剤の報告がある．多くは急性肝不全の臨床像を呈する．最も頻度が高いのはアセトアミノフェンの過量内服であり，致死量以上での急性肝不全をきたす場合，血漿交換，持続血液透析濾過法など高次医療を要するため，早急な専門医・高次医療機関への転送を検討する[1]．
- 高度な倦怠感とADL低下を伴う若年～中年の顕性黄疸：劇症肝炎を含めた急性肝炎を強く疑い，入院を視野に入れて診察を進める．傾眠や肝性口臭を伴っている場合は高次医療機関への転送も検討しておく．

● 問診
  ● 限られた時間で以下に挙げる情報量を取得するのは現実的には厳しい．特に救急外来を受診して症状で苦しんでいる患者にとっては長い問診は苦痛以外の何物でもなく，怒りだすこともある．初見⇒問診⇒診察の過程でいかに頭の中で鑑別をつけ早期診断，そして治療へと移行するかが大切である．ただ軽症～中等症の症例においては，後からでも本人から情報を取得できるが，重篤な疾患であるほど初診時にしか取れないこともある．何が大切か，何を優先すべきかの取捨選択はある程度の経験を必要とする．

- 主訴の4W1H（What，When，Where，Why，How）を中心に確認する．発症以前に思い当たるイベントがなかったかの確認も行う．
- 主訴以外の症状の有無：初めは open question，次に closed question にて患者が気づきにくい症状を確認してゆく（眼球・皮膚の黄染・便性状の変化，尿濃染の有無，皮疹の有無，他の臓器症状など）．
- ウイルス曝露機会の確認：輸血，鍼治療，入れ墨，覚醒剤，家族内肝疾患，健康食品，海外渡航歴の有無，生もの摂取（貝類，豚肉・獣肉）の有無，性交渉の機会，内服薬剤．
- 飲酒量：1日の量，飲酒日は週に何日か，積算飲酒量の確認．
- 以下に疾患ごとの特異的なエピソードやキーワードなどをまとめる．
  - A型肝炎…発熱・右季肋部痛の存在・発症時期，海外渡航歴や魚介類の摂取．
  - B型肝炎…風俗，不特定対象との性交渉，パートナーの切り替わり，HBV キャリアでの急性増悪ではストレスや疲労，他疾患の治療による免疫低下状態を疑う．
  - C型肝炎…医療関係の職種，高齢の未検診，入れ墨・覚醒剤の既往．
  - E型肝炎…獣肉・豚肉の半生〜生食摂取．
  - 他ウイルス…先行する感冒症状，咽頭痛，持続する発熱．
  - 薬剤性…新規薬剤の開始，かかりつけ医での内服の切り替わり時期の前後関係．
  - アルコール性…積算飲酒量の確認．1回の飲酒量，継続年数．機会飲酒の場合は週あるいは月の回数．過去における多量飲酒時期の確認．
  - 慢性肝不全…基礎疾患としての肝疾患の有無，家族歴の確認．
  - 急性肝不全…日常生活に困難をきたす倦怠感，発熱，腹痛，黄疸，意識障害．
  - 肝細胞癌破裂…突然の腹痛，肝癌治療歴，出血が高度な場合はショックを呈する（図2，3）．
  - 肝外傷…交通事故・腹部打撲などの外傷歴（図4）．
  - 肝膿瘍…アメーバ性では海外渡航，同性愛者で罹患しやすく，腸炎の合併が多い．胆道感染・腸管免疫の破綻からの膿瘍形成もあるため，胆道・腸疾患を確認する必要がある．持続する発熱を認め，肝内に存在する場合，腹痛は認めないことも多い．
  - 肝腫瘍…ほぼ無自覚，無徴候．進行した悪性腫瘍では慢性肝不全と同様の症状を呈する．慢性肝疾患背景の確認が必要．

- **診察所見**
  - 次に診察時における各領域のポイントを確認していく．
  - 【顔面】
  - 色調…色素沈着（肝硬変），皮膚黄染．
  - 眼瞼・眼球…眼球結膜黄染（顕性黄疸），眼瞼結膜貧血，眼瞼黄色腫〔脂質異常症を伴った原発性胆汁性胆管炎（primary biliary cholangitis：PBC）〕．
  - 口唇・口腔粘膜…扁平苔癬の有無（C型肝炎患者に合併）．
  - 顔貌…傾眠傾向は肝性脳症を疑う．
  - 【頸部】
  - 甲状腺…甲状腺腫大〔Basedow 病：自己免疫性肝炎（autoimmune hepatitis：AIH）と合併，HCV に対するインターフェロン（interferon：IFN）治療で発症リスクあり〕．
  - リンパ節…腫大の有無〔エプスタイン・バーウイルス（Epstein-Barr virus：EBV）などの

救急外来での肝疾患 (liver disease in the emergency department)

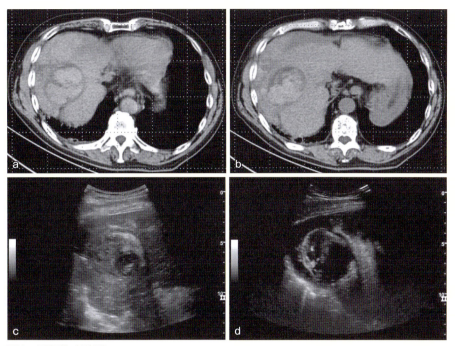

図2 肝細胞癌破裂
a, b：単純CT検査．肝S8に類円形の腫瘤を認め，周囲に吸収値の高い液体成分が貯留している．
c：超音波検査．S8の腫瘤は境界明瞭，内部不均一であり，一部無エコー領域を伴っている．d：
造影超音波検査．腫瘤周囲まで造影剤の染み出しが認められ，肝細胞癌破裂と診断した．

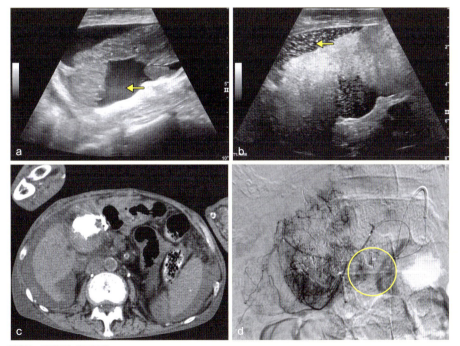

図3 肝細胞癌破裂
a：超音波検査．肝周囲にecho free spaceを認め，背側では輝度の上昇（矢印）が認められる．
b：造影超音波検査．肝周囲のecho free space内に造影剤の粒子（矢印）が多数認められる．
c：腹部単純CT．肝周囲に吸収値の高い液体成分の貯留を認める．d：腹部血管造影．肝尾状葉
枝造影．S1に粗大な腫瘍濃染が確認され，造影剤の漏出（○）も認める．

43

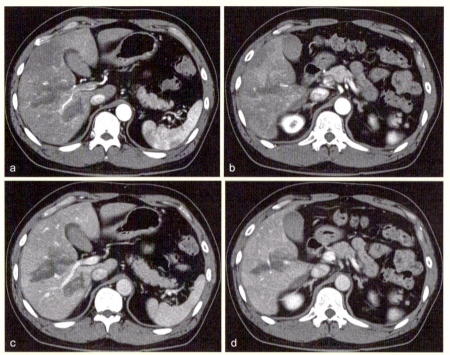

図4 肝外傷（造影CT検査）
a, b：動脈優位相．動脈相ではS5, S6, S7領域にややムラのある濃染を呈し損傷部位と考えられる．S6背側に液体成分を認める．c, d：門脈優位相．門脈相では前述の部位が明瞭な不染域を呈している．

ウイルス感染による肝炎を疑う〕．

【胸部】

表皮…くも状血管腫（肝硬変患者で頸部〜胸部にかけて認められる）．

乳房…女性化乳房（肝硬変患者，肝性浮腫・肝性腹水に対するスピロノラクトン投与時に合併症として認める例あり）．

【腹部】

視診…蛙腹，腹壁静脈の怒張．

触診…肝腫大（急性肝炎の所見，肝硬度の程度も確認可能），脾腫．

ヘルニア…腹水高度貯留により腹壁・臍・両鼠径ヘルニアをきたす．

【四肢】

手指…太鼓ばち指（肝硬変），肥大性骨関節炎（PBC），Raynaud現象（AIH, PBC）．

手掌…手掌紅斑，羽ばたき振戦．

四肢…筋萎縮，下腿浮腫．

【全身】

皮膚…搔痒感⇒搔き傷，丘疹（HBV⇒Gianotti病，他ウイルス⇒Gianotti-Crosti病），色素沈着（肝硬変），皮膚黄染（顔面ではわかりにくいものも体幹で明瞭になる場合もある）．

2) 血液検査上の肝機能異常の存在のポイント

- 救急外来における肝臓に接する機会として最も多いのが"血液検査上の肝機能異常"であるといっても過言ではない．さまざまな理由で救急外来を受診する患者が，血液検査を施行した際にいわゆるトランスアミナーゼや胆道系酵素の上昇を認め，対処を迫られる場合である．診断順序としては，① 臨床症状・血液検査上の肝機能障害のパターンによる推測⇒② 診察による評価・鑑別診断⇒③ 画像検査による肝機能障害の原因の検索，の順で行っていく．

① 臨床症状・血液検査上の肝機能異常のパターン

- 症状は急性か？慢性か？⇒慢性の症状は慢性肝不全，もしくは腫瘍性による影響を疑う．それ以外はほぼ急性である．ただし，劇症肝炎の定義にもあるように8週間程度の症状の持続では急性の範囲に入る可能性があることは理解しておく．
- 肝臓か？胆道か？⇒ AST/ALT 優位か？ ALP/γ-GTP 優位か？を肝臓系/胆道系の一つの判断材料にする．明確なデータの線引きができるわけではないので，あくまで頭の中での疑診程度にしておく（検査値に関しての詳細はⅠ章3を参照）．

② 診察による評価

前述「1) 有症状による受診のポイント」の診察所見を参照．

③ 画像検査による肝機能異常の原因検索

- 救急外来においては緊急であるためおおむね超音波検査，CT検査に依存することがほとんどである．造影可能かどうかは必ず腎機能を確認のうえ判断すべきである．
- 診察上，画像検査が最後になることがほとんどであるが，近年本邦でも提唱されてきている point of care ultrasound（POCUS：後述）によるベッドサイド超音波診断を用いることにより，早期の診断や，その後の追加検査の組み立てが可能であるため，積極的に行うべきである．

3) 画像上の肝形態変化や腫瘍の指摘のポイント

- 前提として画像診断上肝疾患が疑われたとしても多くの場合は緊急を要する状況は少なく，判断が求められる事例は限られている．しかし，以下のような症例においては，状況によっては急変の可能性もあるため注意を要する．
- 忘れずに必ず上級医への確認をすることも重要である．

- **肝形態変化**

  - 通常肝形態変化を他科から問われることは少なく，肝炎・肝硬変の補助診断もしくは除外診断として必要となる．
  - POCUSのような簡易的な検査でも早期に肝形態を評価することにより主訴との関連性が導かれるだけでなく，患者・病態背景を的確にとらえたり，複数疾患の除外が可能であるため初対応時より積極的に行うことを怠ってはならない．
  - 形態評価の項目としては，①腫大・萎縮の有無，②表面不整，肝縁の鋭角・鈍化，内部実質の均一性，③肝内・外胆管の拡張，の3項目を確認するだけでも十分である．

- **腫瘍性病変**

  - 肝腫瘍性病変が救急外来の場において判断を問われることは少ない．仮に肝細胞癌，胆管癌が画像上疑われたとしても，破裂，胆管閉塞，感染合併，肝不全，肝被膜浸潤を伴わない限り症状や血液検査異常に繋がることはほとんどないためである．そのため多くは翌日

以降の外来受診を勧めるだけで事足りる（当然緊急性のない旨を患者に説明し，納得を得る必要はある）．

● 腫瘍性病変の中で決して精査を後回しにしてはいけないものとして肝細胞癌破裂，胆管拡張を伴う肝腫瘍，肝膿瘍が挙げられる．

a）肝細胞癌破裂（図2，3）

・肝細胞癌破裂は肝外方向に増大発育した肝細胞癌により腹腔内に出血をきたした病態である．発症より高度の腹痛を呈し，持続的な動脈性出血を認めている場合は放置すれば意識障害，循環血液量減少性ショックを呈し死に至る．非常に緊急性の高い病態であり，疑われた場合すぐに治療を行える状況へ持ち込むことが重要となる．

・肝細胞癌が肝内で増大した場合でも肝内に出血をする場合もある．その場合は肝実質によって出血に対しての圧迫効果が働くため自然止血される例が多い．

・抗凝固薬の内服下であったり，非代償性肝硬変を合併しているような血液凝固異常が伴っている場合は巨大肝内血腫に至る可能性があり同様な緊急的な治療を要することもある．

・通常肝細胞癌以外の腫瘍により出血へ至る例はまれであるが，他の腫瘍でも外傷を機転として出血や破裂に至る例や，非常にまれではあるが肝腺腫や肝血管腫，肝肉腫が自然破裂した例も報告されており，知識として頭の片隅に入れておく必要はある．

b）胆管拡張を伴う肝腫瘍

・画像上腫瘍局在部位より末梢の胆管拡張を認める場合，腫瘍による胆管圧排・もしくは胆管浸潤による胆汁うっ滞から閉塞性胆管炎を合併している可能性を考慮し，身体的な臨床所見・血液検査を照らし合わせて判断する．

・感染合併例においても多くの場合には保存的治療で対応可能であるが，急性閉塞性化膿性胆管炎（acute obstructive suppurative cholangitis：AOSC）などへ移行している場合には緊急的な胆道ドレナージ術を要する場合があるので注意が必要である．

c）肝膿瘍

・肝膿瘍は肝疾患の中の典型的な感染性疾患であるが，画像上で確定診断に至ることは容易ではない．単純CTのみでは低信号の占拠性病変としか確認できず，嚢胞や一部の充実成分との鑑別が難しい．造影CTであれば腫瘍周囲の強い濃染効果によりある程度判断することは可能であるが，より正確に診断するためには臨床症状と合わせた腹部超音波検査やMRI検査が有用である．同検査により腫瘍内部濃度の変化が明瞭に評価することができるため確定診断に至る．しかし，腫瘍を背景に感染が合併する場合もあるため安易な判断は厳禁である．

・治療としては基本的に抗菌薬投与が中心となり，改善が認められない場合に穿刺排液・ドレナージチューブの留置が必要となる．腫瘍の局在部位や炎症の活動性は顕在する症状が出現するか否かに影響するが，近医などで知らずに抗菌薬投与が行われ炎症が鎮静化してから発見される場合もあり，時として診断に苦慮する場合もあるが治療効果を認めていれば血液検査や臨床徴候にもよるが外来治療も可能である．

d）肝腫瘍による肝不全

・画像所見だけで判断するものではないが，悪性腫瘍を中心として肝腫瘍の進展により肝組織が占拠されることで肝不全を呈する場合がある．

・画像上肝内に占拠する多発病変，もしくは巨大腫瘤を認め，腹水・るい痩・血液検査上の肝不全徴候を呈する場合は肝腫瘍に伴う肝不全を疑い早期の精査・治療方針決定のための入院治療を勧める必要がある．

＊POCUS (point of care ultrasound)

　近年救急外来を中心とした救急疾患診察における超音波検査の簡便性，診断能の有用性からPOCUSが注目を集めている．POCUSは初期診察の延長として超音波診断装置を用いることにより早期診断や，その後の検査組み立てを円滑かつ効果的に行うことを可能とする．肝疾患においても先に述べたように確定診断に至らずとも簡易的に，また瞬時に除外診断や病態把握を行うことができるため非常に有用と考えられる．しかしその有用性自体は認知されていながら習熟にある程度の期間を要することや，客観性の低さ，医師自身が行うことが前提であるということより現状で広く普及しているとは言い難い．最近では研究会や学会を主体としたPOCUSによる急性腹症アルゴリズムなどの教育体制も整いつつあるため，積極的に取り入れていただきたい．

■ 入院適応の判断

● **急性肝炎，肝不全**：救急外来において急性肝炎の確定診断に至ることは少なく，仮に確定診断できうるものがあったとしても完全な除外診断は不可能である．劇症肝炎へ至る可能性も同様に否定できないため，原則的には急性肝炎の診断であれば入院を勧めるのが前提である．しかし比較的若年者でも罹患しうる同疾患においては社会背景上入院困難など，どうしても入院に同意を得られないケースが少なくない．最終的には患者の意思が優先されるわけではあるが，そのとき対応した医師として，今後起こりうるリスクに関しては，しっかりと患者・家族が理解するまで説明することが必須である．

1）絶対的入院適応…入院しなければ生命維持が困難，放置すれば生命の危機に瀕する疾患

① 劇症肝炎
② 急性肝不全
③ 肝細胞癌破裂
④ 肝損傷
⑤ 肝膿瘍
⑥ 食道静脈瘤破裂
⑦ 肝性脳症（Ⅲ度以上）

2）非入院適応…即時入院が必要ではない疾患

① 肝腫瘍…基本的に本疾患単独での入院適応はないが，有症状や腫瘍により他の病態を合併している場合は，その病態により入院適応を判断する．
② 慢性肝炎…診断がついていれば入院適応はないが，急性増悪の場合はその限りではない．

3）相対的入院適応…条件によっては入院が必要となる

① 急性肝炎

● 原因のほとんどは入院経過観察を要するものであるが，非特異的なウイルス性肝炎や，一過性の薬物性肝障害などは肝胆道系酵素の数値によっては外来での経過観察でも可能であ

Ⅱ—救急外来での肝疾患（liver disease in the emergency department）

る．しかし救急外来で詳細な診断がつくことはないため，いわゆる劇症化する原因が否定できないことより基本的には全例入院適応と考える．

● その中で劇症化のリスクとしては肝炎ウイルス＞自己免疫性，アルコール性＞薬物性＞その他のウイルスで考えておく．どうしても入院困難で外来での経過観察期間が生じるようであれば，上記の重症化のリスクと患者の背景，エピソードから何が強く疑われるかを考えたうえで説明を行う．劇症化の場合肝性昏睡をきたす可能性があり，一人暮らしで同居する者がいない場合は，帰宅後に肝性昏睡をきたし自宅で亡くなって発見されるリスクも説明する必要がある．

② 慢性肝不全

● すでに長い経過で，精査・治療自体の介入が済んでいる場合で入院適応はないが，それに付随する症状から入院適応を判断する（例：摂食・歩行可能な下腿浮腫・肝性腹水⇒外来治療可，腹水に伴う腹部膨満感・肝不全での倦怠感による摂食障害⇒入院適応）．

● これまでの病歴自体がない場合は早急な確定診断と治療の介入が必要なため入院適応である．

③ 肝性腹水

● 多くの場合コントロール不可能な肝性腹水は入院適応と判断すべきである．とくに救急外来で受診されるような肝性腹水はほぼ中等～多量であることが多く，少なからず摂食障害などが生じてくるようであれば，入院適応と考える．

④ 肝性脳症（Ⅱ度以下）

● いわゆるⅡ度以下の肝性脳症で，かつ非代償性肝硬変などの慢性肝疾患，特に高度な門脈-大循環短絡路が背景にある場合では，脱水，感染，便秘症，高蛋白食により容易に発症する病態となっていることがあるため，多くのそのような患者では病態自体に慣れてしまっていることがある．その際入院治療を渋る事例も認められるが，その際は帰宅後の社会的要素（同居人はいるか？　常に患者の状態を確認できるか？）を考慮して，原因に対する対症療法を外来で行った後に自宅での療養方法を指導する．病態が安定しない場合はすぐに医療機関を受診するよう説明するのはいうまでもない．

＊よく問題となるのは血液検査所見上急性肝炎が疑われた際に「この患者を帰宅させることができるか，入院させるべきか」と考えるが，明確なデータによる線引きのエビデンスはなく，肝胆道系酵素の数値で判断することは難しい．まずは数値よりも患者の臨床症状や画像所見に重きを置き，有症状症例や画像上肝腫大，胆囊壁の肥厚を認める症例の場合は当然急性肝炎として帰宅させるべきではない．では，いわゆる画像所見・症状を伴わない "肝機能異常" をどう判断すべきだろうか？
・ALT が 2 桁台であれば翌日以降の外来精査を勧める．
・ALT が 3 桁台で 100 台であれば過去の検査履歴を確認し，以前からの変化であれば，かかりつけ医など最寄りの医療機関での精査を勧める．新規の変化であれば精査入院を勧めるが，拒否された場合でも数日間は外来受診で推移を追うことが必要である．
・ALT が 200～は慢性変化の確証がない限り，強く精査・治療入院を推奨する．

・ALTが500〜は生命の危険も考慮に入れて全身管理が可能な施設での入院加療を推奨する.

現在の医療教育体制では研修医が一人で帰宅判断をする機会はないと思われるが，必ず上級医の判断を仰ぐことも必要である.

■ 食道静脈瘤の治療

- 治療に関しては各項を参考にすること.
- 本項では救急外来でみる頻度の多い食道静脈瘤破裂に対する初期対応，治療方針を述べる.

1）診察までの情報収集

- 他病院からの転院，かかりつけ医でない限り食道静脈瘤と確定診断されていることはないため，消化管出血としての初期対応を行い，バイタルサインの評価，既往歴，生活歴の情報を収集する.

2）診察

- まず初めにバイタルサインの評価が必要である．緊急性を確認したうえで，ショック状態もしくはプレショック状態である場合，静脈確保のうえ急速補液を行い，血液検査，ベッドサイドエコーなどを問診と並行して行う.
- 診察時は先に述べた項目を評価しつつ，肝背景がありそうか頭の中で考える．この際にベッドサイドエコーを行い患者の肝形態変化を確認することにより，無駄のない内視鏡の準備が可能となる.
- 内視鏡治療は急変・止血困難のリスクも伴うため，全身状態をみて集中治療室，外科的治療の受け皿が整っていない状況下では進めるべきではない.

● 内視鏡検査・治療

- 循環・呼吸動態が安定しない場合は基本的にその対応を優先する．保存治療で悪化する場合は内視鏡検査時に心停止，呼吸停止のリスクが高いため，家族へインフォームド・コンセントのうえ，人工呼吸器導入まで考慮したうえで緊急内視鏡を検討する.
- 内視鏡観察で所見によってEVL，EIS（Aethoxysklerol）を選択する．多くはEVLでの止血が可能であるが，治療瘢痕が強く粘膜が引き込めない場合はEISを選択する．それでも止血困難な場合はS-Bチューブにて一時止血を行う.
- 一時止血が可能であった場合はアルゴリズムに沿って待機治療を行う.

（三浦隆生）

■文献

1）持田　智．薬物による劇症肝炎．医学のあゆみ．248（1）：47-52．2014
2）柴田　実，加藤直也（編）．肝疾患レジデントマニュアル，第3版．医学書院，2017

Ⅲ章　各　論

1. 急性肝炎 (acute hepatitis)

疾患概念

- 急性肝炎は各種原因により，肝実質にびまん性に急性の炎症，壊死脱落を生じる病態である．
- 原因としてウイルス性（HAV，HBV，HCV，HEV，EBV，CMV など），薬物性，アルコール性，自己免疫性などがある．
- 重症化すると肝不全となり，致死的になることもあるので注意が必要である．
- 初発の肝炎から肝不全への進展を急性肝不全，既存の慢性肝疾患から肝不全に至る場合を慢性肝不全としている．
- 正常肝ないし肝予備能が正常と考えられる肝に肝障害が生じ，初発症状出現から 8 週以内に，高度の肝機能障害に基づいてプロトロンビン時間が 40％ 以下ないしは INR 値 1.5 以上を示すものを，「急性肝不全」と診断する[1]．
- 急性肝不全は肝性脳症が認められない．ないしは昏睡度が I 度までの「非昏睡型」と，昏睡 II 度以上の肝性脳症を呈する「昏睡型」に分類する．また，「昏睡型急性肝不全」は初発症状出現から昏睡 II 度以上の肝性脳症が出現するまでの期間が 10 日以内の「急性型」と，11 日以降 56 日以内の「亜急性型」に分類する．
- また，肝性脳症が出現するまでの期間が 8～24 週の症例は遅発性肝不全（late onset hepatic failure：LOHF）に分類する．
- 劇症肝炎は「急性肝炎：昏睡型」の中で，成因が組織学的に肝炎像を呈する症例と見なすことができる．
- 劇症肝炎の症例は，急性肝炎の約 1％ に相当するといわれる[2]．
- 急性肝不全の分類を図 1 にまとめる．
- 急性肝不全になった場合特殊治療が必要となり，人工肝補助療法や肝移植を必要とし，予後不良である．急性肝不全は劇症肝炎に加え，薬物中毒，循環不全，代謝障害など，肝炎以外の原因も含めた概念である[3]．

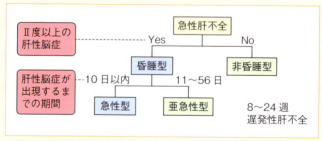

図1　急性肝不全の分類

HAV：A 型肝炎ウイルス（hepatitis A virus），HBV：B 型肝炎ウイルス（hepatitis B virus），HCV：C 型肝炎ウイルス（hepatitis C virus），HEV：E 型肝炎ウイルス（hepatitis E virus），EB：エプスタイン-バーウイルス（Epstein-Barr virus），CMV：サイトメガロウイルス（cytomegalovirus）

1. 急性肝炎 (acute hepatitis)

表1　肝性脳症の昏睡度分類（犬山シンポジウム）

昏睡度	精神症状	参考事項
I	睡眠覚醒リズムの逆転 多幸気分，時に抑うつ状態 だらしなく，気にとめない態度	後方視的にしか判定できない場合が多い
II	指南力（時，場所）障害 物を取り違える（confusion） 異常行動（例：お金をまく，化粧品をゴミ箱に捨てるなど） 時に傾眠傾向（普通の呼びかけで開眼し，会話ができる） 無礼な行動があるが，医師の指示に従う態度をみせる	興奮状態がない 尿，便失禁がない 羽ばたき振戦あり
III	しばしば興奮状態またはせん妄状態を伴い，反抗的態度をみせる 嗜眠状態（ほとんど眠っている） 外的刺激で開眼しうるが，医師の指示に従わない，または従え ない（簡単な命令には応じうる）	羽ばたき振戦あり （患者の協力が得られる場合）指南力は高度に障害
IV	昏睡（完全な意識の消失） 痛み刺激に反応する	刺激に対して，払いのける動作，顔をしかめるな どがみられる
V	深昏睡 痛み刺激にもまったく反応しない	

■ 診断のポイント

1) 症状のポイント

- 急性肝炎に特異的な症状はなく，発熱，倦怠感，食欲不振など，感冒様症状で発症することが多い．
- まれに頸部リンパ節腫大や肝脾腫に伴う腹部膨満感を訴える例もある．
- 担当医が診断時に本症を鑑別疾患に入れ，採血検査を依頼するかがポイントとなる．
- 重症になると黄疸や意識障害が出現するため，早期に必要な検査を行い，専門施設への紹介が必要か否かの判定を行うことが大切である．
- 重症例においては黄疸，尿濃染がみられ，急性肝不全まで悪化すると意識障害（肝性脳症は犬山シンポジウムの昏睡度分類を利用[4]）や羽ばたき振戦，腹水，肝性口臭，低血糖，出血傾向，肝腎症候群などが現れる．
- 意識障害については初期の段階では気づきにくく後方視的にわかることもあるので，家族や近親者からの問診を丁寧に行うことも重要となる．
- 昏睡の程度は犬山シンポジウムにより定められた肝性脳症の昏睡度分類（**表1**）を用いて傾眠，昏睡，深昏睡などの重症度を評価する．肝性脳症の診断については，問診の時点で意識障害の中で肝性脳症という病態があるということを頭に入れておくことが大切である．

2) 臨床検査のポイント

- 原因がウイルス性か非ウイルス性か，ウイルス性の場合には肝炎ウイルスであるか否か，非ウイルス性の場合アルコール性も含めた原因を検索するべく採血検査をくまなく行うことが重要である．
- 肝炎ウイルスの場合，A型肝炎ウイルスの場合はIgM HA抗体，B型肝炎ウイルスの場合はHBs抗原，HBs抗体，IgM HBc抗体，C型肝炎ウイルスの場合はHCV抗体を検査する．C型に関しては，抗体のため初期では陽性化しない場合もあり，HCV-RNAが有用である．E型肝炎ウイルスの場合は，IgA HEV抗体を検査する．
- 肝細胞壊死を反映してAST，ALTの高度の上昇（3〜5桁）とそれに伴うALP，γ-GTの

53

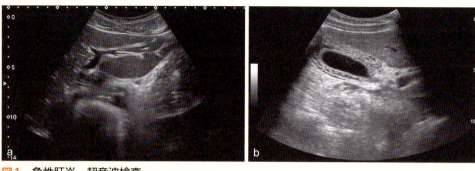

図1　急性肝炎　超音波検査
a：門脈壁（グリソン鞘）の輝度上昇．b：胆嚢壁肥厚．

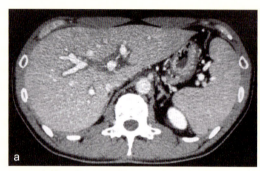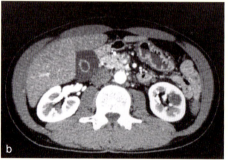

図2　急性肝炎　CT検査
a：periportal collar sign．b：胆嚢壁肥厚．

上昇，総ビリルビン高値（直接ビリルビン優位）がみられる．回復期は肝酵素の低下に遅れて胆道系酵素，総ビリルビンが低下する．
- 高度になるとPT（％）の低下がみられ，急性肝不全になるとアンモニアが上昇する．
- 原因により，異型リンパ球（伝染性単核症，急性A型肝炎），好酸球増加（薬物性肝障害），自己抗体（自己免疫性肝炎）や，ウイルス性の場合，各種特異的抗体価の上昇がみられる．自己免疫性肝炎の場合，急性発症の場合は自己抗体が陰性の場合もまれではない．

3）画像診断のポイント

> - 超音波検査：肝（脾）腫大，門脈壁の輝度上昇，腹腔内リンパ節腫脹
> - CT検査：肝（脾）腫大，造影CTで門脈周囲に沿った帯状の低信号域（periportal collar sign）．
> - 肝実質の不均質化は広範囲の壊死を示唆し重症化のサインとなるため，血流障害とともに経過観察時にも注意をする．

- 超音波検査
  - 肝（脾）腫大，門脈壁の輝度上昇（**図1a**），肝動脈の拡張，カラードプラで肝動脈血流の増加などがみられる．胆嚢静脈が門脈系になっていることより重症度に応じて胆嚢壁が肥厚する特徴があり，内腔の虚脱が特徴的所見となる（**図1b**）[5]．リンパ節腫脹は肝門部，膵周囲，小網などでみられることが多い[6]．急性肝不全では肝実質の不均一化（map sign），肝萎縮，腹水が出現することがある．エラストグラフィでは炎症の程度に応じて肝硬度が

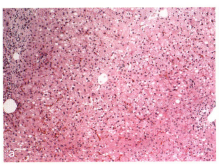 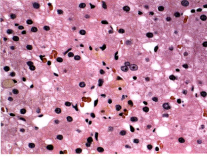 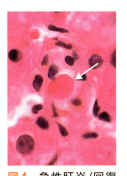

図3 急性肝炎（回復期） 病理組織
a：弱拡大．肝細胞が破壊され，再生する際に，再生能力が旺盛で，数層であたかも敷石状に配列するように再生される．b：強拡大．ビリルビンを貪食したKupffer細胞が確認できる．

図4 急性肝炎（回復期） 病理組織
拡大像では肝実質内に1個の肝細胞の凝固壊死像であるCouncilman body（矢印）を認める．

上昇し，回復期には低下する．

● CT検査

- 急性肝炎において periportal collar sign は門脈域への炎症細胞浸潤所見と考えられている（図2）．急性肝炎以外にも肝移植拒絶，うっ血性心不全，リンパ腫の浸潤などでもみられ，特異度は高くないので注意を要する[7]．重症例では，単純CTで肝実質の不均一な低吸収域が出現することがあり，肝細胞の壊死を反映している．

4) 病理組織のポイント

- 急性肝炎の病理組織の特徴は，肝全体にみられる壊死炎症反応である．重症度に応じて範囲が違うが，壊死の細胞形態が原因により異なるわけではない．主な所見としては，
  ・肝細胞の巣状壊死，単細胞壊死が肝小葉中心に多発する．
  ・壊死部は肝細胞が融解壊死で消失し，リンパ球，組織球の浸潤を認め，これにより肝細胞索の断裂をみる（図3）．
  ・好酸体（acidphilic body，Councilman body，図4）の存在と類洞の壊死細胞の貪食により Kupffer 細胞が腫大（図3）．
  ・門脈域はやや浮腫性で色素貪食細胞，リンパ球，その他の炎症性細胞浸潤による拡大とこれに伴う限界板の破壊．

- 急性肝炎の急性期での生検は出血などのリスクが高く，多くは急性肝炎の回復期の像となる．急性肝炎の回復期の組織所見を図3および4に呈示する．主な特徴としては，
  ・小葉内で敷石状の再生が特徴となる（図3a）．組織球がビリルビンを貪食している像（図3b）が特徴的な所見となる．
  ・肝細胞の凝固壊死（急性に限らず）や単細胞壊死，Councilman body（図4）の存在が，周囲の組織球が処理をする像としての特徴となる．
  ・B型肝炎の劇症肝炎症例の剖検例を呈示する（図5）．
  ・強拡大で胆管が残存している．マクロ像では胆汁うっ滞しているところが肝細胞の残存部であり，広範囲の壊死部であることが確認可能となる（図5）．

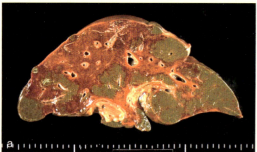
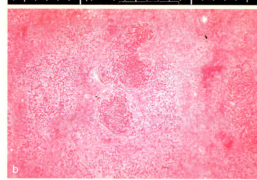
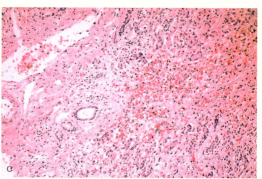

図5　劇症肝炎　病理組織
a：マクロ像．肝内に広範囲に広がっている赤褐色調の領域は肝細胞壊死領域である．黄色調の領域は生存している肝細胞領域で，胆汁うっ滞のためにこのような色調になっている．b：弱拡大．広範な肝細胞壊死のために壊死部の弱拡大ではほとんど細胞が認識できず，すべて壊死のようにみえる．c：強拡大．しかし強拡大では，肝細胞の脱落領域でも胆管や血管等の肝細胞以外の細胞は生存している．

・劇症肝炎の組織所見では，肝細胞性の障害のため胆汁は残るのがポイントである．
・広範な壊死組織が特徴となる．門脈域や中心静脈の間の肝細胞が広範囲に脱落するために門脈や中心静脈が癒合する．脱落部に接する門脈域の胆管増生も特徴となる．

■ 治療のポイント

- ▶ 安静臥床で軽快することが多い．
- ▶ 原因に対する治療が重要．
- ▶ 重症化の見極めが重要であり，専門施設への搬送や特殊治療の開始時期を誤らないこと．
- ▶ 急性肝不全では人工肝補助療法，肝移植を要する場合もあることを考慮する．
- ▶ 肝性脳症の診断に際しては，肝性脳症という病態があるということを思い起こすことも重要
- ▶ 意識障害は，肝性昏睡では犬山シンポジウムにより定められた肝性脳症昏睡度分類を用いて傾眠，昏睡，深昏睡などの重症度を評価．

- 治療の基本は，成因に対する治療，肝庇護療法，人工肝補助，合併症対策などの集学的治療となる．
- 安静臥床と経口摂取を行い，肝酵素の低下を待つ．食事摂取不良の場合には補液を行う．
- 基本はブドウ糖液を中心に，場合により中心静脈栄養管理を行い1,200〜1,600 kcal/日を目標にする．食事は高アンモニア血症がみられない場合は普通食でよい．
- 原因により，特異的治療は異なる．伝染性単核症，HAV，HEVの場合，通常，特異的治療はない．HBVによる急性肝不全では核酸アナログやインターフェロンを投与する．薬

物性が疑われる場合は被疑薬を中止する．自己免疫性肝炎，薬物性が疑われる場合はステロイド（プレドニゾロン 0.5～1.0 mg/kg）を開始する．

- 肝炎の劇症化予知モデルとして岩手医科大学医学部消化器・肝臓内科らが作成した，年齢，原因，血清ビリルビン，PT（％）で判定する予知式を使用すると簡便である[8]．

- 急性肝不全では，高アンモニア血症に対してラクツロースなどを用いて排便コントロールを行うほか，人工肝補助療法（血漿交換，血液透析）や，合併症として感染症や出血に注意し，同時に肝移植の準備も進める[2]．

（松本直樹）

■文献

1) 厚生労働省「難治性の肝疾患に関する調査研究」班．劇症肝炎の診断基準．2003.
2) 厚生労働省「難治性の肝・胆道疾患に関する調査研究」班．急性肝不全（劇症肝炎）．
http://www.hepatobiliary.jp/modules/medical/index.php?content_id=13（2019 年 8 月閲覧）
3) 持田 智．肝臓 56：453-460, 2015
4) 第 12 回犬山シンポジウム 肝性昏睡の分類．1981
5) 荻原 泰．東邦医会誌 37：21-27, 1990
6) Toppet V, et al. Pediatr Radiol 20：249-252, 1990
7) Wechsler RJ, et al. Radiology 165：57-60, 1987
8) 岩手医学大学医学部消化器・肝臓内科．肝炎激症化予知モデル．
http://intmed1.iwate-med.ac.jp/calc/calc.html（2019 年 8 月閲覧）

Ⅲ 各論

2. 慢性肝炎 (chronic hepatitis)

疾患概念

- 慢性肝炎は6ヵ月以上持続する慢性の肝機能検査値（ALT）の異常を認めるものをいう．
- ウイルス性肝炎はウイルスへの生体の免疫反応により，肝全体に持続する慢性炎症を生じている状態．
- B型肝炎ウイルス (hepatitis B virus：HBV) は出産時の母子感染からキャリアになり，成人になると免疫寛容状態が破綻して肝炎が発症する経路と，主に性交による水平感染からウイルス排除に至らず慢性化する経路がある．
- C型肝炎ウイルス (hepatitis C virus：HCV) は本邦ではかつては輸血が感染の主要な経路であったが，現在は献血時のスクリーニングにより輸血後の新規感染はほとんどない．感染すると約70%が慢性化し，活動性にもよるが約20年で肝硬変に至り，さらに10年で肝癌を発症するといわれる．
- 非ウイルス性の慢性肝炎としては，アルコール性脂肪肝炎 (alcoholic steatohepatitis：ASH)，非アルコール性脂肪肝炎 (nonalcoholic steatohepatitis：NASH)，自己免疫性肝炎 (autoimmune hepatitis：AIH)，原発性胆汁性胆管炎 (primary biliary cirrhosis：PBC) などが代表的である．
- 長期間の炎症の持続により肝硬変に至るのは，ウイルス性も非ウイルス性も同様であるが，原因により炎症の主座が異なる．

■ 診断のポイント

1）症状のポイント

- 通常，無症状である．B型肝炎やAIHでは急性増悪することがあり，B型肝炎では倦怠感，発熱，黄疸などで気づかれることも多い．
- ASH，NASHは肥満の合併率が高い．
- 症候性PBCでは掻痒感を生じることが多い．

2）臨床検査のポイント

- AST，ALTの軽度〜中等度の上昇（30〜300IU/mL）がみられる．急性増悪では1,000IU/mL以上になることもある．門脈域にはALTが多く分布し，ASTは中心静脈域に多く分布する．ウイルス性肝炎では門脈域が炎症の主体のため，ASTに対しALTが優位になることが多い．また，とくにC型肝炎では線維化の進展と血小板数の低下が強く関連する．血小板数<11万/μLでは肝硬変の可能性が高い．
- ASHでも飲酒量が増えると重症型アルコール性肝炎に陥る．PBCではAST，ALTよりもALP，γ-GTが優位に上昇する．ASH，NASHもγ-GTが上昇する（詳細は各項目を参照）．

2. 慢性肝炎（chronic hepatitis）

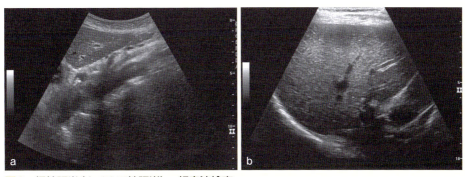

図1　慢性肝炎（ウイルス性肝炎）　超音波検査
肝縁鈍化．

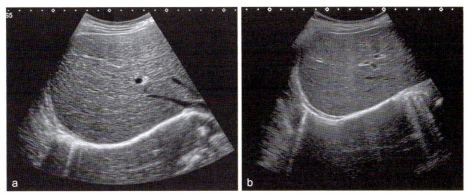

図2　慢性肝炎（ウイルス性肝炎）　超音波検査：ウイルスによる肝実質所見の違い
a：B型慢性肝炎．mesh pattern．b：C型慢性肝炎．

3）画像診断のポイント

- ほとんど健常と区別のつかないものから肝硬変に近い変化まで幅が広い．
- 超音波検査：肝縁鈍化，表面凹凸不整，肝実質の粗雑化，右葉の萎縮，左葉の腫大の程度で進展度合いを評価する（図1～3）．
- CT検査：肝縁鈍化，右葉の萎縮，左葉の腫大．門脈の遊離所見（図4）．
- MRI検査：エラストグラフィで肝硬度が上昇．

- 超音波検査
  - 肝縁鈍化，表面凹凸不整，肝実質の粗雑化は線維化の進展に伴い，より所見が強くなる．肝のサイズの変化は内側区の萎縮から始まり，外側区が腫大し，右葉が萎縮する[1]．尾状葉が腫大することもある．外側区の腫大は心窩部～左肋弓下走査で評価し，特に腫大例では最外側や頭側は死角になるので，縦走査も併用して観察する．右葉の萎縮は，右肋間走査の肝腎コントラストの断面が評価しやすい．肝実質の粗雑化は，原因疾患によっても程度が異なる．一般にHBVは粗雑化が目立つことが多く，mesh patternといわれる（図2a）[2]．総肝動脈幹リンパ節（No.8）腫脹もしばしばみられるが，扁平でエコーレベルはそれほど低くない点が悪性との鑑別点である．超音波エラストグラフィでは線維化進展に伴って肝硬度が上昇する．

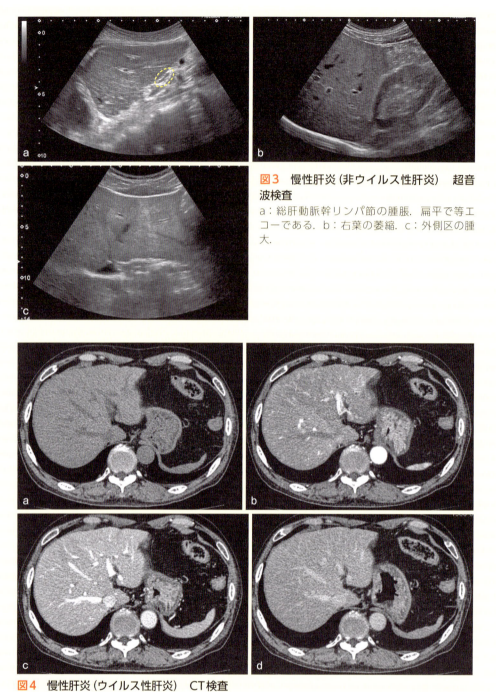

図3 慢性肝炎（非ウイルス性肝炎）　超音波検査
a：総肝動脈幹リンパ節の腫脹．扁平で等エコーである．b：右葉の萎縮．c：外側区の腫大．

図4 慢性肝炎（ウイルス性肝炎）　CT検査
a：単純．b：動脈優位相．c：門脈優位相．d：肝静脈相．慢性肝炎の初期においては，肝縁の鈍化は軽度認めるが，それ以外はあまり大きな形態変化は認めていない．

- ASH，NASHでは肝実質高輝度，肝腎コントラストの上昇，深部減衰の増強，脈管不明瞭化など，脂肪肝の所見が加わる．
- 脂肪肝ではスペックルパターンが不明瞭化するため，実質の粗雑化の認識が難しくなる点が問題である．

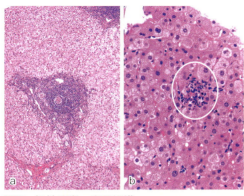

図5 慢性肝炎 病理組織
a：弱拡大．門脈域にリンパ球を中心とした慢性炎症細胞の浸潤を認める．b：強拡大．肝小葉内に巣状壊死（○）を認める．

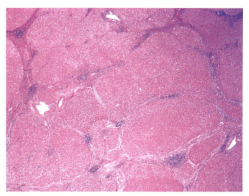

図6 慢性肝炎（ウイルス性肝炎） 病理組織
慢性肝炎（F3 stage）．グリソン鞘の拡大と小葉のひずみを伴う線維化を認める．

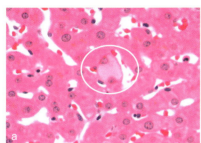

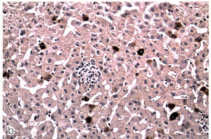

図7 B型肝炎 病理組織
a：すりガラス細胞．HBVキャリアではすりガラス細胞（○）が特徴となる．b：志方・オルセイン染色で陽性となる．

- ●CT・MRI検査
  - ●CT検査では右葉の萎縮，左葉の腫大といった大きな構造の変化をとらえやすい．内側区が萎縮することにより，門脈臍部と遊離することも慢性肝炎を示唆する所見である．肝細胞癌のハイリスクであるため，3相での造影CT検査が必須である．
  - ●MRIでは上記の構造の変化のほか，MRエラストグラフィで線維化進展に伴って肝硬度が上昇する．EOB・プリモビスト®造影MRIでは，肝細胞相において早期の段階から肝細胞癌の拾い上げが可能である．

4）病理組織のポイント

- ●慢性肝炎の病理像の特徴としては，門脈域内の密なリンパ球を中心とした炎症細胞の集簇，肝限界板の肝細胞の脱落とインターフェイス肝炎（限界板の破壊），ヘモジデリン沈着，リンパ濾胞形成，小型小葉胆管の傷害像，肝実質の不規則な脂肪沈着などが挙げられる．
- ●弱拡大で門脈域のリンパ腔の浸潤と拡大を認める（図5a）．強拡大で肝小葉内に認める巣状壊死が特徴となる（図5b）．
- ●門脈域の炎症の程度や線維化，肝小葉の所見を合わせ，ステージを決定する．図6にC型肝炎ウイルスによる新犬山分類のF3 stageの慢性肝炎の組織像を呈示する．
- ●B型肝炎ではすりガラス細胞が特徴（キャリア）であり，また，染色液が入手しやすい志方・オルセイン染色でB型肝炎の証明が可能となる（図7）．

■ 治療のポイント

▶ B 型肝炎ではインターフェロンと核酸アナログが使用され，炎症の鎮静化とウイルス量減量を目指す．

▶ C 型肝炎では直接作用型抗ウイルス薬（direct acting antivirals：DAA）により高率に持続的ウイルス学的著効（sustained viral responce：SVR）が期待できる．

● B 型肝炎の治療目標は短期的には HBe 抗原陰性化，HBV-DNA の持続的低値を保つことで，最終的には HBs 抗原陰性化である．

● 治療適応は慢性肝炎では HBV-DNA≧3.3 log copies/mL，ALT≧31 IU/L で，肝硬変では HBV-DNA 陽性である．35 歳未満ではペグインターフェロン 48 週投与が第一選択である．インターフェロンの長所は投与終了後も効果が持続し，核酸アナログよりも HBs 抗原の減少が早く，将来的な消失も期待できる点である．35 歳以上は核酸アナログ（エンテカビル，テノホビル，テノホビル・アラフェナミド）継続が第一選択となる[3]．

● HBV は耐性変異を獲得することが問題であるが，これらの薬剤は長期投与でもその心配が少ない．エンテカビル，テノホビルは HBV-DNA 陰性化率，ALT 正常化率など，薬効に差はないが，テノホビルの長期投与で腎障害，骨密度の低下が問題となる．

● テノホビルのプロドラッグであるテノホビル・アラフェナミドが開発され，これらの副作用を大きく低減させている．

● B 型肝炎では肝硬変に至らずとも肝発癌することがあるため，年 2～4 回の超音波検査を含む画像検査を行うことが推奨される．

● C 型肝炎では DAA は，HCV-RNA の非構造蛋白を阻害することで高い抗ウイルス効果を発揮する．

● 現在推奨されているレジメンは投与期間 12 週，SVR 95% 以上で，副作用も少ない．

● ジェノタイプを問わず投与できるパンジェノタイプの DAA（グレカプレビル水和物・ピブレンタスビル）も登場している．

● マヴィレット® はジェノタイプ 1 または 2 の，抗ウイルス薬未治療の慢性肝炎は 8 週間，既治療やジェノタイプ 1・2 以外の慢性肝炎，代償性肝硬変では 12 週間投与する．ただし，SVR 後も肝発癌はゼロにはならず，年 2 回程度，定期的な画像検査は必要で，超音波検査の重要性は低下しない．

● C 型肝炎の抗ウイルス療法は，非代償性肝硬変にも適応が拡大している（ソホスブビル/ベルパタスビル）．

● 治療については各疾患で異なるため，各項目に譲る．

（松本直樹）

■文献

1) 荒井和徳ら．画像診断 6：741-744，1986
2) 竹内和男ら．腹部画像診断 9：805-812，1989
3) 日本肝臓学会（編）．B 型肝炎治療ガイドライン，第 3 版．
   https:www.jsh.or.jp/files/uploads/HBV_GL_ver3__Sep13.pdf（2019 年 8 月閲覧）

Ⅲ 各論

3. 肝硬変 (cirrhosis)

> **疾患概念**
> - 種々の原因により慢性炎症が持続することによって肝細胞の破壊とそれに続く壊死・炎症の持続により，肝臓の線維化が進展して肝固有の小葉構造が失われ（偽小葉の形成），組織構築が改変された状態を指す．
> - 慢性肝炎と肝硬変の境界は必ずしも明確ではなく最終診断は組織で行われるが，全例で組織が得られるわけではないので，症状・臨床生化学データ・画像診断などの所見から総合的に診断する．
> - わが国の病因のほとんどがウイルス性であり，ほかにアルコール性，自己免疫性，代謝性疾患，その他が挙げられる．
> - 病期は肝不全症状のない代償期と非代償期に分類される．
> - 肝硬変の主な死因は，肝不全，消化管出血，肝細胞癌で，定期的な検査が必要となる．

■ 診断のポイント

1）症状のポイント

- 代償期では症状がないことも多く，あっても全身倦怠感，易疲労感程度である．
- 非代償期まで進行すると腹水貯留，下腿や足背の浮腫，黄疸，意識障害，食欲不振，るいそう，出血傾向，精巣萎縮，希発月経ないし無月経などが生じる．
- 門脈圧亢進症により食道・胃静脈瘤や痔静脈をはじめとする腸間膜静脈系シャントによって消化管に静脈瘤が形成され，破裂すると吐下血，タール便が出現する．
- 触診所見における心窩部での左葉腫大・硬度の増強，左側腹部での脾腫，下腿浮腫が出現し，皮膚所見として手掌紅斑，くも状血管腫，腹壁静脈の怒張，顔面色素沈着，女性化乳房などが出現する．
- 神経症状として昼夜逆転，不穏状態，羽ばたき振戦などを示す．

2）臨床検査のポイント

- 原因検索の検査：肝炎ウイルス（B型・C型肝炎ウイルスマーカー），自己抗体（抗核抗体，抗平滑筋抗体，抗ミトコンドリア抗体など），血清銅，血清鉄など，飲酒歴，栄養状況とともに問診をし，検査を行う．
- 末梢血液検査：脾機能亢進による汎血球減少，とくに血小板減少が顕著で，C型肝炎に限れば 10 万/μL 以下で肝硬変を強く疑う所見となっている．
- 血液凝固検査：プロトロンビン時間延長，ヘパプラスチンテスト低下．
- 生化学検査：慢性肝炎で上昇した肝逸脱酵素 AST，ALT は，残存する肝細胞が減少して低下する．AST 優位の増加を認める．総ビリルビンの上昇，アルブミン・総コレステロール・コリンエステラーゼの低下，γ グロブリン増加を認める．非代償性になるとアンモニアが上昇し，腹水の多量貯留時には血清ナトリウムの低下も認める．Fischer 比（分岐鎖アミノ酸/芳香族アミノ酸）や総分岐鎖アミノ酸/チロシンモル比（BCAA to tylosine

表1　肝障害度分類（日本肝癌研究会）

項　目	肝障害度　弱 ←———————→ 強		
	A	B	C
腹水	ない	治療効果あり	治療効果少ない
血清ビリルビン値（mg/dL）	2.0 未満	2.0～3.0	3.0 超
血清 Alb 値（g/dL）	3.5 超	3.0～3.5	3.0 未満
ICG R_{15}（%）	15 未満	15～40	40 超
プロトロンビン活性値（%）	80 超	50～80	50 未満

註：2項目以上の項目に該当した肝障害度が2ヵ所に生じる場合には高い方の肝障害度をとる.
たとえば，肝障害度Bが3項目，肝障害度Cが2項目の場合には肝障害度Cとする．また，
肝障害度Aが3項目，B，Cがそれぞれ1項目の場合はBが2項目相当以上の肝障害と判断し
て肝障害度Bと判定する.

（文献1，表4を引用改変）

表2　Child-Pugh分類

	1点	2点	3点
脳症	なし	軽度	ときどき昏睡
腹水	なし	少量	中等量
血清ビリルビン値（mg/dL）	<2.0	2.0～3.0	3.0<
血清アルブミン値（g/dL）	>3.5	2.8～3.5	<2.8
プロトロンビン活性値（%）	>70	40～70	<40

A：5～6点，B：7～9点，C：10～15点
註：Child分類ではプロトロンビン活性値の代わりに栄養状態（優，良，不良）を用いている.

（文献2より引用改変）

ratio：BTR）の低下も認める.

- 肝線維化マーカー：ヒアルロン酸，Ⅳ型コラーゲン 7s，PⅢP，M2BPGi の上昇がみられる.
- インドシアニン・グリーン（indocyanine green：ICG）排泄能試験は，肝有効血流量を反映し，肝硬変で延長を認める（15 分停滞率の基準値は 10% 以下）．門脈側副血行路の発達により値が異常上昇することにも注意を要する.
- 肝予備能の評価方法は種々あるが臨床的には肝障害度[1]や Child-Pugh 分類[2]が用いられる.
- 肝障害度（liver damage）：臨床所見，血液生化学所見により3度に分類する（**表1**）[1]．各項目別に重症度を求め，そのうち2項目以上が該当した肝障害度をとる.
- 肝予備能の評価：腹水・脳症と生化学データを合わせた Child-Pugh 分類がある（**表2**）[2]．5～6点を Grade A，7～9点を Grade B，10～15点を Grade C と分類しており，臨床的に最も使用される．このほかにも AST/platelet ratio index（APRI），FIB-4 index といった各種項目を組み合わせた計算式は客観的な評価が得られるため，肝硬変における肝線維化スコアリングとして有用である[3]（Ⅰ章3参照）.
- 非代償性肝硬変では PT-INR，ビリルビン，クレアチニンから計算される MELD スコア，またはそれに血清ナトリウム値を加えた MELD-Na が予後予測に用いられる.
- 腫瘍マーカー：肝硬変は肝細胞癌のハイリスクグループであるため，AFP，AFP-L3 分画比，PIVKA-Ⅱなどの肝細胞癌に特異性の高い腫瘍マーカーを画像診断とともに定期的に測定する.
- 本項で紹介した各種計算式は，スマートフォンのアプリでまとめて収録されているものがあり，容易に計算できる.

3. 肝硬変 (cirrhosis)

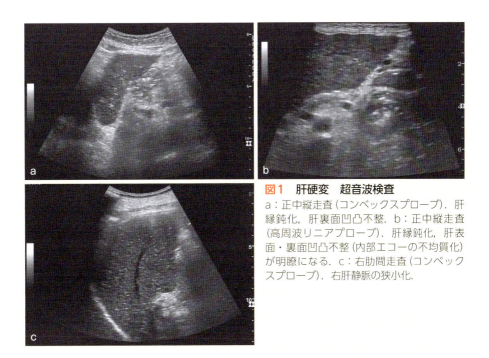

図1　肝硬変　超音波検査
a：正中縦走査（コンベックスプローブ）．肝縁鈍化，肝裏面凹凸不整．b：正中縦走査（高周波リニアプローブ）．肝縁鈍化，肝表面・裏面凹凸不整（内部エコーの不均質化）が明瞭になる．c：右肋間走査（コンベックスプローブ）．右肝静脈の狭小化．

3）画像診断のポイント

> ▶ 超音波検査：肝縁の鈍化，肝表面・裏面の凹凸，右葉の萎縮，左葉の腫大，実質エコーの粗雑化．腹水貯留．
> ▶ CT・MRI 検査：肝縁の鈍化，肝表面・裏面の凹凸．右葉の萎縮，左葉の腫大．

● **超音波検査**（図1）
- 肝縁の鈍化や肝表面・裏面の凹凸がみられ，これらは正中縦走査で評価する．このときプローブによる圧迫が強すぎると，肝表面の凹凸が消失するので注意する．また，正常肝であれば圧迫により容易に変形するが，肝硬変では変形が乏しいことも診断の一助となる．
- 再生結節や異型結節は小さな高エコー/低エコー結節としてみられる．これらは慢性肝炎と同様，肝表面の所見とともに高周波プローブの使用が有用であり，周囲の状況と比較して高分化型の肝細胞癌との鑑別を行う．
- 線維化の進行により，肝静脈の狭小化が出現し，さらに進行すると門脈の狭小化も出現する．
- ドプラや造影超音波検査において，門脈圧亢進による門脈血流低下に伴う代償的な肝動脈血流の増加なども観察可能となっている．
- 門脈圧亢進症の合併症例においては，脾腫や側副血行路の発達（左胃静脈，傍臍静脈，脾腎シャントなど）にも注意して観察する．
- 非代償期には腹水が貯留する．少量の場合，肝周囲やモリソン（Morrison）窩にわずかなエコーフリースペースとしてのみ認める場合があり注意深く観察を行う．
- 胆囊壁の肥厚がみられることが多いが，これは門脈圧亢進に伴う胆囊静脈のうっ滞が原因といわれる．
- エラストグラフィでは肝硬度の上昇がみられる．肝硬変診断のカットオフ値は各装置により異なるが，Bモード単独と比較して良好な診断能が報告されている[1]．

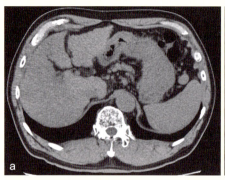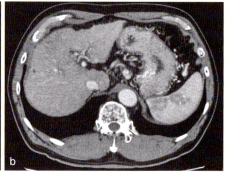

図2 肝硬変 CT検査
a:単純,b:造影CT(門脈優位相).脾腫,肝表面の凸凹不整を認める.外側区域と内側区域のすき間が広くなっている.肝門部近傍には側副血行路の発達を認める.

- **CT・MRI検査(図2)**
  - 肝縁鈍化,肝表面・裏面の凹凸などは同様に観察されるが,超音波検査に比して分解能が劣るために感度が低い一方で,右葉の萎縮,左葉の腫大などの大きな構造は把握しやすい.
  - さらに進行すると肝両葉が萎縮する.また,肝硬変は肝細胞癌のハイリスクであり,肝全体の形態変化と腹水のチェックのみではなく,肝細胞癌の合併の診断を行うためには腎障害のない症例においては基本的に造影検査は必須である.
  - EOB・プリモビスト®造影MRIは腫瘍濃染を伴わない早期の肝癌の拾い上げに有用であるばかりでなく,肝細胞相における造影剤の集積の度合いが肝予備能を反映することが報告されている[2].
- **内視鏡検査**
  - 腹腔鏡下肝生検では,肝表面の形態的変化と色調による所見による分類と肝組織生検所見とを合わせて総合的に診断が可能となる(生検のみの場合,場所により肝硬変と診断できない場合もあるが,腹腔鏡検査では肝表面の性状や再生結節の大きさ,均一性などを観察することにより,より正確な診断が可能となる).
  - 肝硬変では門脈圧亢進症状の合併で高率に食道・胃静脈瘤の合併があるため,内視鏡検査を施行する.
  - 内視鏡の所見は,門脈圧亢進症取扱い規約に従い静脈瘤を分類するが(表3),形態がF2(連珠状)以上,発赤所見(red color sign:RC),胃静脈瘤では10mm以上が治療適応となる(図3).

4) 病理組織のポイント(図4)
- 架橋性線維化は門脈域どうしを結ぶP-P結合と,門脈域と中心静脈を結ぶP-C結合,隣接する中心静脈どうしを結ぶC-C結合がある.
- 慢性肝炎の延長線に位置し,持続する肝細胞障害,炎症,線維化を呈する.
- びまん性の病変で,肉眼的結節の形成.
- 肝実質の脱落壊死,線維化と線維性隔壁,不完全な肝細胞の再生により肝小葉の改築(偽小葉の形成)を認める.
- 門脈域の線維化が拡大し各門脈域が線維化で結合し結節を形成する.

3. 肝硬変（cirrhosis）

表3 食道・胃静脈瘤内視鏡所見

	食道静脈瘤（EV）	胃静脈瘤（GV）
占拠部位 Location（L）	Ls：上部食道まで認められる Lm：中部食道まで認められる Li：下部食道にのみ限局する	Lg-c：噴門部に限局する Lg-cf：噴門部から穹窿部に連なる Lg-f：穹窿部に限局する （注）胃体部にみられるものは Lg-b，幽門部にみられるものは Lg-a と記載する．
形態 Form（F）	F0：治療後に静脈瘤が認められないもの F1：直線的な比較的細い静脈瘤 F2：連珠状の中等度の静脈瘤 F3：結節状または腫瘤状の静脈瘤	食道静脈瘤の記載法に準ずる
	（注）治療後の経過中に red vein，blue vein が認められても静脈瘤の形態を成していないものは F0 とする．	
色調 Color（C）	Cw：白色静脈瘤 Cb：青色静脈瘤	食道静脈瘤の記載法に準ずる
	（注）i）紫色・赤紫色に見える場合は Violet（V）を付記して Cbv と記載してもよい．ii）血栓化された静脈瘤は Cw-Th，Cb-Th と付記する．	
発赤所見 red color（RC）sign	RC にはミミズ腫れ red wale marking（RWM），チェリーレッドスポット cherry red spot（CRS），血マメ hematocystic spot（HCS）の3つがある．	
	RC0：発赤所見をまったく認めないもの RC1：限局性に少数認めるもの RC2：RC1 と RC3 の間 RC3：全周性に多数認めるもの	RC0：発赤所見をまったく認めない． RC1：RWM，CRS，HCS のいずれかを認める． （注）胃静脈瘤では RC の程度分類を行わない．
	（注）i）telangiectasia がある場合は Te と付記する．ii）RC 所見の内容 RWM，CRS，HCS は，RC の後に付記する．iii）F0 でも RC が認められるものは，RC1-3 で表現する．	
出血所見 bleeding sign	湧出性出血 gushing bleeding 噴出性出血 spurting bleeding 滲出性出血 oozing bleeding 止血後，間もない時期の所見： 　赤色栓 red plug，白色栓 white plug	食道静脈瘤の記載法に準ずる
粘膜所見 mucosal finding	びらん erosion（E）：認めれば E を付記する． 潰瘍 ulcer（Ul）：認めれば Ul を付記する． 瘢痕 scar（S）：認めれば S を付記する．	食道静脈瘤の記載法に準ずる

（文献5より引用改変）

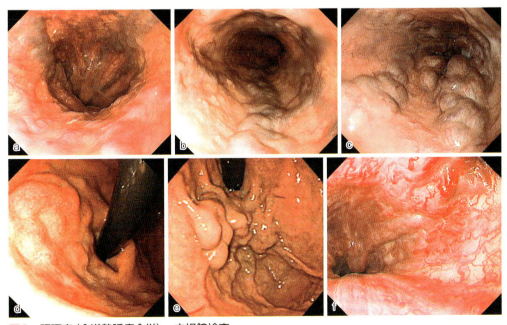

図3 肝硬変（食道静脈瘤合併）　内視鏡検査
a：LiCbF1RC0，b：LsCbF2RC0，c：LsCwF3RC0，d：Lg-c+F2RC0，e：Lg-f+F2RC0，f：RC sign．

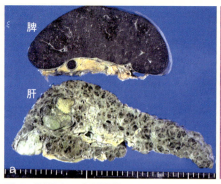
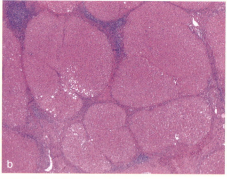

図4 肝硬変 病理組織
a：マクロ像．b：病理像．剖検例のマクロ像では肝萎縮とともに脾腫を認め，組織的には肝の門脈域の線維化が増強し，各門脈域が線維化で結合し結節形成している．正常な小葉構造（Ⅰ章1図4）と比較すると理解しやすいが，正常構造が消失して，新たな結節形成をきたした状態で偽小葉と呼ばれている．

■ 治療のポイント

> ▶ 各種肝硬変の原因への治療と，肝予備能改善のための栄養療法，合併症や症状に対する治療がある．
> ▶ 合併症にはサルコペニア，食道静脈瘤，肝性脱水・浮腫，肝性脳症，筋痙攣，肝腎症候群，感染症，糖尿病などがあり，QOLを損なうので，治療介入が必要である．

- 肝硬変の初期は無症状であるが，肝不全へ進行性の病態であることが多く，肝不全に至らないように栄養管理も含めた生活指導や投薬などが重要となる．
- 肝癌の合併以外にも食道静脈瘤や腹水貯留，肝性脳症など予測すべき病態があるため，採血・画像検査を含めた定期的なチェックが必要である．
- 治療は，各種肝硬変の原因となっているものへの治療と，肝予備能改善のための栄養療法，合併症や症状に対する治療が中心となる．
- 非代償性肝硬変は生体肝移植の保険適用があり，治療法の一選択肢になった．しかし日本移植学会の「生体肝移植ガイドライン」の遵守が必要である．
- 治療は大きく代償期の治療，非代償期の治療，腹水に対する治療，肝性脳症に対する治療，その他合併症に対する治療，肝移植の適応の6項目に分けられる．
- 非代償期の治療：慢性に進行する病態であることが多く，肝硬変は消耗性疾患でもあるため栄養療法は初期のうちから重要である．具体的には就寝前の軽食摂取（late evening snack：LES）や，経口分岐鎖アミノ酸（BLAA）製剤投与などである．
- 詳しくは「Ⅳ章．肝不全のマネジメントのポイント」を参照．

（松本直樹）

■文献

1) 日本肝癌研究会（編）：臨床・病理 原発性肝癌取扱い規約．第6版補訂版．金原出版，2019
2) Child CG. The liver and portal hypertension. MPCS. W.B. Saunders, 50, 1964
3) 日本消化器病学会．肝硬変診療ガイドライン2015．8-11，2015
4) 日本超音波医学会．超音波エラストグラフィ診療ガイドライン．2013
5) 日本門脈圧亢進症学会（編）．門脈圧亢進症取扱い規約．第3版．金原出版，37-38，2013

III 各論

4. 門脈圧亢進症 (portal hypertension)

疾患概念

- 門脈圧亢進症とは，何らかの原因により門脈圧の上昇した病態の総称である．
- 門脈系とは，大循環系とは別に存在する血行路であり，腹腔内臓器の静脈血が門脈本幹に集まり肝門部で肝臓に流入し，肝小葉で特有の毛細血管網を作った後に肝静脈となり流出する．
- 門脈を形成する静脈は，門脈（門脈本幹および肝内門脈枝），左右の短胃・後胃などの胃静脈および胃大網静脈，上・下腸間膜静脈，上・下膵十二指腸静脈，脾静脈である[1]．
- 門脈圧は血流量と肝内の血管抵抗により規定され，通常 100～150 mmH$_2$O 程度であるのに対し，常に 200 mmH$_2$O 以上（水銀柱で 14.7 mmHg 以上）に上昇した場合を門脈圧亢進症という．
- さまざまな疾患によって引き起こされる病態で，おおまかに肝前性，肝性，肝後性に分類されるが，約 8 割は肝硬変が原因といわれる（**表 1**）．
- 全身の血液循環が亢進した状態で，心拍出量の増加，循環血液量の増加，末梢血管抵抗の低下などがみられるとともに，門脈-大循環系シャントが増加する[1]．
- 非肝硬変症例では，門脈圧亢進症状を呈しながら明らかな原因疾患がなく肝臓の機能や形態がほぼ正常な特発性門脈圧亢進症（idiopathic portal hypertension：IPH）があり，従来は Banti 症候群とも呼ばれていた病態とほぼ同じ病態を呈する．

■ 診断のポイント

1）症状のポイント

- 症状が進行するまでは，無症状であることが多い．
- 腹部理学的所見としては，上半身にくも状血管腫（vascular spider），手掌紅斑，腹壁静脈怒張〔顕著になるとメドゥーサの頭（caput medusa）と呼ばれる〕，肝左葉腫大・脾腫の触知，下腿の浮腫（pitting edema），腹水貯留例では波動の触知などを認める．
- 門脈圧亢進症状の進行例では，全身倦怠感，脾機能亢進に伴う汎血球減少による出血傾向（鼻出血・歯肉出血などの顕性出血），貧血，漏出性の腹水や下腿浮腫，腹部膨満，巨脾がみられる例では左側腹部の鈍痛や胃を圧迫することによる食欲不振を伴う．
- 特発性細菌性腹膜炎の併発による微熱・腹痛が出現する．
- 門脈圧亢進症性胃腸症や，側副血行路の静脈瘤からの出血があり，救急外来の場で最も多いのが食道静脈瘤の破裂である．
- 門脈-大循環系シャントが増加すると，肝臓を経由しない血流が増加するため，羽ばたき振戦や失見当識を伴い意識障害に至る肝性脳症を認める．

Ⅲ　各論

表1　門脈圧亢進症の分類と機序・疾患

障害部位	機序	代表疾患
肝前性	門脈血液量増加	動脈・門脈シャント，腹部臓器血流増加（巨脾性肝硬変症における脾血流増加），腹腔臓器肉腫（とくに胃，脾など）
	門脈閉塞	肝外門脈閉塞症，門脈血栓，脾静脈血栓，門脈圧排（膵頭部癌などの腫瘤による）
肝性	類洞前性	特発性門脈圧亢進症，住血吸虫症による門脈周囲線維症，先天性肝線維症，門脈域細胞浸潤
	類洞後性	肝硬変の大部分
肝後性		Budd-Chiari 症候群
		下大静脈閉塞症

2）臨床検査のポイント

● 初期には特異的な検査項目はない．

● 脾機能亢進に伴い汎血球減少（白血球，赤血球，血小板）を認め，貧血などが発見動機になることもある．

● 肝硬変以外の疾患では，トランスアミナーゼの上昇はないか，あっても軽微なことが多い．

● 進行例では肝予備能も低下するが，肝硬変以外の疾患では，末期まで比較的肝予備能は保たれることが多い．

● 進行例で肝性脳症を起こす症例では，血中アンモニアの上昇，アミノ酸分画における Fischer 比や総分岐鎖アミノ酸/チロシンモル比（BCAA/tyrosine molar ratio：BTR）の低下を認める．

3）画像診断のポイント

▶ 肝硬変の所見を伴う場合が多い．

▶ 門脈圧上昇に伴う脾腫，脾静脈の拡張（10 mm 以上），門脈の側副血行路の発達（**図1**）[1]．

▶ 腹部超音波検査では，B モードで肝硬変の有無が把握可能であり，肝硬変では形態変化のほかに内部エコーが不均質となる．門脈域の拡張やエコーレベルの上昇などの所見がみられることがある．

▶ 超音波検査ではカラードプラで門脈血の求肝性か遠肝性かの評価が可能で，病態の把握に有用．

▶ 特発性門脈圧亢進症では，初期には門脈圧亢進症に伴う脾腫や，脾静脈の拡張がみられる程度で，肝の形態的変化は少ない．

● 超音波検査

● 原因により異なるが脾腫，肝臓の慢性変化（右葉萎縮と左葉腫大，両葉萎縮，肝静脈狭小化，肝実質の不均質化など），側副血行路の出現，腹水などを伴う．

● **図2** に進行した非肝硬変性門脈圧亢進症（IPH）症例の腹部超音波検査所見を示す．SI ＝ 19（脾臓最大径 19 cm）と，中等度の脾腫がみられ（**図2a**），脾静脈は 20 mm に拡張している（**図2b**）．また，肝鎌状間膜に一致して門脈臍部から連続した血管を認め（**図2c**），カラードプラで体表に向かう血流を認めることから（**図2d**），傍臍静脈の拡張と診断された．そのほかにも右胃静脈の拡張や，脾腎シャントなどの側副血行路が発達する．門脈は

4. 門脈圧亢進症 (portal hypertension)

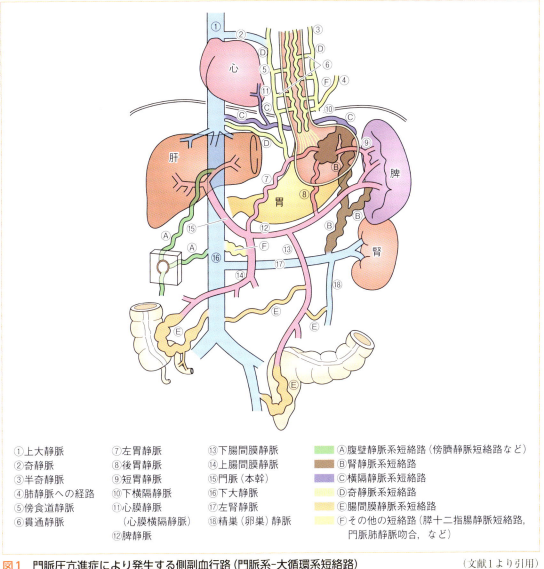

図1 門脈圧亢進症により発生する側副血行路 (門脈系-大循環系短絡路) （文献1より引用）

①上大静脈　⑦左胃静脈　⑬下腸間膜静脈　Ⓐ腹壁静脈系短絡路（傍臍静脈短絡路など）
②奇静脈　⑧後胃静脈　⑭上腸間膜静脈　Ⓑ腎静脈系短絡路
③半奇静脈　⑨短胃静脈　⑮門脈（本幹）　Ⓒ横隔静脈系短絡路
④肺静脈への経路　⑩下横隔静脈　⑯下大静脈　Ⓓ奇静脈系短絡路
⑤傍食道静脈　⑪心膜静脈　⑰左腎静脈　Ⓔ腸間膜静脈系短絡路
⑥貫通静脈　　（心膜横隔静脈）　⑱精巣（卵巣）静脈　Ⓕその他の短絡路（膵十二指腸静脈短絡路，
　　　　　　⑫脾静脈　　　　　　　　　　　　　　　　門脈肺静脈吻合，など）

拡張し（図2e），壁の石灰化を伴う例もある．高周波プローブを用いた観察では，内部エコーが不均質であることがわかる（図2f）．

● **CT・MRI検査**
- CTでは脾腫や側副血行路の発達が顕著であるのに対し，肝表面の凹凸不整はわずかである（図3）．脾臓周囲には腹水もみられる．
- 別の症例のMRIでは，肝右葉がやや萎縮し，肝表面にわずかな凹凸がみられるが，肝の形態的変化が乏しい印象である（図4）．

4）**病理組織のポイント**
- 特発性門脈圧亢進症では，門脈域の門脈枝が著明に増加し，また門脈域と小葉の境界や，小葉内に異常門脈枝がみられる．類洞内にはうっ血のため赤血球を多数認める．

71

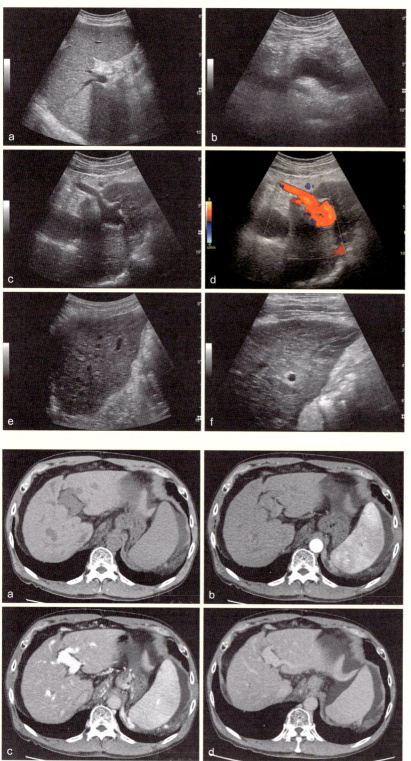

図2 非肝硬変性門脈圧亢進症 超音波検査
Bモード．a：左肋間走査．脾臓の長径が19cmと中等度の脾腫を認める．b：心窩部横走査．脾静脈径が20mmと拡張を認める．c：心窩部横走査．肝鎌状間膜に一致して索状の無エコーを認める．d：cのカラードプラ検査．索状の無エコーに一致して，プローブに向かう血流を認めることから傍臍静脈と診断される．e：右肋間走査．肝内門脈の拡張している部分を認める．f：高周波プローブ．病態が進行すると，肝表面・裏面も緩やかな凹凸を呈し肝内の実質エコーが不均質となる．

図3 非肝硬変性門脈圧亢進症 CT検査
a：単純．顕著な脾腫を認めるわりに肝の腫大や萎縮は顕著ではない．肝表面の凹凸不整もわずかで，肝硬変でみられるような形態的変化に乏しい．b：動脈優位相．動脈相では肝内シャントなどを認めない．c：門脈優位相．肝外門脈の閉塞はなく，側副血行路の発達がみられる．d：肝静脈相．

4. 門脈圧亢進症（portal hypertension）

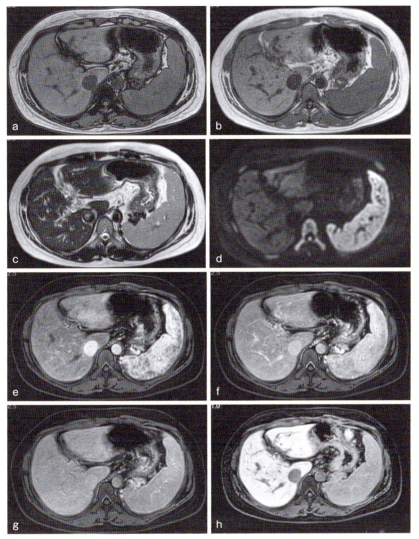

図4 非肝硬変性門脈圧亢進症 MRI検査
図3と同一症例で，肝右葉がやや萎縮し，肝表面はわずかに凹凸不整がみられる．a：T1強調像（in phase）．b：T1強調像（out of phase）．c：T2強調像．d：DWI．e：動脈優位相．f：門脈優位相．g：肝静脈相．h：肝細胞造影相．

■ 治療のポイント

▶ 肝移植のほか，根治的な治療はない．

▶ 近年，血小板低下のために手術などの処置が困難な例には，一時的に血小板を上昇させる目的でルストロンボパグが使用される．

▶ 門脈圧低下を目的とした薬物療法のほかは，各種症状に対する治療となる．

● 一時的な血小板上昇：ルストロンボパグ3mg1錠/日，7日間服用．
● 門脈圧亢進症に対する薬物療法は，内臓血管の収縮作用により門脈への流入量を減少させる目的としてバソプレシンや，血管の拡張作用による門脈圧降下を目的とするニトログリセリンに代表される亜硝酸薬がある．それ以外では浮腫症例に対してはスピロノラクトンの利尿薬が塩分制限とともに使用される．
● 脾機能亢進に対しては，部分的脾動脈塞栓術（partial splenic embolization：PSE）や脾摘

73

図5 門脈圧亢進症　TIPS
a：腹部単純X線写真．b：造影CT 3D合成像．短絡に用いたステント（矢印）．腹部単純X線写真でシャントに用いたステントが観察できる．造影CTの3D構成画像では肝外側腹血行路が立体的に評価可能である．

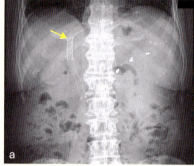
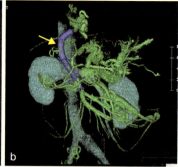

が行われる場合がある．

- 門脈圧低下目的としては，脾摘，あるいは部分的脾動脈塞栓術，バルーン下逆行性経静脈的塞栓術（balloon-occluded retrograde transvenous obliteration：B-RTO），経頸静脈的肝内門脈肝静脈短絡術（transjugular intrahepatic portosystemic shunt：TIPS，図5）などが施行される．
- 側副血行路に対する治療：胃・食道静脈瘤に対する内視鏡的硬化療法（endoscopic injection sclerotherapy：EIS）や内視鏡的静脈瘤結紮術（endoscopic variceal ligation：EVL）が代表である．緊急的な治療も含むが，内視鏡が施行できない場合の処置としてはS-Bチューブ（Sengstaken-Blakemore tube）直接圧迫止血がある．胃静脈瘤に対して待機的にB-RTOも施行される．
- interventional radiology（IVR）の手法として，経皮経肝門脈造影下静脈瘤塞栓術（percutaneous transhepatic obliteration：PTO），TIPSがある．
- 外科的には脾摘とともに食道離断術（Hassab手術）が施行される．
- 腹水に対する治療としては，飲水制限（1,000 mL/日以下），塩分制限（4 g/日以下）の指導を行う．経口利尿薬は抗アルドステロン性のスピロノラクトンを中心に，ループ利尿薬のフロセミドを追加する．さらに効果が認められない場合には肝硬変症例ではトルバプタンを用いる．低アルブミン血症には分岐鎖アミノ酸顆粒の投与より開始し，無効な症例ではアルブミン製剤の点滴静注さらには，腹水の穿刺排液や腹水灌流，腹膜-頸静脈シャント（P-Vシャント）などを施行する．
- 肝性脳症に対しては，高アンモニア血症を伴う場合は二糖類製剤，難吸収性リファマイシン系抗菌薬の投与，低アルブミン血症を伴う場合は経口分岐鎖アミノ酸（branched-chain amino acid：BCAA）高含有製剤から開始し，障害の程度により点滴静注に切り替える．

（小川眞広）

■文献
1）日本門脈圧亢進症学会編．門脈圧亢進症取扱い規約．第3版．金原出版，2013

Ⅲ 各論

5. 自己免疫性肝炎 (autoimmune hepatitis：AIH)

疾患概念

- 中年以降の女性に好発する原因不明の肝疾患で，その発症・進展には遺伝的素因，自己免疫機序が関与することが想定されている．
- 自己免疫性肝炎の病態の首座は，肝臓の6割を占める肝細胞である．
- 男女比は1：6で，50歳代にピークがみられ，患者数は10,000人程度と推定される．
- 最近では肝炎ウイルスや，Epstein-Barr ウイルス，サイトメガロウイルス，麻疹ウイルス感染などのウイルスへの感染，あるいは薬剤への曝露後に発症する例があること，さらに，急性発症する例があることも知られている．
- 診断に当たってはアルコール，薬物による肝障害，およびほかの自己免疫疾患に基づく肝障害を除外することが重要である[1]．
- 本疾患と原発性胆汁性胆管炎 (primary biliary cholangitis：PBC) の各々の病態を重複して呈する症例をオーバーラップ症候群としている．

■ 診断のポイント

1) 症状のポイント

- 全身倦怠感，易疲労感，食欲不振などの自覚症状を伴うことがあるが，自覚症状はなく偶然に健康診断などで肝障害を指摘されることも少なくない．
- 肝障害が著明な場合は，黄疸や，関節痛，発熱などの症状がみられることもある．
- 慢性甲状腺炎，関節リウマチ，Sjögren 症候群など，ほかの自己免疫疾患の合併がみられることがある[2]．

2) 臨床検査のポイント (表1)[1]

- 血中自己抗体 (抗核抗体，抗平滑筋抗体)，または抗肝腎マイクロゾームⅠ抗体が陽性．
- 血清 γ-グロブリン値 (2g/dL 以上) または IgG 値の上昇 (正常上限の 1.1 倍以上＝1,870mg/dL 以上)．

表1 診断基準

1. 他の原因による肝障害が否定される
2. 抗核抗体陽性あるいは抗平滑筋抗体陽性
3. IgG 高値（＞基準上限値 1.1 倍）
4. 組織学的に interface hepatitis や形質細胞浸潤がみられる
5. 副腎皮質ステロイドが著効する

　典型例
　　上記項目で 1 を満たし，2～5 のうち 3 項目以上を認める．
　非典型例
　　上記項目で 1 を満たし，2～5 の所見の 1～2 項目を認める．

(文献 1，p7 より引用)

75

表2　重症度判定

臨床徴候と臨床検査所見，画像検査所見の3項目により重症判定を行う．

臨床徴候	臨床検査所見	画像検査所見
① 肝性脳症あり	① AST，ALT>200IU/L	① 肝サイズ縮小
② 肝濁音界縮小または消失	② ビリルビン>5mg/dL	② 肝実質の不均質化
	③ プロトロンビン時間<60%	

重　症：次の1，2，3のいずれかがみられる．1.臨床徴候：①または②，2.臨床検査所見：③，3.画像検査所見：①または②

中等症：臨床徴候：①，②，臨床検査所見：③，画像検査所見：①，②がみられず，臨床検査所見：①または②がみられる

軽　症：臨床徴候：①，②，臨床検査所見：①，②，③，画像検査所見：①，②のいずれもみられない

（文献 1．p8 より引用）

- 持続性または反復性の血清トランスアミナーゼ値の異常．
- 肝炎ウイルスマーカーは原則として陰性．
- わが国では HLA-DR4 陽性が多い．
- 前述の自己免疫性疾患を合併するため，必要に応じて各種自己抗体の検索を行う．

3) 画像診断のポイント

- ▶ 自己免疫性肝炎に特徴的な画像所見はない．
- ▶ 肝炎ウイルスによる慢性肝障害と同様に，慢性肝炎のパターンから肝硬変へと進展がみられる．
- ▶ 肝の形態評価を画像診断で行い，重症度（**表2**）[1]や肝硬変への移行を判定する．
- ▶ 肝癌が合併することがあり，定期的な画像検査によるサーベイランスが必要である．

- 慢性肝障害の線維化が進み肝硬変に至る形態変化としては，特異的な変化は少ない．しかし，強いて挙げるとすると，自己免疫性肝炎ではしばしば急性増悪が繰り返されることがあり，このような症例ではほかのウイルス性肝炎の微細な肝表面の凹凸の形態変化と比較して大きな凹凸の形態的な変形を伴うことがあり，時には区域性のダイナミックな変形がみられることもある．

- 超音波検査
  - 他の臨床症状が少ないわりには肝の形態的変化が強く，線維化の進展している症例では肝実質内が大きな結節状に描出されることがあるので，肝腫瘍との鑑別が重要となる．
  - 再生結節と肝腫瘍の鑑別には，ドプラ検査で内部の門脈血流の有無や胆管が走行していることより鑑別が可能となる．
  - 肝実質の変化としては，ほかのびまん性肝疾患と同様に慢性肝炎から肝硬変へ進展するにつれて内部エコーの不均質が強くなり，肝縁の鈍化，表面の凹凸不整が著明となっていく．
  - 自己免疫性肝炎の肝硬変例を**図1**に示す．

- CT・MRI 検査
  - 肝腫瘍性病変の鑑別疾患とは異なり，肝全体の形態的変化を評価することが多く，CTとMRIの臨床的な意味合いは少ないため，各々の禁忌などを考えて選択を行う．肝細胞癌の合併症例もあるため肝内の結節性病変と肝細胞癌の鑑別も必要であり，また肝外の側副血行路の評価も可能となるため，可能な限り造影検査を付加することが推奨される．

5. 自己免疫性肝炎（autoimmune hepatitis：AIH）

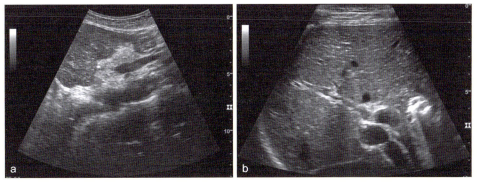

図1　AIH　超音波検査
Bモード．a：正中縦走査（コンベックスプローブ）．b：右肋間走査（高周波プローブ）．肝表面には緩やかな凹凸不整がみられ，肝実質エコーは不均質である．

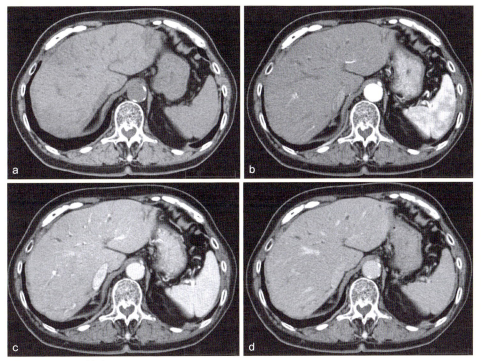

図2　AIH　CT検査
a：単純．b〜d：造影CT（b：動脈優位相．c：門脈優位相．d：肝静脈相）．肝左葉は腫大し，わずかに肝表面の凹凸不整を認める．造影CTでは肝内に明らかな腫瘤性病変や循環不全は認めていない．軽度の肝内胆管の拡張を認めている．

- 超音波検査で確認される肝表面の凹凸も，CT上は目立たないが，外側区域の腫大や，右葉の軽度の萎縮などを認める（図2）．
- ほかの肝硬変と異なり，区域性のくびれが強く，凹凸不整が大きい形態変化が特徴となる．
- MRI（図3）でも形態的変化は同等で肝縁が鈍化し，わずかに右葉の萎縮が疑われる．MRIは液体成分の描出に優れており，胆管系疾患との鑑別に有用となる．
- 肝表面の少量の腹水の指摘にも優れる反面，大量の腹水貯留症例ではアーチファクトにより詳細な評価が困難なことがあるため，検査施行にあたり，注意が必要となる．

Ⅲ　各論

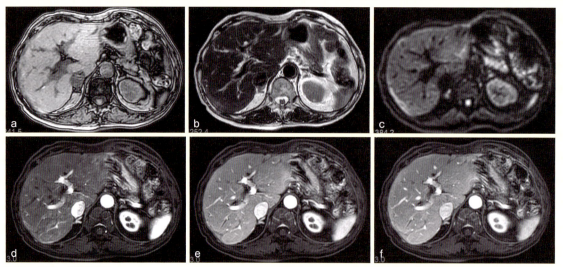

図3　AIH　MRI検査
a：T1強調像．b：T2強調像．c：DWI．d〜f：Gd造影（d：動脈優位相．e：門脈優位相．f：肝静脈相）．肝臓は各葉が分葉状を呈し各葉の境界が広くなる．肝輪郭は緩やかな凹凸を呈している．肝実質の脂肪化はほとんどなく，造影検査で腫瘍性病変は認めず大きな循環不全も認めていない．

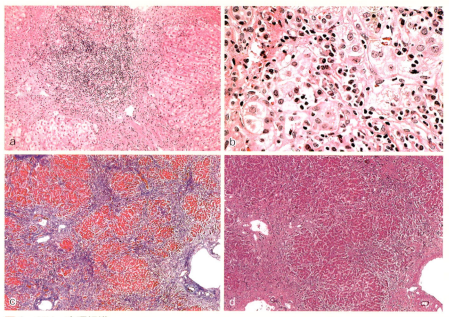

図4　AIH　病理組織
a，b：HE染色．a：弱拡大．門脈域が拡張し，慢性炎症細胞浸潤が顕著で，線維化も進展している．b：強拡大．小葉内の細胞浸潤とリンパ球浸潤ともに特徴的な形質細胞浸潤像を示している．c，d：Masson-trichrome染色．弱拡大．cは線維化が乏しい状態のAIHで，dは線維化がかなり進展している時期のAIHを示している．

4）病理組織のポイント（図4）

- 組織学的にはインターフェイス肝炎，肝細胞ロゼット形成，形質細胞浸潤を伴う慢性肝炎あるいは肝硬変であり，組織所見のみでほかの疾患との鑑別をすることは困難であるが，ほかの肝疾患を除外するうえでも組織学的所見は重要な項目である．

■ 治療のポイント

▶ ウルソデオキシコール酸のみで血清トランスアミナーゼが持続正常化する症例がある.

▶ 副腎皮質ステロイドが著効する例が多い.

▶ 副腎皮質ステロイド無効例では免疫抑制薬が用いられることがある（保険適応外）.

▶ トランスアミナーゼを正常範囲内で維持することが目標.

▶ 他の自己免疫疾患を合併しやすい. 慢性甲状腺炎, Sjögren 症候群, 関節リウマチなどが高頻度にみられる.

▶ PBC とのオーバーラップ症候群という病態も存在する.

▶ 肝炎ウイルス陽性者の治療には注意が必要.

- AST, ALT の低下のためにウルソデオキシコール酸が有効な例もある. 600 mg/日を使用し, 血清トランスアミナーゼの持続正常化が得られない場合は副腎皮質ステロイド投与を考慮する. また, 副腎皮質ステロイド投与中に追加することでステロイドの減量が可能となることがある. エビデンスについては確立されていない.

- 多くの症例では, 副腎皮質ステロイド投与がきわめてよく奏効し, 投与により AST, ALT は速やかに基準値内へと改善する.

- 副腎皮質ステロイド（プレドニゾロンが主に使用される）0.6 mg/kg/日以上で開始するが, 中等症以上では, 0.8 mg/kg/日以上を目安としている. 血清トランスアミナーゼの改善後 5 mg/1～2 週で漸減する. 0.4 mg/kg/日以下では 2.5 mg/2～4 週で減量し, 維持量まで漸減する. ただし, 早すぎる減量は再燃の原因となるため注意する.

- 急性発症例ははじめから副腎皮質ステロイド投与を行う.

- 少数例では副腎皮質ステロイド抵抗性を示すため, 免疫抑制薬（アザチオプリン 1～2 mg/kg/日）が投与される例もあるが, わが国では保険適応外のため注意を要する.

- 重症例では, 副腎皮質ステロイドパルス療法（メチルプレドニゾロン 125～1,000 mg/日, 3 日間）や肝補助療法（血漿交換や血液濾過透析）などの特殊治療が施行される.

- 再燃例では, 初回ステロイド治療の効果がある場合には繰り返すが, 効果が不十分の場合にはその他の治療を考慮する.

- 発症年齢も高齢が多いため, ステロイドの副作用の骨粗鬆症などに注意をする.

- 他の自己免疫疾患を合併しやすい. 慢性甲状腺炎, Sjögren 症候群, 関節リウマチなどが高頻度にみられるほか, PBC とのオーバーラップ症候群という病態もありそれぞれの主とした状態に対して治療を行う.

- 肝炎ウイルス陽性例（キャリアも含む）に対しては免疫抑制薬の使用には問題があり副腎皮質ステロイド投与（肝炎ウイルスの活性化）やインターフェロン療法（自己免疫反応増悪による AIH の増悪）においても注意が必要となる.

（小川眞広）

■文献

1）厚生労働省「難治性の肝・胆道疾患に関する調査研究」班. 自己免疫性肝炎（AIH）診療ガイドライン（2016 年）. http://www.hepatobiliary.jp/uploads/files/AIH ガイドライン 2019-0301 追補版（2）.pdf（2019 年 8 月閲覧）

Ⅲ 各論

6. 原発性胆汁性胆管炎
(primary biliary cholangitis：PBC)

疾患概念

- 2016年より本邦でも原発性胆汁性肝硬変から名称変更となった.
- 病気の首座は，小葉間胆管や隔壁胆管といった末梢胆管の障害である.
- 病因・病態に自己免疫学的機序が想定される慢性進行性の胆汁うっ滞性肝疾患である.
- 男女比は1：7で，50歳代にピークがみられ，患者数は70,000〜80,000人程度と推定される.
- 皮膚掻痒感で初発することが多い. 黄疸は出現後，消退することなく漸増することが多く，門脈圧亢進症状が高頻度に出現する.
- 臨床上，症候性PBC（symptomatic PBC：sPBC）と無症候性PBC（asymptomatic PBC：aPBC）に分類され，sPBCのうち2mg/dL以上の高ビリルビン血症を呈するものを s_2PBCと呼び，それ未満を s_1PBCと呼ぶ[1].

■ 診断のポイント

1) 症状のポイント

▶ 多く（7〜8割）の症例は病初期の無症候の時期（aPBC）に診断され，無症候のまま長い期間経過する.
▶ 症候性PBC（sPBC）では，皮膚掻痒感，黄疸，食道胃静脈瘤，腹水，肝性脳症など肝障害に基づく自他覚症状が出現する.

- 胆汁うっ滞に基づく皮膚掻痒感は本症に特徴的である. 胆汁うっ滞が持続すると，黄疸や，脂質異常症に伴う皮膚黄色腫，骨粗鬆症による骨病変や骨折が出現する.
- PBCは他の原因による肝疾患と比較して，門脈圧亢進症が早期から出現しやすい.
- 慢性甲状腺炎，関節リウマチ，Sjögren症候群など，他の自己免疫疾患の合併がみられることがある[2].

2) 臨床検査のポイント

- 診断は，厚生労働省「難治性の肝・胆道疾患に関する調査研究」班の診断基準（**表1**)[1]に準ずる[2].
- 血清胆道系酵素（ALP，γ-GT）の上昇を認め，抗ミトコンドリア抗体（antimitochondrial antibodies：AMA）が約90％の症例で陽性である. また，IgMの上昇を認めることが多い.
- 前述の自己免疫疾患を合併するため，必要に応じて各種自己抗体の検索を行う.
- PBCは慢性の経過で緩徐に進行し長期に肝予備能が保たれるため，重症度は症候性PBCに進展した場合に評価され，血清ビリルビン値（Bil）をPBC用に修正したChild-Pugh分類が用いられる（**表2**)[2].

表1　診断基準

次のいずれかに1つに該当するものをPBCと診断する.
　① 組織学的にCNSDCを認め，検査所見がPBCとして矛盾しないもの.
　② AMAが陽性で，組織学的にCNSDCはみられないが，PBCに矛盾しない組織像を示すもの.
　③ 組織学的検索の機会はないが，AMAが陽性で，しかも臨床像及び経過からPBCと考えられるもの.

CNSDC：慢性非化膿性破壊性胆管炎chronic non-suppurative destructive cholangitis

（文献1，2より引用）

表2　PBCの重症度分類：PBC用Child-Pugh分類

1) 無症候性PBC（aPBC）
2) 症候性PBC（sPBC）（PBC用Child-Pugh分類の適用）

Score	1	2	3
Bil（mg/dL）	1〜4	4〜10	>10
Alb（g/dL）	3.5<	2.8〜3.5	<2.8
PT（%）	70%<	40〜70%	<40%
INR	<1.7	1.7〜2.3	>2.3
腹水	なし	軽度	中等度
脳症	なし	軽度	昏迷・昏睡
Grade A：5〜6点，Grade B：7〜9点，Grade C：10〜15点			

（文献2，p.16より引用）

3）画像診断のポイント

▶ PBCに特徴的な画像所見はない.

▶ 門脈圧亢進症を合併すると脾腫や，脾静脈の拡張，側副血行路がみられる.

▶ 肝実質は慢性肝障害パターンを示す.

▶ 肝癌を合併するとされているため，定期的な画像検査によるサーベイランスが必要.

● PBCの画像診断は，無線維化期にはほとんど形態的変化を認めない.

● 他の慢性肝障害と同様に軽度の線維化とともに肝縁の鈍化を呈する. さらに線維化の進行とともに形態的変化は明瞭となり，肝表面・裏面の凹凸不整を呈する.

● 肝硬変期になると，他の肝硬変と同様に右葉の萎縮と代償性の左葉腫大も出現する.

● **超音波検査**

● 他のびまん性疾患と同様に，内部エコーも病期の進行とともに不均質となる.

● 内部エコーは微細点状の高エコーでキラキラしたイメージを呈することが特徴である. 静止画ではわかりにくいが，とくにリアルタイムの動画像で把握しやすい.

● 他の肝硬変とは肝表面・裏面の凹凸不整の様式が少々異なる. 小結節性ではなく，緩やかなさざ波状を呈しているのが特徴となる.

● 図1に臨床的に肝硬変と診断されている症例の高周波プローブを用いたBモード所見を提示した. やはり内部エコーは不均質である.

● **CT・MRI検査（図2，3）**

● 形態変化で特異的な変化は少なく，線維化の進展とともにいわゆる"肝硬変"の像を呈する.

● 同じ肝硬変症例でも自己免疫性肝炎と比較すると，くびれや凹凸が少なく，むしろウイルス性肝疾患に似た像が特徴である.

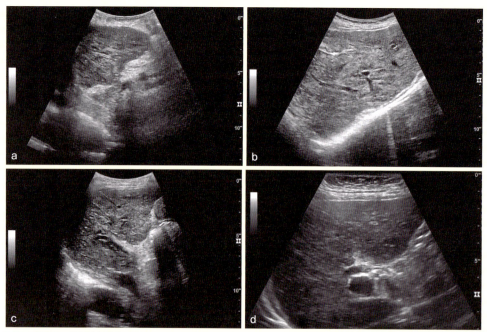

図1 PBC 超音波検査
Bモード．a：正中縦走査（コンベックスプローブ）．b：右肋骨弓下走査（コンベックスプローブ）．c：右肋間走査（コンベックスプローブ）．d：右肋間走査（高周波プローブ）．肝縁の鈍化と肝表面・裏面の凹凸を認める．ウイルス性肝炎と比較し緩やかなさざ波状の凹凸が特徴的である．内部エコーは不均質であるが，微細な点状・線状の高エコーが目立ちキラキラした印象を受ける．

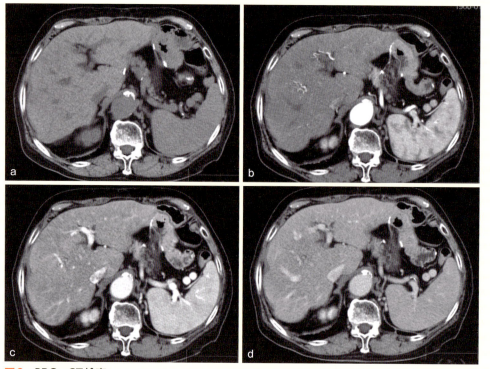

図2 PBC CT検査
a：単純．b〜d：造影CT（b：動脈優位相．c：門脈優位相．d：肝静脈相）．肝臓の右葉萎縮・左葉腫大と脾腫を認めている．肝臓の形態変化はAIHと比較すると各葉のくびれは少なくむしろウイルス性の肝障害と似た変化となる．肝内の胆管拡張は認めず腫瘤性病変や肝内の循環不全による濃染ムラも認めていない．

6. 原発性胆汁性胆管炎（primary biliary cholangitis：PBC）

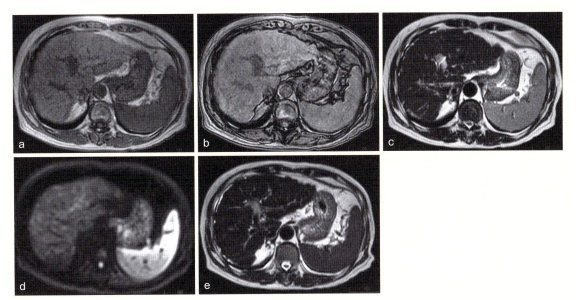

図3　PBC　MRI検査
a：T1強調像（in phase）．b：T1強調像（out of phase）．c：T2強調像．d：DWI．e：SPIO造影20分後．肝臓の表面の凹凸不整を認め肝縁も鈍化し脾腫も認め肝硬変の像を呈している．T2強調像では肝実質の低信号化を認め，鉄の沈着が示唆される．SPIO造影20分の像では肝実質は不均質であり，線維化が強いことを示している．

- **MRI検査（図3）**
  - 初期も肝縁の鈍化などの慢性肝障害パターンを呈するのみである．
  - 黄疸症例でも肝内胆管の拡張を認めないのが特徴で，肝内の拡張胆管などの不整像もなく，この胆管所見が比較的太い胆管にも変化を認める硬化性胆管炎との鑑別に有用となる．

4）病理組織のポイント（図4）
- 胆管が標的となり，リンパ球がその傷害に関与する．
- 具体的には肝内小型胆管（小葉間胆管・隔壁胆管）の変性像，傷害像，破壊，消失等が病期によりさまざまに混在している．特徴的な像としては慢性非化膿性破壊性胆管炎（CNSDC）が有名．門脈域に類上皮肉芽腫像がみられることがある．
- 病期の進行に伴い，線維化が生じ，肝硬変へと進展し，肝細胞癌を伴うこともある．
- 胆管の傷害と線維化の程度により，いくつかの分類があるが，病期（Stage）I〜IVに分類されている．

■ 治療のポイント

> ▶ ウルソデオキシコール酸の服用を行う．
> ▶ 副腎皮質ステロイドは一般的に無効．
> ▶ 予後予測式があり，治療法の一つに肝移植がある．
> ▶ 肝硬変へ進行すると他の肝疾患同様，食道静脈瘤などの門脈圧亢進症に伴う合併症対策が必要となる．

- ウルソデオキシコール酸を1日600〜900mg服用する．ウルソデオキシコール酸の服用によりPBC全体の予後が改善した．

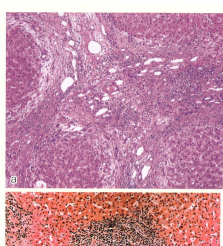
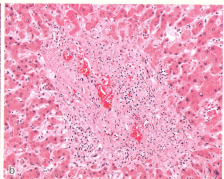
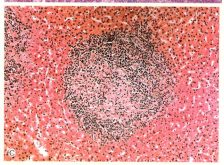

図4 PBC 病理組織像
HE染色．a：弱拡大．門脈域が線維化の進展により拡大している．b：強拡大．門脈域の拡大像で，門脈と動脈は確認できるが胆管は消失している．c：強拡大．門脈域にリンパ球や組織球系細胞の浸潤による肉芽腫を形成している．

- ほかにベザフィブラート 400 mg/日を併用することもあるが，ベザフィブラートは PBC には保険適応外である．
- 進行例では肝移植の検討が必要となる．詳細は診療ガイドライン[2] に示されている．
- PBC の予後については各種抗体との関連が報告されているほか，予後予測式が用いられているので参考にして治療を行う．
- 抗セントロメア抗体が約 20〜30％の PBC で陽性となり，陽性例はむしろ予後はよいといわれる．黄疸出現以前に門脈圧亢進症を呈する症例に高率に陽性化するという報告がある．
- 抗 gp210 抗体が約 20〜30％の PBC で陽性となり，疾患特異性が高い（特異度はほぼ 100％）．経過中あるいはウルソデオキシコール酸による治療後も抗 gp210 抗体価が持続高値の症例は予後が不良であるといわれる．
- Mayo Clinic の予後予測式：ホームページ上で 24 ヵ月後までの生存率が計算可能である．(http://www.mayoclinic.org/gi-rst/mayomodel2.html)（2019 年 8 月閲覧）
- 日本肝移植適応研究会で作成された予後予測式：Logistic 回帰により得られた式より 6 ヵ月後の死亡確率を計算し，その値が 50％以上の症例を移植適応とする．

（小川眞広）

■文献

1) 厚生労働省「難治性の肝・胆道疾患に関する調査研究」班．原発性胆汁性肝硬変分科会．原発性胆汁性肝硬変の診断基準（平成 27 年度）．
2) 厚生労働省難治性疾患政策研究事業「難治性の肝・胆道疾患に関する調査研究」班．原発性胆汁性胆管炎（PBC）の診療ガイドライン（2017 年）
http://minds.jcqhc.or.jp/docs/minds/primary-billary-cholangiti/primary-billary-cholangiti.pdf（2019 年 8 月閲覧）
3) Nakamura Y et al. Pathol Int 60：167-174, 2010

III 各論

7. 原発性硬化性胆管炎
（primary sclerosing cholangitis：PSC）

疾患概念

- 肝内・肝外の胆管に原因不明の狭窄をきたす進行性の慢性胆汁うっ滞を呈する疾患である.
- 男性にやや多く，発症年齢は 20～40 歳と 65～70 歳の二峰性である.
- 組織学的には，胆管周囲の輪状の線維化と非特異的な炎症細胞浸潤を特徴とする進行性の慢性炎症疾患である.
- 硬化性胆管炎は感染や循環障害によって二次的にも発症するが（続発性），とくに原因不明のものを PSC としている.
- 治療法や予後が異なるため，IgG4 関連硬化性胆管炎（IgG4SC）との鑑別が重要である.
- 小児～青年期に発症する症例では，活動性が強いとされ，また潰瘍性大腸炎と合併する症例もある.
- 根本的な薬物療法がないため，肝不全症例に対しては肝移植が唯一の治療法である.
- 同じ胆汁のうっ滞を呈する原発性胆汁性胆管炎（primary biliary cholangitis：PBC）とは障害される胆管の部位，疫学などが異なる.
- 胆管癌の合併もあり注意が必要となる.

■ 診断のポイント

1）症状のポイント

- 診断時に無症状の症例が半数以上を占める.
- 症状を有する症例では黄疸，胆管炎（腹痛・発熱），皮膚搔痒感がみられる.
- 上記のような胆汁うっ滞に伴う症状は PBC にも続発性にも共通するが経過や治療法が異なるため鑑別する必要がある. **表1**[1] に PSC の臨床的特徴を挙げる.
- 進行例では黄疸，腹水，食道静脈瘤などの肝硬変症状で発見される.

2）臨床検査のポイント

- ALP の持続的な上昇が約半数の症例にみられる.
- IgG4 関連硬化性胆管炎除外のための抗核抗体，IgG，IgG4 の測定が必要である.
- 本疾患に特異的なマーカーは存在しない.
- 「難治性の肝・胆道疾患に関する調査研究班」による診断基準があり，確診・準確診のみを PSC として取り扱う（**表2**）[2].
- 二次性の硬化性胆管炎は**表3**に挙げられ，多彩であるので注意が必要である.

3）画像診断のポイント

- ▶ 肝内・肝外胆管の狭窄，拡張が散在してみられる.
- ▶ 末梢胆管は必ずしも拡張しない.
- ▶ 胆管狭窄部に壁肥厚所見がみられる.

Ⅲ　各論

表1　PSCの診断基準

1. 臨床的特徴（症状，臨床経過）
　（1）胆汁うっ滞による症状（腹痛，発熱，黄疸など）
　（2）炎症性腸疾患（潰瘍性大腸炎，Crohn病）の病歴
　（3）血液検査値異常〔6ヵ月以上にわたるALP値上昇（正常上限の2～3倍）〕
　（4）IgG4SC，続発性（二次性）の除外（下記）
　　1）胆道感染症による胆管炎（AIDSを含む）
　　2）悪性腫瘍
　　3）胆道外科手術後
　　4）胆管結石
　　5）腐食性硬化性胆管炎
　　6）先天性胆道異常
　　7）Floxuridine®動注による胆管障害
　　8）虚血性狭窄
上記の（1）は原発性も続発性も同様である．

（文献1より一部引用改変）

表2　原発性硬化性胆管炎の診断基準

IgG4関連硬化性胆管炎*，発症の原因が明らかな2次性の硬化性胆管炎**，胆管癌などの悪性腫瘍を除外することが必要である．
A．診断項目
　　Ⅰ．大項目　　A．胆管像
　　　　　　　　　　1）原発性硬化性胆管炎に特徴的な胆管像の所見を認める．
　　　　　　　　　　2）原発性硬化性胆管炎に特徴的な胆管像の所見を認めない．
　　　　　　　　B．アルカリフォスファターゼ値の上昇
　　Ⅱ．小項目　　a．炎症性腸疾患の合併
　　　　　　　　　b．肝組織像（線維性胆管炎/onion skin lesion）
B．診断

大項目	小項目	診断
A.1)	＋B	確診
A.1)	＋a	確診
A.1)	＋b	確診
A.1)		準確診

大項目	小項目	診断
A.2)	＋B＋a＋b	確診
A.2)	＋B＋a	準確診
A.2)	＋B＋b	準確診
A.2)	＋a＋b	準確診
A.2)	＋a	疑診
A.2)	＋b	疑診

上記による確診・準確診のみを原発性硬化性胆管炎として取り扱う．

* IgG4関連硬化性胆管炎は，Clinical diagnostic criteriaof IgG4-related sclerosing cholangitis 2012（J Hepatobiliary Pancreat Sci 2012；19：536-542）により診断する．
** 2次性硬化性胆管炎は表3の通りである（World J Gastroenterol 2013 21；19 (43)：7661-7670).

（文献2より引用）

- 画像診断の特徴としては，胆汁うっ滞をきたす疾患で前項のPBCが門脈域の小葉胆管の障害であるのに対し，本疾患は比較的大型の肝内胆管，隔壁胆管が障害される疾患であり，この差が画像診断の特徴となる．
- 肝内・肝外の胆管の線維化に伴う不整像と，拡張，狭窄，消失が特徴である．
- 臨床的には胆管造影の"枯れ枝状"の形態で診断されることが多い．MR胆管膵管撮影（MRCP）像でもそれに近いイメージが非侵襲的に得られるようになっている．

● 超音波検査（図1）

- 肝内胆管の不整像や散在する肝内胆管の壁肥厚像が特徴である．

7. 原発性硬化性胆管炎（primary sclerosing cholangitis：PSC）

表3　二次性硬化性胆管炎

先天性	カロリ病 Cystic fibrosis
慢性閉塞性	総胆管結石 胆管狭窄（外科手術時の損傷によるもの，慢性膵炎によるもの） Mirizzi 症候群 肝移植後の吻合狭窄 腫瘍（良性，悪性，転移性）
感染性	細菌性胆管炎 再発性化膿性胆管炎 寄生虫感染（cryptosporidiosis, microsporidiosis） サイトメガロウイルス感染
中毒性	アルコール ホルムアルデヒド 高張生理食塩水の胆管内誤注入
免疫異常	好酸球性胆管炎 AIDS に伴うもの
虚血性	血管損傷 外傷後性硬化性胆管炎 肝移植後肝動脈塞栓 肝移植後の拒絶反応（急性，慢性） 肝動脈抗癌剤動注に関連するもの 経カテーテル肝動脈塞栓術
浸潤性病変	全身性血管炎 アミロイドーシス サルコイドーシス 全身性肥満細胞症 好酸球増加症候群 Hodgkin 病 黄色肉芽腫性胆管炎

（文献 2 より引用）

- 部分的な肝内胆管，肝外胆管の内腔の狭窄と拡張が散在して観察される．
- 胆汁うっ滞が加わることで，内部エコーが高エコー化し，不均質となる．
- 胆嚢の腫大．

● **CT 検査**

- 優先は MRCP →経内視鏡的逆行性胆管造影検査（endoscopic retrograde cholangiopancreatography：ERC）となるが，肝機能障害のスクリーニングや他疾患で検査をした場合に CT 検査が先行する場合もある．胆管の状態が明瞭となるため造影検査が必須といっても過言ではないので，腎機能障害例など禁忌には注意をする．
- ERC，MRCP の胆管内腔の情報に加えて，胆管壁や肝実質・周辺臓器との関係を把握する．
- 肝内胆管の狭窄と拡張の散在性の混在を確認する．

● **MRI 検査**（図2）

- MRI 検査は液体成分の描出に優れ，非造影検査では 3D 構築による MRCP 画像で肝内・肝外胆管の拡張や狭窄部位の範囲や程度が非侵襲的に診断できる．主な所見としては広狭不整の胆管拡張像および硬化像，必ずしも連続性ではない数珠状の拡張が挙げられる．

● **経内視鏡的逆行性胆管造影検査（ERC）**（図2）

- 輪状狭窄や膜状狭窄，2mm 程度の比較的短い帯状狭窄がみられる．
- 狭窄と拡張を繰り返す数珠状所見もみられるが，末梢胆管は必ずしも拡張しない．

87

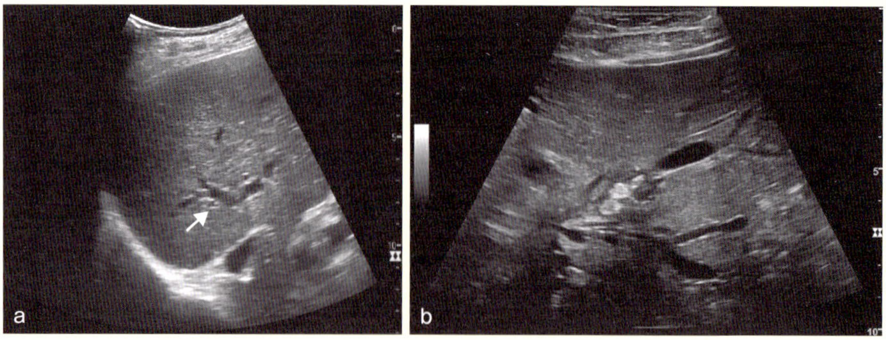

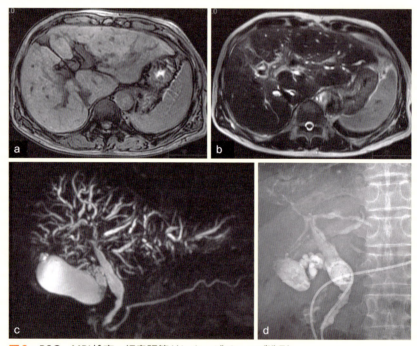

図1　PSC　超音波検査
a：右肋間走査．肝内胆管の不規則な拡張と胆管壁の肥厚がみられる（矢印）．b：高周波プローブ．肝実質の不均質化とともに比較的太い胆管の不整拡張を認めている．高周波プローブで観察をするとB2，B3の胆管の不整拡張のみではなく，B3肝門部側に高エコー像を認め肝内結石もあることが確認される．

図2　PSC　MRI検査・経鼻胆管ドレナージチューブ造影
a：T1強調像（in phase）．b：T2強調像．c：MRCP．肝・脾腫を認める肝表面は凹凸不整を認めている．T2強調像では部分的な胆管の拡張部分が高信号を呈している．DWIでは陽性所見を認めていない．MRCP 3D合成像では不整に拡張した胆管像が立体的に把握可能である．d：内視鏡的に総胆管にドレナージを留置し造影した画像．肝門部領域より末梢の胆管の狭窄と拡張がみられる．狭窄が強く，一部の胆管しか造影されなかった．

- 胆管壁不整像（毛羽立ち，刷子縁様）．
- 肝内胆管の分枝像が減少する．
- 枯れ枝状胆管像．
- 二次的変化で憩室様突出を呈することもあるのが特徴．

4）病理組織のポイント（図3）

- IgG4関連硬化性胆管炎との鑑別が重要であり免疫染色でIgG4陽性形質細胞は少ない．

7. 原発性硬化性胆管炎（primary sclerosing cholangitis：PSC）

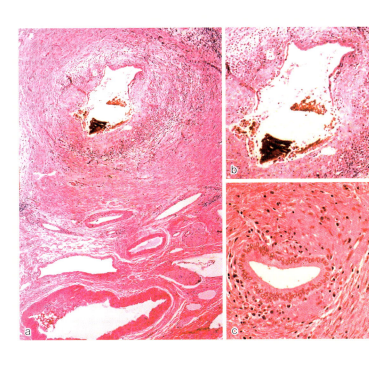

図3 PSC 病理組織
HE染色．a：弱拡大．炎症細胞による浸潤が胆管壁に認められ，胆管腔を覆う上皮は剥離し，びらんを形成している．b：aの拡大．胆管内にはビリルビンの沈着が認められる．c：強拡大．上流の門脈域の胆管周囲にはタマネギ状（輪状）の線維化（onion skin lesion）がみられる．

- 比較的大型の胆管の上皮傷害，炎症細胞浸潤，中枢側（上流）の胆管周囲ではタマネギ状の線維化を伴う．
- 肝門部，肝内の大型胆管には胆管癌の合併もあるので注意をする．

■ 治療のポイント

▶ 薬物療法（ウルソデオキシコール酸など）が行われているが，根本的な治療ができる薬剤は存在しない．
▶ 太い胆管に閉塞をきたした場合には減黄の処置が必要となる．
▶ 肝不全症例では肝移植が治療の一選択肢になっている．

- 薬物療法ではウルソデオキシコール酸，ベザフィブラート，副腎皮質ステロイドなどが使用されているが，根本的な治療ができる薬剤は存在しない．
- 胆管狭窄に伴った胆汁うっ滞がみられる場合は，内視鏡的胆管拡張術や，内視鏡的胆管ステント留置術を行う．
- 肝不全症例には肝移植を考慮する．

（中河原浩史）

■ 参考文献
1) 難病情報センター．原発性硬化性胆管炎（指定難病94）診断・治療指針．http://www.nanbyou.or.jp/entry/3968（2019年8月閲覧）
2) 厚生労働省「難治性肝・胆道疾患に関する調査研究班」（滝川班）．2016年原発性硬化性胆管炎診断基準
3) 田中 篤，他．胆道 27：176-187，2013
4) 大平弘正，他．難治性肝疾患の診療を極める．文光堂，2014

Ⅲ 各論

8. 肝内結石 (hepatolithiasis)

疾患概念

- 肝内結石とは左右肝管から肝内胆管に存在する結石と定義されており，発生原因としては胆汁うっ滞や細菌感染の関与が疑われている．
- 成分はビリルビンカルシウム結石が大部分であるが，コレステロールの含有量により画像検査に変化がみられるため，診断に苦慮することもある．
- 肝内結石症の2～12％に肝内胆管癌の発生がみられるため，肝萎縮や胆管狭窄がみられた場合は精査が必要である．
- 肝萎縮を伴う症例では肝切除が選択される．肝萎縮がなく胆管狭窄が軽度の症例では，内視鏡的結石除去術が行われる．
- 肝内結石は肝内胆管に発症する頻度が高く，また治療後の経過観察中に肝内胆管癌を発症することも多く，肝内胆管癌のリスクファクターと考えられる．

■ 診断のポイント

1) 症状のポイント

- 無症状の症例も少なくない．
- 腹痛，発熱，黄疸などの胆管炎症状を呈することがある．

2) 臨床検査のポイント

- 生化学データで異常を認めない症例も多い．
- 胆汁の排泄障害を伴う症例で胆道系酵素（総ビリルビン，γ-GT，ALP）の上昇を認める．
- 無症状で胆道系酵素上昇例では総胆管結石の存在も疑う．
- 胆管炎の併発による肝胆道系酵素（総ビリルビン，γ-GT，ALP，AST，ALT）や炎症反応（WBC，CRP）の上昇がみられる．
- 肝内胆管癌の合併を考え，腫瘍マーカー（CEA，CA19-9）の測定も行う．
- ただし胆道内圧の上昇のみでも CA19-9 の上昇を認める場合があり注意を要する．

3) 画像診断のポイント （図1～4）

- ▶ 肝内胆管に存在する結石と中枢側の肝内胆管拡張の所見が重要である．
- ▶ 超音波検査で結石が確認できれば確定診断となるが，結石の同定が難しい症例では CT や MRI などを適宜追加して診断する．
- ▶ 常に肝内胆管癌の合併に注意して画像検査を行う必要がある．

- **超音波検査** （図1，2）
  - 肝内胆管に音響陰影を伴う強い高エコーがみられれば診断できる．
  - 肝内石灰化との鑑別で胆管の拡張所見を伴っていることを確認する．
  - コレステロールの含有量が少なく音響陰影を伴わない結石もあるため注意が必要である．

8. 肝内結石 (hepatolithiasis)

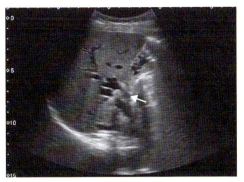

図1 肝内結石 超音波検査①
胆管空腸吻合術後症例の左右肝管に発症した肝内結石の超音波画像．右肝管に約10 mm大の音響陰影を伴う高エコーを認め（矢印），末梢胆管の拡張がみられる．

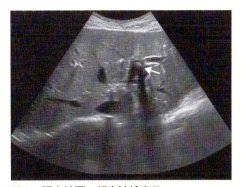

図2 肝内結石 超音波検査②
図1と別症例．末梢胆管にできた肝内結石（矢印）．末梢胆管にできた場合は，その領域のみの胆管拡張がみられる．

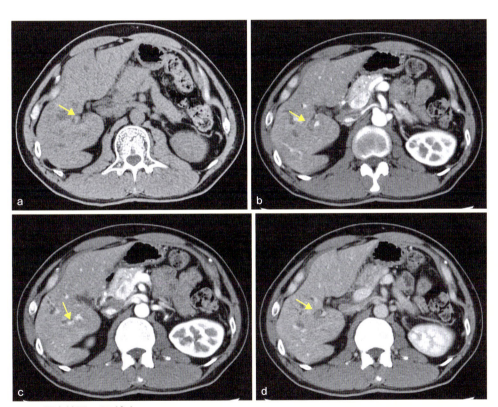

図3 肝内結石 CT検査
a：単純．肝門部に約10 mmの淡い高吸収域を呈する肝内結石を認める（矢印）．肝内結石は石灰化を含まない場合には著明な高吸収域とはならず注意が必要となる．b～d：造影CT（b：動脈優位相．c：門脈優位相．d：肝静脈相）．造影効果を認めず腫瘍性病変との鑑別が可能となる．また，造影により肝実質・門脈には造影効果を認めるため胆管の同定がしやすくなる．

● 造影CT検査（図3）
　● 単純CTだけでは診断が難しいため，可能であれば造影CTを行う．
　● カルシウムの含有量が多い結石では高吸収を呈するため診断が容易である．
　● 拡張した肝内胆管の描出にも優れているものの，コレステロール含有量が多い結石では胆

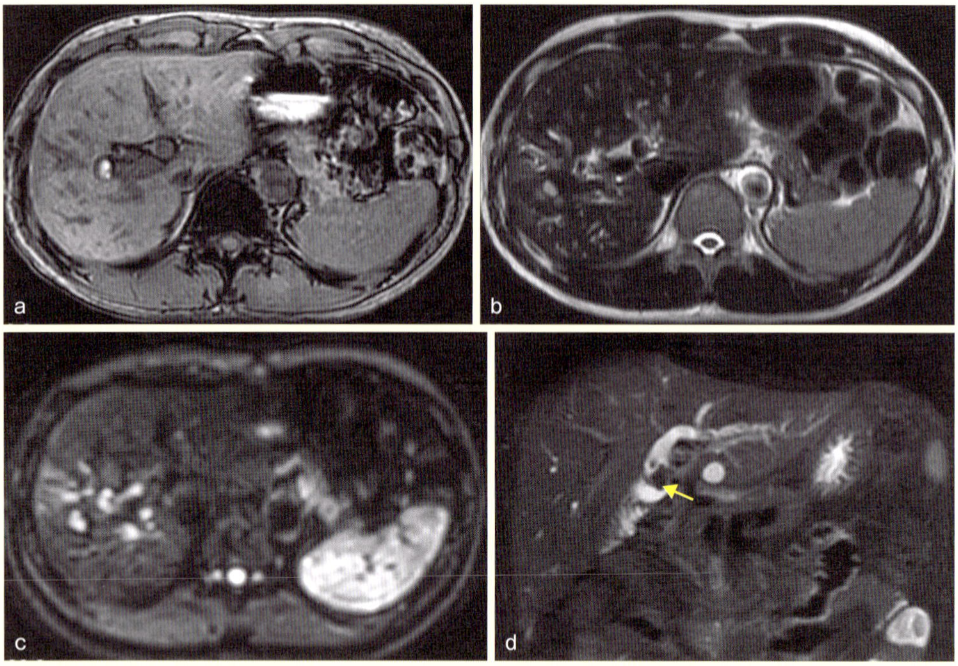

III　各論

図4　肝内結石　MRCP検査
a：T1強調像（out of phase）．b：T2強調像．c：DWI．d：T2強調像の3D合成像．左肝管より末梢胆
管の拡張がみられ，左肝管の結石は低信号を呈している（矢印）．

　　汁とのコントラストがつかず診断が難しい．

- 胆道再建術の既往がある場合は，胆道気腫との鑑別には有用である．DIC（drip infusion cholangiography）-CT は胆管走行が把握でき，胆管狭窄部の描出も可能である．

● **MRCP 検査**（図4）

- 結石は T2 強調像で高信号を示す胆汁内に，低信号の欠損像として描出される．
- 結石による高度胆管狭窄症例では，内視鏡的逆行性胆管造影で造影困難な拡張した末梢胆管の情報も得られ，胆道全体が把握しやすい検査である．

● **内視鏡的逆行性胆管造影検査**

- 直接造影は結石の診断には有用であるが，侵襲性検査であるために診断のみの目的で検査を行うことは減ってきている．
- 直接造影に加えて内視鏡的結石除去術を続けて行う場合に行うことが多い．
- 悪性腫瘍の合併が疑われる場合，胆汁細胞診や狭窄部の病理組織検査を行うこともできる．

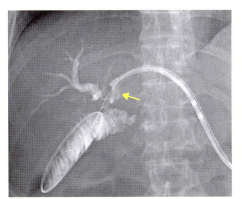

図5 肝内結石　経皮経肝的胆道鏡（透視像）
経皮経肝的にB2から胆管へアプローチし，瘻孔のサイズアップを行った後に胆道鏡を挿入している．左肝管に結石を認めている（矢印）．

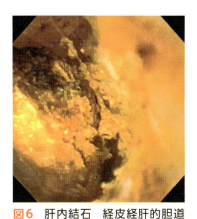

図6 肝内結石　経皮経肝的胆道鏡（内視鏡像）
左肝管の結石像．黄色で崩れやすい結石であった．

■ 治療のポイント

> ▶ 胆管炎の併発がなければ無症状．腹痛などを伴う場合は胆石，総胆管結石の合併を考慮．
> ▶ 無症状の胆管二次分枝より末梢型は経過観察で可．
> ▶ 胆管癌の合併リスクは高く，常に合併を考慮して経過観察を行う．
> ▶ 有効な内服薬はない．
> ▶ 胆管狭窄がある場合にはドレナージの適応となるが，ドレナージ方法が数種類あるので，症例により最適な手法を選択する．

- 胆道再建術の既往がない無症状期の肝内結石で，胆管二次分枝より末梢に結石が存在し胆管狭窄を伴わない場合は経過観察とする．
- 内視鏡的治療には経皮経肝的ルートと経乳頭的ルート，両者を組み合わせた治療ルートがある．経乳頭的ルートは経皮経肝的ルートに比べて侵襲性が少ないため今後選択される機会は増加すると思われるが，アプローチが難しい末梢胆管に結石が遺残することが問題である．経皮経肝ルートは，経皮経肝的に胆管を穿刺した後に瘻孔の拡張などを行う必要があり，瘻孔からの出血や瘻孔損傷，腹膜炎などの合併症に注意が必要である（図5，6）．
- 胆道再建術後の胆管結石では，バルーン小腸内視鏡を用いた経口的内視鏡治療も行われる．
- 肝萎縮や肝内胆管癌合併症例では肝切除術が選択される．

（中河原浩史）

■ 文献
1) 日本消化器病学会．胆石症診療ガイドライン2016（改訂第2版）．https://www.jsge.or.jp/guideline/guideline/pdf/GS2_re.pdf（2019年8月閲覧）
2) 大平弘正，他．難治性肝疾患の診療を極める．文光堂，2014
3) 島田 馨，他．内科学書．中山書店，2002
4) 厚生労働省「難治性の肝・胆道疾患に関する調査研究」班．肝内結石症の診療ガイド．文光堂，2011

Ⅲ 各論

9. 薬物性肝障害（drug-induced hepatic injury）

疾患概念

- 急性肝障害の中で頻度の高い疾患であるという認識が重要である.
- 薬物性肝障害は薬剤自体またはその代謝産物が, 中毒性あるいは特異体質性に肝障害を起こすものである. 肝細胞障害型, 胆汁うっ滞型や混合型に分けられる.
- 初期症状は特徴的なものはないが, 発熱, 黄疸, 全身倦怠感, 食欲不振などで気づかれることが多い. 診断には薬剤服用歴の問診が重要であり, DDW-J 2004 薬物性肝障害診断基準の使用マニュアルが用いられている (**表1**)[1].
- 医療施設より投薬されている以外に市販薬, 漢方薬, さらには健康食品なども原因となることを考慮する.
- 治療はまず原因薬剤の中止であり, 肝障害の程度が強い場合はグリチルリチン・グリシン・システイン配合剤やウルソデオキシコール酸を投与する.
- 薬剤リンパ球刺激試験 (drug lymphocyte stimulation test : DLST) には偽陽性, 偽陰性があることを認知する.

■ 診断のポイント

1) 症状のポイント

- 原因薬剤の服用後数日〜数ヵ月で発症することが多い.
- 自覚症状がなく, 血液検査で偶然に発見されることもある.
- 偶然の再投与が行われた場合に発見・診断されることがある.
- 薬物性肝障害に特徴的な症状はないが, 肝細胞障害による発熱, 黄疸, 全身倦怠感, 食欲不振, 腹痛などがみられることがある.
- 皮疹や皮膚掻痒感といった皮膚症状を呈することもある.

2) 臨床検査のポイント

- 肝胆道系酵素の測定に加えて, 重症例ではプロトロンビン時間やアンモニアなどの測定も必要である. ALT と ALP 値から肝細胞障害型, 胆汁うっ滞型や混合型を鑑別する.
- アレルギー性特異体質によるものであれば, 白血球増加や好酸球増加を認めることがある.
- 除外診断のために急性肝炎ウイルス, Epstein-Barr ウイルス, サイトメガロウイルス, 抗核抗体や抗ミトコンドリア抗体などの測定が必要であるが, 一部の薬剤では自己抗体が陽性となることもあるため, 自己免疫性肝炎との鑑別には注意が必要である.
- DLST はアレルギー性の機序で発症した場合に陽性となることがあるが, 検査法による差もあり, 偽陽性・偽陰性となる薬剤もあるので注意が必要である.

9. 薬物性肝障害（drug-induced hepatic injury）

表1　薬物性肝障害診断基準の使用マニュアル

1) 肝障害をみた場合は薬物性肝障害の可能性を念頭に置き，民間薬や健康食品を含めたあらゆる薬物服用歴を問診すべきである．
2) この診断基準は，あくまで肝臓専門医以外の利用を目的としたものであり，個々の症例での判断には，肝臓専門医の判断が優先するものである．
3) この基準で扱う薬物性肝障害は肝細胞障害型，胆汁うっ滞型もしくは混合型の肝障害であり，ALT が正常上限の2倍，もしくは ALP が正常上限を超える症例と定義する．
　　ALT および ALP 値から次のタイプ分類を行い，これに基づきスコアリングする．
　　　肝細胞障害型　ALT＞2N＋ALP≦N または ALT 比/ALP 比≧5
　　　胆汁うっ滞型　ALT≦N＋ALP＞2N または ALT 比/ALP 比≦2
　　　混合型　　　　ALT＞2N＋ALP＞N かつ 2＜ALT 比/ALP 比＜5
　　N：正常上限，ALT 比＝ ALT 値/N，ALP 比＝ ALP 値/N
4) 重症例では早急に専門医に相談すること（スコアが低くなる場合がある）．
5) 自己免疫性肝炎との鑑別が困難な場合（抗核抗体陽性の場合など）は，肝生検所見や副腎皮質ステロイド薬への反応性から肝臓専門医が鑑別すべきである．
6) 併用薬がある場合は，その中で最も疑わしい薬を選んでスコアリングを行う．薬物性肝障害の診断を行った後，併用薬の中でどれが疑わしいかは，1. 発症までの期間，2. 経過，5. 過去の肝障害の報告，7. DLST の項目から推定する．
7) 項目 4. 薬物以外の原因の有無で，経過からウイルス肝炎が疑わしい場合は，鑑別診断のためには IgM-HBc 抗体，HCV-RNA 定性の測定が必須である．
8) DLST が偽陽性になる薬物がある（肝臓専門医の判断）．DLST は別記の施行要領に基づいて行うことが望ましい．アレルギー症状として，皮疹の存在も参考になる．
9) 項目 8. 偶然の再投与が行われた時の反応は，あくまで偶然，再投与された場合にスコアを加えるためのものであり，診断目的に行ってはならない．倫理的観点から原則，禁忌である．なお，代謝性の特異体質による薬物性肝障害では，再投与によりすぐに肝障害が起こらないことがあり，このような薬物ではスコアを減点しないように考慮する．
10) 急性期（発症より 7 日目まで）における診断では，薬物中止後の経過が不明のため，2. の経過を除いたスコアリングを行い，1 点以下を可能性が少ない，2 点以上を可能性ありと判断する．その後のデータ集積により，通常のスコアリングを行う．

（文献1より引用）

3) 画像診断のポイント

▶ 画像所見に特徴的なものはない．除外診断が中心となる．

▶ 肝障害の程度により軽症では肝腫大，胆嚢壁の層状構造を伴った肥厚がみられる．

▶ 重症では CT で肝壊死による地図状低吸収域や肝萎縮，腹水がみられる．

● 超音波検査

- 重症例において，急性肝炎と同様に肝実質の不均質化，低エコー化がみられ，門脈周囲の炎症により末梢門脈壁の線状高エコーが目立つようになる．
- 胆嚢は萎縮し，胆嚢壁は肥厚する．
- 劇症肝炎になった場合は，肝の萎縮，実質の地図状エコーや腹水貯留がみられる．
- また，副腎皮質ステロイドやタモキシフェンなどの薬剤では，脂肪肝を呈することもあり，脂肪肝では肝実質の輝度上昇，肝腎コントラストの上昇，深部方向への減衰の増強，脈管の不明瞭化がみられる．

● CT 検査

- 超音波検査と同様に，重症例で肝腫大，門脈に沿った低吸収域，胆嚢の萎縮や壁肥厚がみられる．重症の場合は地図状の低吸収域がみられる．

4) 病理組織のポイント

- 薬物性肝障害に特異的な病理所見はない．

95

Ⅲ 各論

- 特徴的な所見としては，肝細胞障害型，胆汁うっ滞型，混合型の像を呈する症例が多い．
- ほかにも脂肪沈着型，肉芽腫性肝炎型，血管傷害型等の像を呈するものもみられる．
- 一般的には，薬物性肝障害は鑑別診断の最後まで残り，ウイルス性や自己免疫性等，肝障害をきたす原因を除外しての診断となる．

■ 治療のポイント

▶ 原則は原因薬剤の中止．

▶ 重症化に応じ，急性肝不全の治療と同等となる．

▶ 肝障害の程度が強い場合はやウルソデオキシコール酸を投与するが，エビデンスは確立されていない．

▶ 胆汁のうっ滞が強い場合は，ウルソデオキシコール酸を投与し，遷延化がみられた時には副腎皮質ステロイドやフェノバルビタールを使用する．

▶ 劇症化した場合は，急性肝不全の治療と同様に，血液透析と持続的血液濾過透析を行う．

▶ 上記が無効の場合，肝移植が選択肢に挙げられる．

(中河原浩史)

■文献

1) 滝川 一, 他. 肝臓 2005；46 (2)：85-90
2) 厚生労働省. 重篤副作用疾患別対応マニュアル 薬物性肝障害. https://www.mhlw.go.jp/topics/2006/11/dl/tp1122-1i01.pdf (2019 年 8 月閲覧)
3) 小川眞広. 腹部エコーを視て・診る. 永井書店, 2013
4) 大平弘正, 他. 難治性肝疾患の診療を極める. 文光堂, 2014

III 各論

10. アルコール性肝障害 (alcoholic liver damage)

疾患概念

- アルコール性肝障害は肝疾患の中でも日常診療において比較的高頻度に遭遇する疾患である.

- アルコール性肝障害は，長期（通常は5年以上）にわたる過剰の飲酒が肝障害の主な原因と考えられる病態である（非アルコール性肝疾患は男性でエタノール30g/日未満，女性20g/日未満を目安）.

- 病態は脂肪肝から肝炎，肝硬変，肝癌の合併まで多彩な病態を呈し，また患者本人に対しては肝臓のみの障害にとどまることは少なく，消化管・膵・心循環器・神経・骨・筋・造血器と多臓器にわたり障害をきたす可能性がある. 最終的にアルコール依存症に対する治療においては精神科領域の治療も含める必要があり，社会的・環境的要素などを含めた包括的な医療を要する.

- 2014年にアルコール健康障害対策基本法が施行されており，アルコール依存症をはじめとした，アルコールの不適切な摂取が社会的課題となっている.

- 近年C型肝炎に対する治療の飛躍的な進歩により，これまで大部分を占めていたC型肝炎ウイルスによる肝硬変症例は減少していくことが予想されており，肝硬変症例の中で非B非C型症例の割合は経時的に増加している. その半数を占めるといわれているアルコール性肝硬変，そしてアルコールを背景とした肝癌はわが国が直面している問題といえる.

- アルコール性肝障害は，アルコール性脂肪肝 (alcoholic fatty liver)，アルコール性肝線維症 (alcoholic hepatic fibrosis)，アルコール性肝炎 (alcoholic hepatitis)，アルコール性肝硬変 (alcoholic liver cirrhosis)，アルコール性肝癌 (alcoholic hepatocellular carcinoma) の5型に分類される.

■ 診断のポイント

- アルコール性肝障害の診断基準は2011年に「JASBRA アルコール性肝障害診断基準」として改訂されている（**表1**）[1]. 以下にその要点をまとめる.

Ⅲ　各論

表1　JASBRA アルコール性肝障害診断基準（アルコール医学生物研究会，2011年版）

Ⅰ．概念
「アルコール（AL）性」とは，長期（通常は5年以上）にわたる過剰の飲酒が肝障害の主な原因と考えられる病態で，以下の条件を満たすものを指す．
1. 過剰の飲酒とは，1日平均純エタノール60g以上の飲酒（常習飲酒家）をいう．ただし女性やALDH2活性欠損者では，1日40g程度の飲酒でもAL性肝障害を起こしうる．
2. 禁酒により，血清 AST，ALT および γ-GTP 値が明らかに改善する．
3. 肝炎ウイルスマーカー，抗ミトコンドリア抗体，抗核抗体がいずれも陰性である．

付記：
1. 肥満者における AL 性肝障害
肥満者では，1日平均純エタノール60gの飲酒に満たなくても AL 性肝障害を起こしうる．
2. 肝炎ウイルスマーカー，抗ミトコンドリア抗体，抗核抗体陽性例についての取り扱い
肝炎ウイルスマーカーまたは抗ミトコンドリア抗体や抗核抗体が陽性であるが，病理組織で他の病因より AL 性の変化が明らかに強い場合，肝炎ウイルスマーカー陽性など他の病因を付記して AL 性肝障害と診断できる．

Ⅱ．アルコール性肝障害の病型および病理診断
1. アルコール性脂肪肝（Alcoholic fatty liver）
肝組織病変の主体が，肝小葉の30％以上（全肝細胞の約1/3以上）にわたる脂肪化（fatty change）であり，そのほかには顕著な組織学的な変化は認められない．
2. アルコール性肝線維症（Alcoholic hepatic fibrosis）
肝組織病変の主体が，①中心静脈周囲性の線維化（perivenular fibrosis），②肝細胞周囲性の線維化（pericellular fibrosis），③門脈域から星芒状に延びる線維化（stellate fibrosis, sprinkler fibrosis）のいずれか，ないしすべてであり，炎症細胞浸潤や肝細胞壊死は軽度にとどまる．
3. アルコール性肝炎（Alcoholic hepatitis）
肝組織病変の主体が，肝細胞の変性・壊死であり，1）小葉中心部を主体とした肝細胞の著明な膨化（風船化，ballooning），2）種々の程度の肝細胞壊死，3）マロリー体（アルコール硝子体），および4）多核白血球の浸潤を認める．
　a. 定型的：1）〜4）のすべてを認めるか，3）または4）のいずれかを欠くもの．
　b. 非定型的：3）と4）の両者を欠くもの．
背景肝が脂肪肝，肝線維症あるいは肝硬変であっても，アルコール性肝炎の病理組織学的特徴を満たせば，アルコール性肝炎と診断する．
4. アルコール性肝硬変（Alcoholic liver cirrhosis）
肝の組織病変は，定型例では小結節性，薄間質性である．肝硬変の組織・形態学的証拠は得られなくとも，飲酒状況と画像所見や血液生化学検査から臨床的にアルコール性肝硬変と診断できる．
5. アルコール性肝癌（Alcoholic hepatocellular carcinoma）
アルコール性肝障害で，画像診断，または組織診断で肝癌の所見が得られたもので，他の病因を除外できたものを AL 性肝癌と診断する．

付記：
1. アルコール性脂肪肝の臨床的診断と30％未満の脂肪化の取扱い
肝生検が施行されていないが，画像診断で脂肪肝に特有な所見が得られた場合には，AL 性脂肪肝として臨床的に取り扱う．
脂肪化が肝小葉の30％未満の場合，アルコール性脂肪化（alcoholic steatosis）と記載し，アルコール性脂肪肝と区別する．
2. アルコール性肝炎の臨床的診断における重症度（JAS）の取扱い
アルコール性肝炎は，飲酒量の増加を契機に発症し，AST 優位の血清トランスアミナーゼの上昇や黄疸を認める．著明な肝腫大，腹痛，発熱，末梢血白血球数の増加，ALP や γ-GTP の上昇を認めることが多い．このような所見を伴う場合，臨床的アルコール性肝炎として取り扱う．一部のアルコール性肝炎では，禁酒しても肝腫大などアルコール性肝炎の症状が持続するものもあり，肝性脳症，肺炎，急性腎不全，消化管出血などの合併症を伴う場合は予後不良である．別表の AL 性肝炎重症度（JAS）スコアで10点以上の症例は，重症（AL 性肝炎）であり，積極的な治療介入が必要である．8〜9点の症例は10点以上に移行する可能性があり，注意深い経過観察が必要である．3点以上の項目がある場合もその障害に即した早期からの治療介入が望まれる．

Japan Alcoholic Hepatitis Score（JAS）

Score	1	2	3
WBC（/μl）	<10,000	10,000 ≤	20,000 ≤
Cr（mg/dl）	≤1.5	1.5<	3 ≤
PT（INR）	≤1.8	1.8<	2 ≤
Total Bil.（mg/dl）	<5	5 ≤	10 ≤
GI bleeding or DIC	−	+	
Age（yo）	<50	50 ≤	

JAS：≤7：mild，8-9：moderate，10≤：severe

3. アルコール性慢性肝炎（Alcoholic chronic hepatitis）
高田班診断基準（案）でいわゆる「大酒家慢性肝炎」とされた病型は，飲酒によりウイルス性慢性肝炎と類似の門脈域に小円形細胞浸潤を認める症例であり，今後の集積が望まれる．
4. AL 性肝障害の診断基準を現在満たさないアルコール性肝硬変，アルコール性肝癌の取扱いについて
アルコール性肝硬変，アルコール性肝癌では，過去にアルコール性肝障害の診断基準を満たしていた場合は，現在の飲酒量や禁酒による血清 AST，ALT，γ-GTP 活性の改善などアルコール性肝障害の診断基準を満たさなくてもアルコール性肝硬変，アルコール性肝癌と診断できる．
5. 非特異的変化（Non specific lesion）
飲酒による肝機能異常を認めるが，組織学的にほぼ正常の像しか認められない症例をさす．

（文献1より引用）

〈診断基準〉

▶ アルコール性肝障害の診断は以下の３項目で行う.

①５年以上にわたり１日平均純エタノール60g以上の飲酒（常習飲酒家）をいう. ただし女性やALDH2活性欠損者では，１日40g程度の飲酒でもアルコール性肝障害を起こしうる.

②アルコール性肝障害は禁酒により，血清AST，ALTおよびγ-GT値が明らかに改善する.

③肝炎ウイルスマーカー，抗ミトコンドリア抗体，抗核抗体がいずれも陰性である.

● アルコール性肝障害は，①アルコール性脂肪肝，②アルコール性肝線維症，③アルコール性肝炎，④アルコール性肝硬変，⑤アルコール性肝癌の５型に分類され，本疾患の診断は問診時における飲酒の有無，飲酒量の確認が必須である.

● 病型が５つに分けられているが，⑤アルコール性肝癌以外は肝生検を行い病理組織診断のうえで確定診断に至る病型であり，実際の診療の中では，その侵襲性よりそこまで組織検体を得られる機会は多くないため，②のアルコール性肝線維症を除く４病態は，問診・画像診断・バイオマーカー・臨床経過より診断が可能とされている.

● 次に各病態の臨床的要点を簡潔に記す. 各々は問診にて前述した飲酒背景が確認されていることを前提とする.

① アルコール性脂肪肝

● 飲酒早期の変化で，肝細胞がアルデヒドによる変性を生じた病態である. 肝組織病変の主体が，肝小葉の30％以上（全肝細胞の約1/3以上）にわたる脂肪化の状態を指す. 画像診断上脂肪肝の特徴を有するが，肝硬変としての所見は認めない. 症状を呈することは少なく，血液検査異常の有無は問われない.

② アルコール性肝線維症

● アルコールまたはアセトアルデヒドが膠原線維産生細胞（伊東細胞）を直接刺激することにより線維化をきたした病態であり，唯一，肝生検による病理診断でのみ確定診断が得られる. アルコール性脂肪肝からアルコール性肝硬変に至るまでの途中経過のような病態であり，臨床的な疾患像はとらえにくい. バイオマーカー，MRI，超音波検査などによる肝線維化（肝硬度）診断の試みが多く行われており，将来的に非侵襲的診断の実現が期待されている.

③ アルコール性肝炎

● 臨床的アルコール性肝炎の診断は腹痛，発熱を症状とし，画像上著明な肝腫大を認める. トランスアミナーゼ，ALPやγ-GT，黄疸，白血球の上昇を認めることが挙げられる. **表1**[1] の診断基準内に提示されている日本アルコール性肝炎重症度スコア（Japan Alcoholic Hepatitis Score：JAS）において10点以上を重症型アルコール性肝炎と診断し，積極的な治療介入が必要とされる.

● 同疾患は慢性的なアルコール性肝障害（場合によっては肝硬変）を背景に急性アルコール性肝炎が合併したacute on chronicな病態で，いわゆる急性肝不全の疾患群には含めないと規定されている. 多くは肝性脳症，肺炎，急性腎不全，消化管出血，エンドトキシン血症などを伴い，１ヵ月以内に死亡する例が多い重篤な疾患である.

④ アルコール性肝硬変

- ②もしくは③を経て到達する病態で，臨床的には肝硬変の像を呈し，画像上では肝の萎縮・変形，脾臓の腫大を認める．門脈圧亢進症に伴う門脈側副路の発達，腹水が出現するようになる．脾機能亢進に伴う汎血球減少，黄疸，血清アルブミンの低下，プロトロンビン時間の延長，アンモニアの上昇を認め，臨床的診断は比較的容易である．

⑤ アルコール性肝癌

- 上記①〜④を背景肝とした病態下に，画像・組織診断で肝癌の所見が得られたものである．またアルコールは，口腔，咽頭，喉頭，食道，肝臓，大腸，女性の乳房の癌の原因ともいわれるため，肝臓のみではなく全身の検索が必要となる．

1) 症状のポイント

- アルコール性肝障害は通常無症状であるが，アルコール性肝炎においてはその炎症により発熱，右季肋部痛，倦怠感，食欲不振を症状として呈する．
- 重症化により黄疸を認めるようになり，易出血性による消化管出血，感染症，急性腎不全による乏尿・浮腫，腹水による腹部膨満，肝性脳症による傾眠・指南力の低下・意識障害をきたす．
- アルコール性脂肪肝からアルコール性肝線維症，さらにアルコール性肝硬変へと進行するまでほぼ無症状に進行し，肝硬変としての症状を自覚するようになる（「Ⅲ-3肝硬変」参照）．

2) 臨床検査のポイント

- 全般的な特徴としては，血清トランスアミナーゼ高値（AST/ALT＞2），血清γ-GT 高値（ALP の上昇を伴わない），血清中性脂肪の高度〜中等度の上昇，血清ビリルビンの上昇，末梢血多核白血球数増加などである．
- 基本的に肝炎ウイルスマーカーなどは陰性であるが，合併していることも多いので問診が重要となる．

- **トランスアミナーゼ (transaminase)**
  - アルコール性肝障害では AST 有意のトランスアミナーゼ上昇を認め，AST/ALT 比（AAR）は 1 以上となり，ALT 有意の非アルコール性脂肪性肝炎（nonalcoholic steatohepatitis：NASH）との鑑別に有用である．
  - NASH において肝線維化進行例では AAR が 1 以上となることがあるが，脂肪化を認めて AAR が 2 以上となる NASH 症例は少なく，アルコール性肝障害と考えるべきである．

- **γ-グルタミルトランスペプチダーゼ (γ-glutamyltranspeptidase：γ-GT)**
  - アルコール性肝障害における γ-GT の上昇はトランスアミナーゼより先立ってみられることが多く，早期診断に有用である．
  - アルコール以外にも胆汁うっ滞により上昇をきたすため，閉塞性黄疸や原発性胆汁性胆管炎（primary biliary cholangitis）などの疾患を画像診断，および血液検査の抗ミトコンドリア抗体，抗 M2 抗体などでチェックすべきである．

- **平均赤血球容積 (mean corpuscular volume：MCV)**
  - 過度の飲酒により MCV は増大する．
  - 機序としては，エタノールおよびアセトアルデヒドによる赤血球膜の脂質組成の変化などが考えられる．
  - 断酒後も改善に時間を要することが多く，2〜4ヵ月の期間を必要とするといわれている．

- **免疫グロブリン A（immunoglobulin A：IgA）**
  - アルコール性肝障害においては IgA が上昇する.
  - 感度は高いものの，他の慢性肝障害・肝硬変症例でも上昇するため，特異度は低い.
  - 肝炎から肝硬変になるにつれ，より高値を呈する.
- **糖鎖欠損トランスフェリン（carbohydrate deficient transferrin：CDT）**
  - アルコールの継続飲酒により，血中の蛋白質の一つであるトランスフェリンから糖鎖が欠損したトランスフェリンが上昇する.
  - アルコールを飲酒しても γ-GT が上昇しない，いわゆる「ノンレスポンダー」の症例も上昇し，鑑別に有用である.
  - 欧米では保険適応であるが，わが国では 2019 年 8 月現在保険適応申請中である.

3）画像診断のポイント

> ▶ 肝両葉の腫大と脂肪化
> ▶ 脂肪化は単純性脂肪肝と比較し超音波検査で減衰が弱いことが多い
> ▶ 線維化進行例でも他の疾患と比較し萎縮が少ない
> ▶ 肝の部分的な変化となることがあるので注意をする

- **超音波検査**
  - アルコール性肝障害では肝腫大，内部エコーの上昇などであるが，脈管の不明瞭化や深部減衰は認めないことも多く，この点が脂肪肝と異なる[2]（図 1a）.
  - 肝炎をきたしている場合は辺縁鈍化などの慢性肝障害変化と pseudo parallel channel sign と呼ばれる肝動脈の拡張が認められる[3]（図 2a）.
  - アルコール性肝硬変では肝硬変としての形態変化を伴うとともに，他の成因による肝硬変と比較して高エコー結節が多発することが多い.
  - 重症型アルコール性肝炎では内部エコーの高度不均一化，斑状の高エコーや地図状のエコー像を呈するようになり，胆嚢は内腔の消失，壁の浮腫性肥厚を認める. この時期を過ぎると肝の萎縮が著明となり，腹水も認めるようになる[2].
- **CT 検査**
  - アルコール性脂肪肝は通常の脂肪肝と同様で，単純 CT で低吸収を呈し，肝内の脈管は相対的に高吸収に描出される（図 1b）.
  - 脾臓と吸収値を比較し，脂肪肝の場合脾臓よりも低下している.
  - 急性アルコール性肝炎では肝の腫大，実質の吸収低下とともに，胆嚢の狭小化，壁肥厚像を認める（図 2b）. 肝細胞の壊死が進むと肝実質の吸収のムラにより不均一になるとともに，肝萎縮，腹水の出現を認める（図 3）.
  - アルコール性肝硬変では通常の肝硬変の所見に加え，造影動脈相で濃染を呈する再生結節を伴うことが多く，肝癌との鑑別を要する.
- **MRI 検査**
  - MRI では脂肪肝は T1 強調像で高信号を呈し，肝内の脈管はより低信号に描出される. 脾臓と肝臓の信号の差は CT より著しく著明な差が確認できる.
  - 急性肝炎の診断においては特異的な所見が乏しく，有用なエビデンスが少ない.
  - アルコール性肝硬変では早期肝癌のスクリーニング，再生結節などの鑑別に有用である.

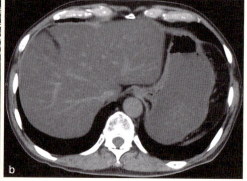

図1　アルコール性脂肪肝　超音波およびCT検査
a：超音波検査．肝実質の輝度上昇を認めるが，深部減衰・脈管不明瞭化は認めていない．b：単純CT検査．脂肪化に伴い肝実質の吸収低下を認め，肝静脈・門脈が造影CTのように高吸収として描出されている．

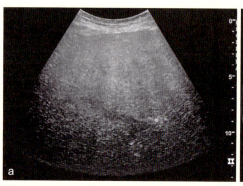 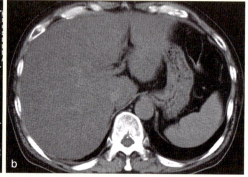

図2　アルコール性肝炎　超音波およびCT検査
a：超音波検査．肝実質の輝度上昇，強い深部減衰・脈管不明瞭化を認める．b：単純CT検査．肝は軽度腫大し，実質の吸収低下を認める．

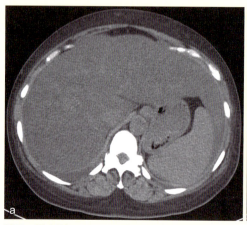 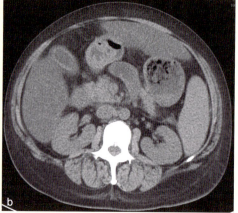

図3　重症型アルコール性肝炎　CT検査
肝は著明に腫大し，実質の吸収低下を認める．胆囊内腔は虚脱し，壁肥厚を認める．

10. アルコール性肝障害（alcoholic liver damage）

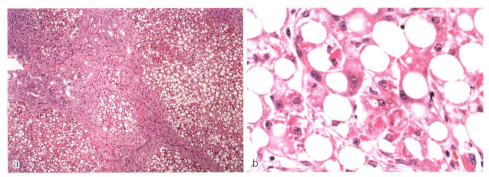

図4　アルコール性肝障害　病理組織
a：HE染色．弱拡大像．若い女性で大量飲酒を継続していた症例の肝組織で，高度の脂肪化と高度の線維化を呈し，肝線維症となっている．b：HE染色．強拡大像．肝細胞の水腫様膨大，脂肪化，肝細胞質に好酸性不定形のマロリー体を多数認める．

4）病理組織のポイント
病理組織では以下の特徴を認める．

- **肝細胞障害**
  - 肝細胞障害には以下の3点の特徴を認める．
    - ・水腫様腫大（hydropic swelling）
    - ・脂肪化（fatty change）
    - ・マロリー体（Mallory body）
- **脂肪化**
  - アルコール性の障害の脂肪化は初期から出現し断酒により消失する．
  - 主に大滴性の脂肪化であり小葉中心静脈周囲に多く認める．
- **線維化**
  - 中心静脈周囲や肝細胞間の網目状の線維増生が特徴となる（図4）．

■ 診療のポイント

> ▶ 飲酒状況の聴取が大切．アルコール飲料の種類，1回量，頻度，購入量，飲酒時間，飲酒によるフラッシュの有無を確かめる．積算飲酒量は〔アルコール濃度×1日量（mL）×0.8（エタノール比重）×日数〕で算出．
> ▶ 治療の原則は全病型を通して禁酒である．
> ▶ アルコール性肝障害は自己責任と放置されがちであるが，何らかの契機に致死的な重症化となることがあることを頭に入れて診療にあたることが重要．

- 治療の原則は全病型を通して禁酒である．
- アルコール性脂肪肝では高中性脂肪血症を伴うことが多く，フィブラート系薬（例：フェノフィブラート，ベザフィブラート）が有効である．
- アルコール性脂肪肝・肝線維症・代償期肝硬変ではポリエンホスファチジルコリンの投与を考慮する．
- 急性アルコール性肝炎では脱水，電解質の補正を行うとともに，栄養障害をきたしている

ことが多く，ビタミン B の補充を行い，Wernicke 脳症の予防を常に考える．

● 入院が必要な場合，禁酒後 20 時間後〜2，3 日間は離脱症状の予防としてベンゾジアゼピン系薬が多く用いられている（例：ジアゼパム 2mg 3 錠，分 3 食後）．

● アルコール性肝硬変に関しては，ほかの成因の肝硬変と基本的な治療法は同様となるため，「Ⅲ章 1　肝硬変」を参考されたい．

● 重症型アルコール性肝炎では積極的な治療介入が必要であり，内科的な全身管理を要する．治療介入の遅れが予後に直結するため，判断を間違えないことが重要となる．治療法として確立されたものはないが，血漿交換，ビリルビン吸着，エンドトキシン吸着，副腎皮質ステロイドの報告があり，最近では白血球が高値である症例に対する顆粒球除去療法，白血球除去療法などの報告が増えている．肝移植による治療は，日本では 6 ヵ月以内の断酒が前提条件とされているため，本病態では適合しないことが多く機会は少ないが予後は良好とされている．

（三浦隆生）

■参考文献

1）アルコール医学生物学研究会編．JASBRA アルコール性肝障害診断基準（2011 年版）．アルコール医学生物学研究会，旭川，2012
2）小川眞広．腹部エコーを視て・診る．永井書店，69，73，2003
3）住野泰清．その他のびまん性肝疾患．実践エコー診断 医学書院，123-125，2001
4）竹井謙之．NASH・アルコール性肝障害を極める．文光堂，288-347，2013

III 各論

11. 脂肪性肝疾患 (fatty liver disease)
：単純性脂肪肝，NAFLD，NASH

疾患概念

● 脂肪性肝疾患は，主な原因として過栄養・低栄養性，代謝・内分泌障害性，アルコール性，薬剤性，その他に大きく分類される．アルコールによる肝障害は前項に挙げるため，ここでは飲酒習慣のない脂肪性肝疾患の総称である非アルコール性脂肪性肝疾患 (nonalcoholic fatty liver disease：NAFLD) について解説をする．

● 過食や肥満などにより組織学上 1/3 以上の肝細胞に脂肪滴が蓄積した状態を脂肪肝としていたが，NAFLD においては 5%以上としている．

● NAFLD は，メタボリックシンドロームの肝臓における表現型と考えられる．

● ウイルス性肝炎が減少している中，今後増加していくことが予測される肝疾患である．

● NAFLD は，肝細胞の大滴性脂肪変性からなり，病態がほとんど進行しない単純性脂肪肝ともいわれる非アルコール性脂肪肝 (nonalcoholic fatty liver：NAFL) と，肝硬変へと進行性の病態となる非アルコール性脂肪肝炎 (nonalcoholic steatohepatitis：NASH) に分類される (**図1**)[1]．

● 多くの症例が無症状であるが，肥満や生活習慣病の諸症状の一環として発見されることが多く，進行例では肝硬変・肝不全時の症状が出現する．

● NAFL は肝疾患関連死の可能性が低いが，NASH に至ると肝硬変への進展や肝癌の合併などが出現し，その可能性が高く注目されている[2]．

■ 診断のポイント

1) 症状のポイント

● 飲酒習慣は，男性で1日30g（エタノール換算）未満，女性で1日20g（同）未満を非飲酒として扱う．

● 薬物の服用や他の肝疾患がないことを確認する．

● 脂肪肝，NAFLD の多くは無症状であるが，NASH で肝線維化が進行すれば他の肝疾患同様，肝硬変に伴う症状が出現する．

● 症状がある場合も倦怠感や肝腫大による右上腹部不快感などの非特異的な症状がほとんどである．

● 症状がないため病歴聴取が重要であり，BMI やウエスト径のみならず，運動習慣，食生活などを聴取し，若いころからの10kg 以上の体重増加や，1年間で3kg 以上の体重減少がある場合などは，積極的に脂肪肝を疑って検査を進める．

● 主に本疾患を示唆する特徴を挙げると，BMI が25を超える肥満者，女性では閉経期以降，倦怠感や不眠，さらには運動能力低下の訴え，脂質異常症，高血圧，耐糖能異常などいわゆる生活習慣病の合併，診察上の肝腫大，などが挙げられる．

2) 臨床検査のポイント

● 脂肪肝，NAFLD に特異的な血液検査所見はない．

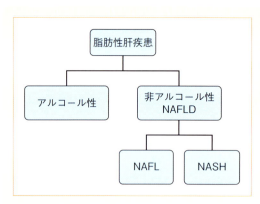

図1 脂肪性肝疾患の分類
NAFLD：nonalcoholic fatty liver disease；非アルコール性脂肪性肝疾患
NAFL：nonalcoholic fatty liver；非アルコール性脂肪肝
NASH：nonalcoholic steatohepatitis；非アルコール性脂肪肝炎
（文献1より転載）

表1　NAFICスコア

項目	cut-off 値	点数
フェリチン	300 ng/mL 以上（男性），200 ng/mL 以上（女性）	1
空腹時インスリン	10 μU/mL 以上	1
IV型コラーゲン7S	5.0 ng/mL 以上	2

（文献3より引用）

表2　NAFLD fibrosis score と FIB-4 index

	計算式	cut-off 値
NAFLD fibrosis score	$-1.675+0.037×$年齢（歳）$+0.094×$BMI $(kg/m^2)+1.13×$空腹時高血糖/糖尿病（あり=1，なし=0）$+0.99×$AST/ALT 比 $-0.013×$血小板 $(10^9/L)-0.66×$Alb (g/L)	陰性：-1.455 陽性：0.676
FIB-4 index	年齢（歳）$×$AST $(IU/L)/$血小板 $(10^9/L)×\sqrt{ALT\,(IU/L)}$	陰性：1.45 陽性：3.25

（文献5, 6より引用）

- "男性で ALT 30 IU/L 以下，女性で ALT 20 IU/L 以下，かつ AST＞ALT を満たさない場合"に肝機能障害を疑い，血液検査によりウイルス性肝炎，自己免疫性肝疾患，代謝性肝疾患などの慢性肝疾患を除外する．
- NAFLD の多くはメタボリックシンドロームの合併を伴うため，血液検査上，耐糖能異常や脂質異常症，高尿酸血症を認める．
- NAFLD からの NASH の拾い上げには，フェリチン，空腹時インスリン，IV型コラーゲン7S から求められる NAFIC スコア（**表1**）が有用であり，合計2点以上で NASH を強く疑う[3]．
- NAFLD ではウイルス性肝炎に比べ肝線維化の進展に伴う血小板低下の程度が軽く，血小板15万/L 以下の症例では肝硬変を疑う[4]．
- AST/ALT 比が 0.8 以上で，血小板数が低く，肝線維化マーカー（ヒアルロン酸，IV型コラーゲン7S）が高い症例は，線維化の進展した NASH の可能性がある．肝線維化進展予測としては NAFLD fibrosis score[5] や FIB-4 index[6] が有用である（**表2**）．

3) 画像診断のポイント

> ▶ 超音波検査 B モード像の高輝度肝, 深部減衰の増強, 脈管の不明瞭化.
> ▶ 単純 CT の肝脾 CT 値比 (liver/spleen ratio : L/S 比) の低下.
> ▶ MR spectroscopy (MRS) では脂肪定量が可能.

- 脂肪肝・NASH の拾い上げとして, 最も有用かつ侵襲性のない画像検査は超音波検査である. スクリーニングとして, まずは超音波検査を行うべきである.
- 超音波検査は感度は高いが脂肪化に関する定量法は開発中である. 超音波減衰を数量化して評価する手法があり, 客観的な手法として期待されている.
- NASH の拾い上げ, 線維化進行度の判断には肝硬度測定 (share wave elastography) が有用である. 肝硬度には弾性と粘性の 2 つの要素があるが, 脂肪化の進行に伴い粘性が上昇し, 線維化が進行すると弾性が上昇するとされる.

● 超音波検査

- 脂肪肝の特徴的な所見としては以下の 4 項目になる. これらの所見がすべて満たされていると, 肝細胞の約 30% 以上に脂肪沈着を認める像とされる.
  ① 高輝度肝：肝実質の緻密な微細点状高エコー像.
  ② 深部方向の減衰の増強 (deep attenuation) (図 2)：プローブから離れるにつれて肝実質の輝度が徐々に低下していく.
  ③ 肝腎コントラスト陽性 (図 3)：肝右葉 (S6) に接する右腎の皮質に比べて肝実質の輝度が上昇する.
  ④ 脈管の不明瞭化 (vascular blurring)：肝静脈などの脈管と肝実質の境界が不明瞭となる.
- すべての所見が揃わない場合は, 肝脂肪化と表記する.
- 肝臓の血流分布は均一ではないため, 脂肪が不均一に沈着した場合, 斑状の脂肪沈着として観察される. これは減量などによる肝臓の脂肪化の改善期にもよくみられる.
- 脂肪肝の診断では肝腫瘍性病変との鑑別において注意すべき点がある. 肝の血流分布が異なる部分 (門脈以外の血流を受ける部分) に脂肪の非沈着部ができ, 相対的なエコーレベルの差により腫瘍性病変として扱われることがある. spared area (図 4, 5) と呼ばれ, この部分の肝実質のスペックルパターンの乱れがなく, カラードプラで血流走行に偏位を認めない場合には, 腫瘍性病変とする必要はない.
- 腹部超音波検診判定マニュアルでは, 高輝度肝, 肝腎コントラスト, 深部減衰, 脈管不明瞭化のいずれかを認めた場合, 脂肪肝, カテゴリー 2 の判定としている.
- これまで脂肪肝の組織学的な診断は脂肪沈着が 30% 以上とされていたが, 5% から NAFLD を拾い上げることの重要性が問われるようになり, 超音波検査の感度の高さに期待がかかっている.
- 超音波検査において定量的に脂肪化を評価する減衰イメージも出現している.
- NASH では, ある程度進行すると他の肝疾患同様, 肝辺縁の鈍化, 肝表面・裏面の凹凸不整がみられ, さらに線維化が進行すると左葉腫大, 右葉は萎縮を認める.
- 超音波検査 B モードで脂肪肝の診断は可能であるが, アルコール性脂肪肝と NAFLD, NASH の判別は困難である.

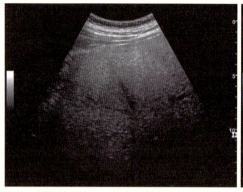

図2　脂肪性肝疾患　超音波検査①
深部方向の減衰の増強と胆管の不明瞭化を認める．

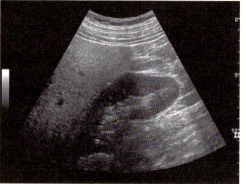

図3　脂肪性肝疾患　超音波検査②
肝腎コントラスト陽性．腎皮質に比べ肝実質の輝度が上昇し，高輝度肝を呈している．

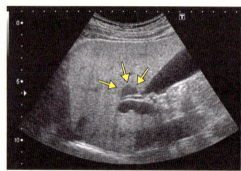

図4　脂肪性肝疾患　超音波検査③
spared area．門脈水平部腹側．胆嚢床近傍に脂肪の沈着していない領域を認める（矢印）．

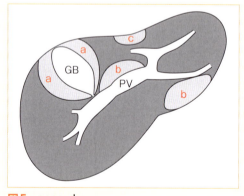

図5　spared area
a：胆嚢静脈の灌流領域．b：右胃静脈の異所性灌流領域．c：Sappeyの静脈灌流領域．

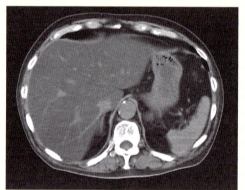

図6　脂肪性肝疾患　CT検査
脾臓に比べ肝臓の吸収値が低下している．

- **単純CT検査**
  - 肝臓に脂肪沈着があるとCTの吸収値が低下する．
  - CT値を用いることで肝臓の脂肪化を定量的に評価することが可能である．
  - CTでは肝臓のCT値と脂肪化に影響を受けにくい脾臓のCT値の比（L/S比）を用い，1以下を脂肪肝として評価をする（図6）．肝臓の脂肪化の程度を定量化することも可能で

11. 脂肪性肝疾患（fatty liver disease）：単純性脂肪肝，NAFLD，NASH

表3　腹部CT検査による脂肪肝の測定法と評価

脂肪肝の測定法（L/S比の測定法）	
・測定部位のROIは直径2cmの円を用いる ・肝臓の右葉，左葉，脾臓2箇所からCT値（Hounsfield Number）を測定する ・（肝臓の右葉，左葉のCT値の平均値）÷（脾臓の2箇所のCT値の平均値）を計算してL/S比を測定する	
L/S比と肝生検における脂肪化の対応表	
肝臓内に脂肪沈着なし	L/S比 1.2程度
肝臓内に30%以下の脂肪沈着	L/S比 1.12程度
肝臓内に30〜60%の脂肪沈着	L/S比 1.01程度
肝臓内に60%以上の脂肪沈着	L/S比 0.9程度
CTによる脂肪肝診断の注意点	
・CT値を測定するときは，大血管を含まない部位にROI（region of interest：関心領域）を設定する． ・線維化が進展している例では，明らかな脂肪肝所見が消失している場合がある． ・肝臓の脂肪化が局在化している例では，ROIの設定により値がばらつくことがある． ・超音波検査よりもコストが高く，被曝の問題もある．	

（「日本消化器病学会，NAFLD/NASH 診療ガイドライン 2014，75，2014，南江堂」より許可を得て転載）

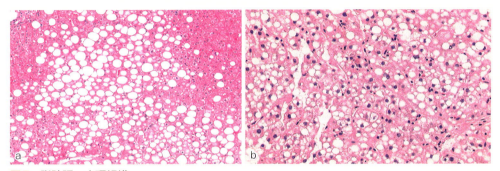

図7　脂肪肝　病理組織
症例により脂肪滴の大きさは異なる．a：大滴性脂肪肝（macrovesicular steatosis）．肝実質の1/3以上に大滴性脂肪変性を認める．b：小滴性脂肪肝（microvesicular steatosis）．大滴性の脂肪空胞も散見されるが，主に小さな脂肪空胞が肝細胞の細胞質に充満している．

ある（**表3**）[6]．

- **MRI検査**
  - MRIは脂肪成分を選択的に画像化することが可能である．
  - MRSは沈着した脂肪の組成まで診断が可能で優れた定量法であるが，撮像に時間がかかることが欠点となる[7]．

4）病理組織のポイント

- 脂肪肝における肝生検の目的は，NAFLとNASHの鑑別，重症度の把握，治療効果判定の3点である．
- 脂肪滴の大きさはさまざまでこれにより超音波検査では減衰の違いなど画像に差が生じる．
- NAFLDは脂肪沈着を認めるが肝細胞障害（風船様変性）と線維化を認めない病態をいう（**図7**）．肝臓の5%以上に脂肪滴を認めれば肝脂肪化とする．
- NASH（**図8**）では脂肪沈着と炎症性細胞浸潤（lobular inflammation, portal inflammation）に加えて，風船様変性（ballooning），マロリー体（Mallory body）が出現する．線維化についてはHE染色に加え，Masson trichrome, elastica van Gieson（EVG），

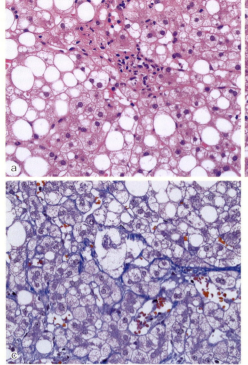

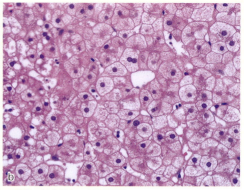

図8　NASH　病理組織
a：HE染色．強拡大．脂肪沈着と小葉内壊死炎症巣および少数の胞体が風船様に腫脹・変性した肝細胞（ballooning）が認められる．b：HE染色．強拡大．中心静脈周囲に多数の風船様変性肝細胞が認められる．図bの辺縁部左上方にみられる非変性の肝細胞と比較すると大きさが理解できる．c：Masson trichrome染色．強拡大．中心静脈近傍の肝細胞周囲に膠原線維が青く染色され，線維化が進展していることがわかる．

表4　Matteoni分類

type 1	脂肪沈着	NAFL
type 2	脂肪沈着＋小葉内炎症	NAFL
type 3	脂肪沈着＋肝細胞の風船様変性	NASH
type 4	脂肪沈着＋肝細胞の風船様変性＋マロリー体あるいは線維化	NASH

（文献8より引用）

銀（Ag）染色などの特殊染色を併用し，評価する．肝細胞周囲を取り囲むような線維化や類洞に沿った線維化が特徴的である．
- さらに線維化が進行したNASHでは，炎症や脂肪化が沈静化し，わずかな脂肪化と線維化のみを認めることがある．これをburn out NASHと呼ぶ．
- 病理組織診断書には，総合評価としてMatteoni分類（**表4**）[8]やNAFLD activity score（NAS）（**表5**）[9]を記載する．Matteoni分類では，type1と2はNAFL，type3と4はNASHと分類される．NASでは脂肪化，小葉内炎症，風船様変性のスコアの合計により，0～2点はNAFL，3～4点はBorderline NASH，5～8点をNASHとしている．これらの分類はいずれも特徴と欠点が指摘されているが，臨床・病理間では，頻用されている．また，NASHと診断した場合にはBrunt分類（**表6**）[10, 11]に基づく活動性と線維化進行度の評価も加える．

11. 脂肪性肝疾患 (fatty liver disease)：単純性脂肪肝，NAFLD，NASH

表5 NAFLD activity score (NAS)

項目	定義	点数
脂肪化	＜5％	0
	5〜33％	1
	33〜66％	2
	＞66％	3
小葉内炎症	なし	0
	＜2ヵ所（対物20倍の視野）	1
	2〜4ヵ所	2
	＞4ヵ所	3
ballooning変性	なし	0
	少数	1
	多数	2

（文献9より引用）

表6 Brunt分類

活動（grading）	steatosis	ballooning	lobular inflammation （×200倍視野）	portal inflammation
grade 1 (mild)	最大66％	ときどき	2ヵ所未満	なし〜軽度
grade 2 (moderate)	5％以上	zone 3に明らか	2〜4ヵ所	軽度〜中等度
grade 3 (severe)	66％以上	zone 3に著明	5ヵ所以上	軽度〜中等度
病期（staging）				
stage 0	線維化なし			
stage 1	小葉中心部の線維化			
stage 2	stage 1＋門脈域の線維化			
stage 3	bridging fibrosis			
stage 4	肝硬変			

（文献10，11より引用）

■ 治療のポイント

▶ NASHという進行性の病態が含まれていることを視野に入れて治療に臨む必要がある.

▶ 糖尿病，脂質異常症，高血圧などを合併する場合はまずそれらの治療をするが，NAFLD/NASHに対し有効性がある薬剤を優先的に使用する.

▶ 合併症がない場合は，食事療法や運動療法などの日常生活の是正.

▶ 生活習慣の是正や他疾患の治療によっても肝機能が改善しない場合，肝生検を含めた精密検査を考慮する.

● NASHの自然経過は明らかでないが，肝臓の線維化が進行するもの，変化しないもの，改善するものがそれぞれ1/3程度であり[12]，NASHによる肝硬変からの肝発癌率は5年で11.3％といわれている[13].

● 食事運動療法は基本であり，NAFLD/NASHに対しても有効である.

● 糖尿病，脂質異常症，高血圧の治療薬にはNAFLD/NASHに対しての有効性が示唆され

111

ているものがあり，合併症例では積極的にそれらの薬剤を選択することが推奨されている.

- インスリン抵抗性合併 NASH に対しピオグリタゾン塩酸塩は組織像の改善効果を認め，有効といわれる.
- 脂質異常症改善薬であるエゼチミブ，HMG-CoA 還元酵素阻害薬は，高コレステロール血症を有する NAFLD/NASH に有効といわれている.
- 降圧薬のアンジオテンシンⅡ受容体拮抗薬（angiotensinⅡ receptor blocker：ARB）は肝星細胞を活性化するため NASH に対して有効といわれ，高血圧合併症例の投与が推奨されている.
- 抗酸化療法としてビタミン E（400IU/日）による肝脂肪化の改善が示唆されている.
- 肝庇護薬であるウルソデオキシコール酸やグリチルリチン・グリシン・システイン配合剤は肝機能改善効果はあるものの，通常量での NAFLD/NASH に対する有効性は明らかでない.
- NASH 進行肝不全症例においても，肝移植は治療の一選択肢になる.

（熊川まり子）

■文献

1) 日本肝臓学会「NASH・NAFLD の診療ガイド 2015」2015 年．P3，文光堂
2) Chalasani N et al. Hepatology 55：2005-2023, 2012
3) Sumida Y et al. J Gastroenterol 46：257-268, 2011
4) Younossi ZM et al. Mod Pathol 11：560-565, 1998
5) Angulo P et al. Hepatology 45：846-854, 2007
6) Reeder SB et al. J Magn Reson Imaging 34：729-749, 2011
7) 日本消化器病学会．NAFLD/NASH 診療ガイドライン 2014．南江堂，75，2014
8) Matteoni CA et al. Gastroenterology 116：1413-1419, 1999
9) Kleiner DE et al. Hepatology 41：1313-1321, 2005
10) Brunt EM et al. Am J Gastroenterol 94：2467-2474, 1999
11) Brunt EM et al. A Practical Guide. Wiley-Blackwell, 27-36, 2013
12) Argo CK et al. J Hepatol 51：371-379, 2009
13) Yatsuji S et al. J Gastroenterol Hepatol 24：248-254, 2009

III 各論

12. 体質性黄疸

> **疾患概念**
> - 体質性黄疸は遺伝性ビリルビン代謝障害であり，先天性黄疸，遺伝性高ビリルビン血症などとも呼ばれている疾患である．
> - 黄疸の原因には，肝細胞障害性，胆汁流出が障害される閉塞性，赤血球の溶血などがあり，鑑別を要するが，ビリルビンの合成過程においての遺伝的な異常により黄疸を生じる病態のため，生化学データや画像診断で異常を認めない黄疸となることが多い．
> - 体質性黄疸は，間接型ビリルビンが上昇する Gilbert 症候群，Crigler-Najjar 症候群（1型，2型）と，直接型ビリルビンが上昇する Dubin-Johnson 症候群，Rotor 症候群に分類される（**表1**）[1]．
> - Gilbert 症候群⇒グルクロン酸抱合活性能の低下，Crigler-Najjar 症候群⇒グルクロン酸抱合活性能の完全欠損（1型）と不完全欠損（2型）は，*GT1A1* の遺伝子異常により生じる．
> - Dubin-Johnson 症候群⇒胆汁酸排泄の輸送体の一つの *MRP2* 遺伝子の異常，Rotor 症候群⇒結合蛋白質の一つの遺伝子異常とされる．
> - Crigler-Najjar 症候群以外は比較的予後良好である．

表1　体質性黄疸の種類と鑑別

	体質性黄疸				
	間接型ビリルビン上昇			直接型ビリルビン上昇	
	Gilbert 症候群	Crigler-Najjar 症候群		Dubin-Johnson 症候群	Rotor 症候群
		1型	2型		
頻度	人口の 5～6%	きわめてまれ	まれ	まれ	まれ
遺伝形式〈常染色体〉	優性・劣性（混在）	劣性	劣性（大部分）	劣性	劣性
原因酵素活性	UGT1A　約30%に低下	UGT1A　欠損	UGT1A　10%以下に低下	MRP2　欠損	GST　低下
血清ビリルビン	1～6mg/dL　カロリー制限やニコチン酸負荷で上昇	20mg/dL 以上	6～20mg/dL	1～5mg/dL	3～10mg/dL
ICG 負荷試験	正常	—	正常	正常	高値
胆道シンチグラフィ　　^{99m}Tc-IDA　　^{99m}Tc-PI	正常　正常	—　—	—　—	取り込み正常，排出遅延　正常	取り込み低下　取り込み低下
経口胆嚢造影	—	—	—	造影不良	正常
尿中コプロポルフィリン	—	—	—	排出量正常	排出量増加
肝組織所見，肉眼所見	正常	正常	正常	リポフスチン様顆粒沈着，黒色肝	正常
フェノバルビタールへの反応（血清ビリルビン）	低下	なし	低下	なし	なし

（文献1より引用）

Ⅲ　各論

■ 診断のポイント

1）症状のポイント

- 眼球結膜の黄染を認める顕性黄疸が特徴となる.
- 眼球結膜の黄染は柑橘症（カロチン血症）などの過剰摂取との鑑別にも有用となる.
- 遺伝的疾患のため鑑別疾患に挙げ，家族歴などをよく問診することが診療のポイントとなる.

2）臨床検査のポイント

- 間接型ビリルビンが上昇する Gilbert 症候群，Crigler-Najjar 症候群と溶血性貧血との鑑別は，溶血による血清 LD および AST の上昇やハプトグロビン低下で行う.
- 直接型ビリルビンが上昇する Dubin-Johnson 症候群，Rotor 症候群と肝細胞性や胆汁うっ滞による肝障害との鑑別は，ビリルビン以外の生化学データや画像診断で鑑別が可能となる.
- 血清ビリルビン値が Gilbert 症候群で 1～6 mg/dL，Crigler-Najjar 症候群 I 型で 20 mg/dL 以上，Ⅱ型で 6～20 mg/dL，Dubin-Johnson 症候群で 1～5 mg/dL，Rotor 症候群で 3～10 mg/dL，程度とされる.
- 各症候群の鑑別には ICG 負荷試験，胆道シンチグラフィ経口胆嚢造影，尿中コプロポルフィリン，フェノバルビタールの経口投与などにより行われる.

■ 治療のポイント

- Crigler-Najjar 症候群の一部は小児期より指摘され，光線療法や血漿交換，さらには肝移植などの治療適応となる.
- Crigler-Najjar 症候群以外の成人例では，予後はよく治療の必要がない.
- 薬物代謝には黄疸が影響する場合があるため，内服薬などを投薬する際には注意を要する.

（小川眞広）

■文献

1）中牟田誠. 体質性黄疸. 金澤一郎, 他（編）. 今日の診断指針　第7版, p816, 医学書院, 2015

| III | 各論　13. 先天代謝異常 |

a) ヘモクロマトーシス，ヘモジデローシス
(hemochromatosis, hemosiderosis)

| 疾患
概念 | ● 鉄代謝異常により，十二指腸および小腸からの鉄吸収が持続的に亢進し，肝臓，膵臓，心臓をはじめ，さまざまな臓器に鉄が過剰に蓄積した結果，臓器障害が引き起こされる疾患である.
● 遺伝性と二次性があり，遺伝性は第6染色体短腕上にある *HFE* 遺伝子の変異が原因で，常染色体劣性遺伝であるが，本邦にはほとんど存在しないといわれる. ほかにまれな例として *TFR2* 遺伝子変異，*HAMP* 遺伝子変異，*HFE2* 遺伝子変異が報告されている. 続発性はヘモジデリン沈着症として鉄過剰症の一病態であり，ヘモジデローシスとも呼ばれ，大量輸血，鉄芽球性貧血，アルコール多飲などに多く認められる[1,2].
● 一般的には40歳を過ぎて発症するが，遺伝子異常のタイプにより若年発症もある. |

■ 診断のポイント

1) 症状のポイント

● 自覚症状は出現しにくい. 体重減少，倦怠感，関節痛，無月経，性的不能症などの症状や，肝機能障害がきっかけとなることが多い.

● 進行すると，肝硬変や糖尿病，心筋症，皮膚色素沈着などがみられる.

● 他覚所見としては皮膚所見が特徴的であり，灰色〜青銅色の変化で，体幹体毛の脱毛がみられることもある. 肝腫大も高頻度にみられるが，肝硬変に至るとくも状血管腫，肝萎縮，脾腫などの所見を呈する.

2) 臨床検査のポイント

● 腸管からの鉄の吸収亢進に伴い，血清鉄（180 μg/dL 以上），トランスフェリン飽和度（60% 以上），フェリチン値（500 ng/mL 以上）が上昇する.

● トランスフェリン飽和度＝血清鉄÷総鉄結合能（TIBC）×100%

● トランスアミナーゼ（AST，ALT）の上昇（非特異的）.

● 心電図における不整脈や，場合により心不全所見.

● 低インスリン分泌型の糖尿病.

● 下垂体障害・内分泌不全による機能不全（ゴナドトロピンや性腺ホルモン，甲状腺刺激ホルモンや甲状腺ホルモン，副腎皮質刺激ホルモンや副腎皮質ホルモンの異常）.

3) 画像診断のポイント

▶ 鉄を反映した画像所見が特徴.

▶ 鉄の沈着による超音波検査の特異的な所見はなく，CT や MRI 検査のほうが鉄の成分を反映し，特徴的な所見を呈する.

▶ 肝癌を合併するとされているため，定期的なサーベイランスが必要である.

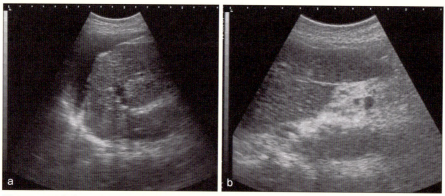

図1 ヘモジデローシス　超音波検査（Bモード像）
長期の鉄過剰により肝硬変の形態を呈し，右肋間走査（a）では肝表面に腹水貯留を認めている．正中縦走査（b）では尾状葉の腫大とともに肝輪郭の凹凸不整を認める．内部エコーも不均質であり，やや低エコー化を認める．

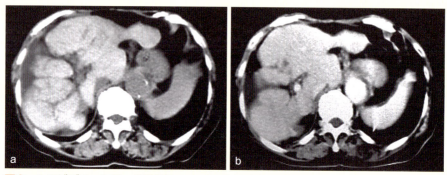

図2 ヘモジデローシス　CT検査
a：単純．肝臓の両葉の萎縮とともに肝表面の粗大な凹凸不整を認める．また，肝実質が脾臓と比較して高吸収域を呈している．b：造影CT動脈優位相．脾臓の造影効果に比較して肝実質は造影効果が弱くなっている．

- **超音波検査**：脂肪肝と異なり特異的な所見はなく，長期の鉄沈着による肝萎縮をはじめとする慢性的な肝の形態変化から罹病期間の長さを推測することになる（図1）．
- **CT検査**：鉄の蓄積によりCT値がびまん性に上昇し，いわゆる"white liver"を呈する（図2）．
- **MRI検査**：T1強調像，T2強調像ともに信号強度の低下を示し，特徴的な所見を呈する（図3）．

4）病理組織のポイント

- 過剰な鉄が肝に沈着し，肝の色はホルマリン固定標本では褐色から暗褐色を呈する（図4a）．
- 一般的にヘモジデローシスでは組織破壊は乏しく，遺伝性のヘモクロマトーシスでは組織破壊がみられ，線維化が進行し，肝硬変に至る．
- 組織に蓄積した鉄は，HE染色では濃茶褐色の（図4b），ベルリン青染色では青色の顆粒状にみえる．

13. 先天代謝異常　a) ヘモクロマトーシス，ヘモジデローシス (hemochromatosis, hemosiderosis)

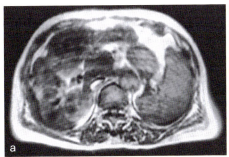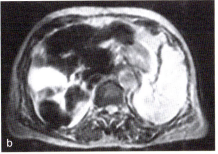

図3　ヘモジデローシス　MRI検査
a：T1強調像．肝臓の両葉の萎縮とともに肝表面の粗大な凹凸不整を認める．また，肝実質が脾臓と比較し低信号を呈している．b：T2強調像．肝実質の著明な低信号化を認める．

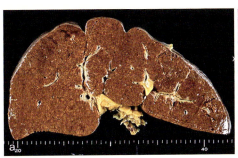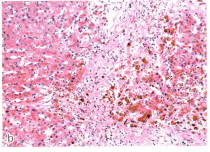

図4　ヘモジデローシス　病理組織
a：剖検例．頻回の輸血により鉄過剰となり，肝の鉄が沈着．肝は腫大し，褐色調に変色している．b：HE染色．沈着した鉄が肝細胞の好酸性細胞質の色より濃い茶褐色に認められる．

■ 治療のポイント

- ▶ 本邦ではまれなため，本疾患を疑う場合は二次性（ヘモジデローシス）を疑う．
- ▶ 大量輸血，大量飲酒，無効造血，長期鉄剤投与などが予測できる場合，早期に発見し，原因の除去または瀉血を開始する．

- 瀉血が困難な例では，デフェロキサミンメシル酸塩を用いたキレート療法を行う（経口キレート薬であるエクジェイド®は保険適応外）．
- 瀉血は毎週1回400 mLをめどに行い，Hb 11 g/dL程度を目標として血清鉄，トランスフェリン飽和度，フェリチン値が正常範囲に入るまで続ける．その後は維持療法として回数を減らして継続する．

（小川眞広）

■文献
1) 矢崎義雄（編）．ヘモクロマトーシス．内科学．第11版．朝倉書店，1820-1823，2017
2) 大竹孝明，他．ヘモクロマトーシス．別冊日本臨牀 新領域別症候群シリーズ，no.13，451-456，2006

Ⅲ 各論　13. 先天代謝異常

b）Wilson 病（Wilson disease）

疾患概念

- 13 番染色体長腕 13q14.3 に位置する ATPase の遺伝子 *ATP7B* の突然変異により，肝臓に過剰な銅が蓄積し，さらにはさまざまな臓器へも銅が蓄積することにより引き起こされる．
- 肝障害がみられる症例を肝型，一般検査で肝機能障害がなく神経・精神症状がみられる症例を神経型，両方がみられる症例を肝神経型と分類する．
- 発症頻度は 3～4 万人に 1 人，保因者は 100～120 人に 1 人と考えられ，肝型は 8～9 歳が発症のピークで，神経型は 11 歳以降に多いが，あらゆる年齢で発症すると考えられる[1]．

■ 診断のポイント

1）症状のポイント[1]

- 急性肝不全や溶血発作のため幼少期に発見される例がある．
- 肝型では，肝腫大，脾腫，肝機能障害，腹水，浮腫，静脈瘤からの出血，思春期遅発，無月経症，血液凝固障害などの症状がある．
- 急性肝不全型は若年の女性に優位に起こる（男女比 1：2）．

2）臨床検査のポイント[1]

- 『Wilson 病診療ガイドライン 2015』[1] に基づいて診断を進める．以下にそのポイントをまとめる．
- Wilson 病は Kayser-Fleischer 輪と血清セルロプラスミン，尿中銅の測定で診断できる例が多い．
- 血清セルロプラスミン値が 10 mg/dL 以下の高度低下例では Wilson 病が強く疑われ，20 mg/dL 未満の例では Wilson 病を鑑別する必要がある．しかし血清セルロプラスミンが正常であっても否定はできない．
- 24 時間尿中銅は 100 μg/24 時間以上であるが，40～100 μg/24 時間の場合も Wilson 病を否定することはできない．
- 血中遊離銅〔血中銅（μg/dL）－3.15×セルロプラスミン（mg/dL）〕が 20～25 μg/dL 以上に増加する．
- 小児においては，ペニシラミン負荷テストは診断に有用となる．
- Kayser-Fleischer 輪は神経型の約 90％，肝型の約 50％にみられる．
- 急性型では，Coombs 試験陰性の溶血性貧血や腎不全を伴った肝不全で発症する．
- トランスアミナーゼはウイルス性の急性肝不全に比べて低値の傾向があり，黄疸，低ヘモグロビン，低コリンエステラーゼを認める例では Wilson 病を疑う．

118

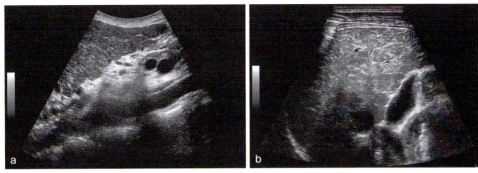

図1 Wilson病　超音波検査
Bモード．a：正中縦走査，b：右肋間走査．a，bともに肝実質は不均質で，門脈域のエコーレベルの上昇が目立つ．

3) 画像診断のポイント

> ▶ 特異的な腹部画像所見はない．
> ▶ 脂肪化や肝硬変など組織進行度に応じた画像所見．

- 成人で発見されたWilson病の肝硬変で治療経過の長い症例を提示する．
- 超音波検査（図1）
  - 成人例では肝硬変が多く，肝実質が不均質で線状の高エコー像が目立つ．裏面に凹凸がみられる．肝硬変では組織所見を反映した粗大結節が集合した状態に映る．
- CT検査（図2）
  - 脾腫や脾静脈の拡張から門脈圧の亢進がうかがわれる．
  - また，肝表面の凹凸，右葉の萎縮，左葉の腫大から肝硬変と診断される．
  - 銅の原子量は大きいため銅の沈着によりCTで高吸収を示す可能性が記載された文献はあるが，まれであり肝硬変の結節がわずかに高吸収を示す症例にとどまる．
- MRI検査（図3）
  - T1強調像で肝は脾と同等の信号強度で，T2強調像では低信号強度を示す．
  - 銅は強磁性ではないためMRIでは銅の沈着をとらえられない．

4) 病理組織のポイント

- 肝硬変の場合，マクロ像が特徴で，ウイルス性の肝硬変と比して，結節が大きく，結節肝の線維性組織の幅が狭いのが大きな特徴である（図4a）．
- 肝に銅が沈着することにより引き起こされる肝細胞障害と線維化が組織学上の所見である．
- 組織における銅沈着はルベアン酸染色等の特殊染色で確認できる（図4b）．

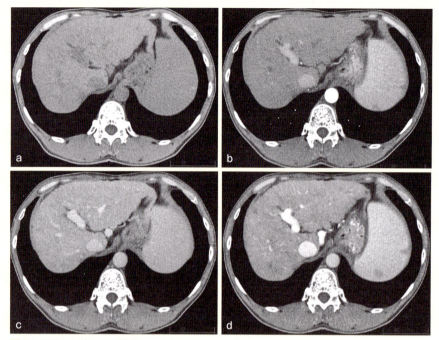

図2 Wilson病 CT検査
a：単純．b：動脈優位相．c：門脈優位相．d：肝静脈相．左葉の腫大，右葉の萎縮，肝表面，裏面の凹凸不整，腫瘍を認め，肝硬変と診断される．

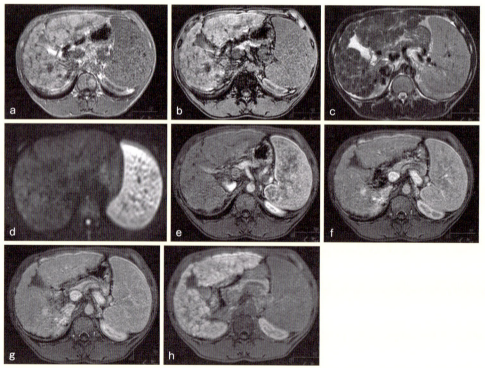

図3 Wilson病 MRI検査
a：T1強調像 (in phase)．b：T1強調像 (out of phase)．c：T2強調像．d：DWI．e〜h：EOB・プリモビスト®造影 (e：動脈優位相．f：門脈優位相．g：肝静脈相．h：肝細胞造影相)．肝硬変であり脾腫，肝表面の凹凸不整を認める．T1強調像では肝臓は脾臓より高信号を呈している．肝実質は不均質である．EOB・プリモビスト®造影の肝細胞相で比較的大きな再生結節であることがわかる．

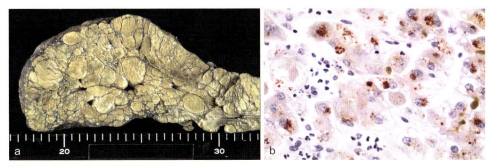

図4 Wilson病 病理組織
a：剖検例．特徴的な肉眼像を呈するWilson病．すなわち硬変結節が大きく結節内線維化が狭い．b：銅染色（ルベアン酸染色）．強拡大．沈着した銅が赤褐色に染色される．

■ 治療のポイント

> ▶ 大きく分けて亜鉛製剤とキレート剤がある．亜鉛は腸管からの銅の吸収を抑制する．キレート剤は体内に蓄積した銅と結合して，尿中に排泄する作用がある．
>
> ▶ 治療は初期治療（銅を積極的に除銅する）と，維持治療に分かれ，維持期の投与量は初期治療の2/3程度とする．維持期は酢酸亜鉛水和物単独でも可能．
>
> ▶ 急性肝不全や溶血性貧血では肝移植が適応となる．

- 亜鉛製剤としては酢酸亜鉛水和物を空腹時に投与する．キレート剤にはトリエンチン塩酸塩やペニシラミンがある．トリエンチン塩酸塩のほうが副作用は少ないが，保険診療上はペニシラミン耐性のWilson病に適応が認められている．
- ペニシラミンには抗ピリドキシン作用があるため，ビタミンB_6の併用が必要である．
- 必要以上に銅が低下し，銅欠乏が持続することで鉄芽球性貧血や肝鉄過剰症が引き起こされるため，尿中銅排泄量を確認しながらの治療が必要である．重要なポイントがいくつかあるが，Wilson病診療ガイドラインに詳しく記載されているので参照されたい[1]．

（小川眞広）

■文献
1) Wilson病診療ガイドライン作成ワーキング委員会・日本小児栄養消化器肝臓学会，他．Wilson病診療ガイドライン 2015 jsimd.net/pdf/guideline/DW/01_150508_WD-GL.pdf（2019年8月閲覧）

c) ポルフィリン症 (porphyria)

疾患概念
- 外的もしくは内的誘因が引き金になり、各種ポルフィリン体もしくはその前駆物質が増加して、神経・精神症状や皮膚症状が発生する疾患である.
- ポルフィリン類はヘムの合成過程で産生される物質で、ポルフィリン代謝経路の障害により、さまざまなポルフィリン類が蓄積することにより発症する疾患である（図1）.
- 発症には、代謝経路の過程で必要な酵素を発現させる常染色体の遺伝子異常に、外因的には薬物、飲酒、感染、ストレス、妊娠などが関与し、思春期に発症する型では内因性ホルモンの関与も挙げられるが、不明な点も多い.
- 日本腹部救急医学会の急性腹症診療ガイドライン（2015年）でも、腹痛の鑑別疾患に挙がっている疾患である.

診断のポイント

1) 症状のポイント
- 急性型は腹痛、便秘、下痢、嘔吐、頭痛、下肢痛、運動・知覚麻痺、脱力などがみられる.
- 皮膚型は、皮下に沈着したポルフィリン類により光線過敏が引き起こされるほか、水疱形成やびらん、瘢痕化がみられる（表1）[1].
- 症状が軽いと診断が難しいということを念頭に置く. 誘因などのアナムネーゼを確認する[2].

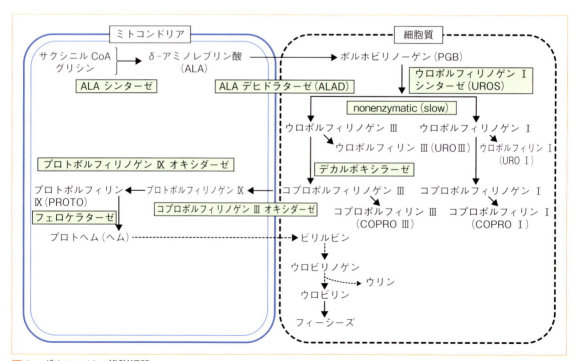

図1　ポルフィリン代謝経路

表1　ポルフィリン症の症状

分類	病名	略語	主要症状			
			急性症状	溶血	光線過敏症	肝
急性	急性間欠性ポルフィリン症	AIP	＋＋	－	－	－～＋
	ALAD 欠損性ポルフィリン症	ADP	＋＋	－	－	－～＋
	多様性ポルフィリン症	VP	＋＋	－	＋～＋＋	＋
	遺伝性コプロポルフィリン症	HCP	＋＋	－	＋～＋＋	＋
皮膚型	晩発性皮膚ポルフィリン症	PCT	－	－	＋～＋＋＋	＋～＋＋
	肝性骨髄性ポルフィリン症	HEP	－	＋	＋＋＋	＋
	先天性骨髄性ポルフィリン症	CEP	－	＋＋＋	＋＋＋	－～＋
	骨髄性プロトポルフィリン症	EPP	－	＋	＋～＋＋	－～＋＋

(文献 1 より引用改変)

2) 臨床検査のポイント

- 病型により，血液，尿，糞便中に増加するポルフィリン類の種類が異なる．晩発性皮膚ポルフィリン症では，尿中のウロポルフィリンⅠやⅢ，糞便中のコプロポルフィリンやプロトポルフィリンが増加する．急性間欠性ポルフィリン症では，尿中の δ-アミノレブリン酸やポルホビリノーゲン，ウロポルフィリンⅢなどが増加する．
- いずれの病型も肝障害を起こす可能性があるが，晩発性皮膚ポルフィリン症や骨髄性プロトポルフィリン症では肝硬変に進展する可能性がある．
- 症状のあるときにしか検査値の異常が出現しない場合がある．
- 尿を放置して紫外線を照射すると，尿が赤褐色に変化するのが特徴である．

3) 画像診断のポイント

- ▶ 一般的には腹部超音波検査や腹部 CT 検査あるいは内視鏡検査で所見を認めないことが多い．
- ▶ 多飲酒者で散在する高エコー腫瘤として指摘されることがあるが，治療により消失するのが特徴である．
- ▶ CT 検査などの他の画像検査では描出されないことも多く，超音波検査と画像所見の差が他の腫瘤性病変との鑑別に役立つ．
- ▶ 各種画像検査の造影検査では腫瘍濃染像は呈さず周囲とほぼ同等の造影効果であり，他の腫瘍性病変との鑑別点となる．

- **超音波検査**（図2）
  - B モードで散在する高エコー像やリング状の高エコー像を伴う腫瘍として描出される．
  - カラードプラで肝内脈管に偏位がみられないことが特徴である．
  - 造影超音波検査では，周囲肝組織とともに均質に染影される．
  - アルコール多飲者の場合は慢性肝障害を伴うため，肝細胞癌の鑑別疾患として本疾患の理解が必要である．

- **CT 検査**（図3）
  - 肝両葉に多発する結節性病変を認める．
  - 腫瘍は類円形の低吸収域の腫瘤で，造影CT 検査では造影効果は認めない．

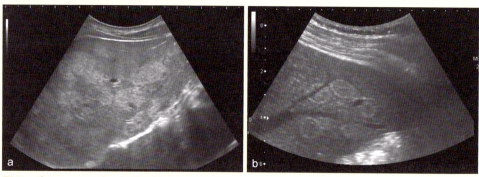

図2 ポルフィリン症 超音波検査
Bモード．a：肝両葉に高エコーの腫瘤性病変を認める．b：拡大像ではリング状の高エコーを認める．
（横手市立病院消化器内科 長沼裕子先生より提供）

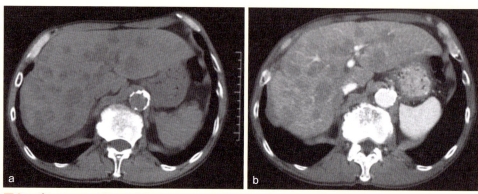

図3 ポルフィリン症 CT検査
a：単純．肝両葉に直径10〜20mm大の低吸収の腫瘤が多発している．b：造影CT動脈優位相．腫瘤性病変はいずれも濃染を認めない．
（横手市立病院消化器内科 長沼裕子先生より提供）

4）病理組織のポイント

- 肝組織上に変化が出現するのは，晩発性皮膚ポルフィリン症，骨髄性プロトポルフィリン症といわれる．
- 組織学的には針状の封入体が肝細胞内にみられ，脂肪沈着，鉄沈着，門脈域の炎症細胞浸潤などを認める．
- 胆汁中のプロトポルフィリン濃度が上昇する場合には，茶褐色の沈着物が毛細胆管やKupffer細胞内にみられる[3]．
- 晩発性皮膚ポルフィリン症患者において，肝生検で半数以上に脂肪性変化を認めるといわれる．

13. 先天代謝異常　c）ポルフィリン症（porphyria）

■ 治療のポイント

▶ 急性間欠性ポルフィリン症では，大量の輸液，ブドウ糖の投与など.

▶ 晩発性皮膚ポルフィリン症では，肝組織に鉄過剰症を示すことから瀉血や鉄のキレート剤を投与する[4].

▶ 血中にポルフィリンが蓄積したときに発作として症状が出現するため，救急外来で遭遇する可能性がある.

▶ 急性胃腸炎の腹痛で投与される抗コリン薬，消化管運動改善薬，背部痛，下肢痛で投与される消炎鎮痛薬の服用で症状の悪化がみられることがあるので注意を要する.

● 飲酒やエストロゲン製剤の使用がある場合には中止する.

● 皮膚型の場合は，日に当たらないようにしっかりと遮光する.

● 急性ポルフィリン症の急性発作にはヘミンを点滴投与する.

（小川眞広）

■文献

1）佐々木英夫，他．ポルフィン・ヘムの生命科学．東京化学同人，137，1995
2）Kondo M, et al. Int J Hematol 79：448, 2004
3）中沼安二．肝臓病理テキスト．南江堂，113，2013
4）「消化器病診療」編集委員会（編）．消化器病診療．医学書院，2004

III 各論　14. 血流障害による肝障害

a）うっ血肝（congestion of the liver）

疾患概念

- 右心不全による循環障害に伴う肝静脈圧上昇のために肝臓がうっ血・腫大し，肝機能障害をきたす疾患である．
- うっ血により全身の静脈が怒張し，肝腫大のみならず浮腫，胸水，腹水を生じる．
- 収縮性心内膜炎，僧帽弁狭窄症，三尖弁閉鎖不全症，肺性心など，右心不全の原因となる疾患はうっ血肝をきたしうる．とくに三尖弁閉鎖不全症は重度の肝うっ血と関連している．
- 慢性心不全症例などで長期間うっ血状態が続いた場合は，慢性肝障害を有し，うっ血性肝硬変へと進展する．

■ 診断のポイント

1）症状のポイント

- 呼吸困難や静脈圧上昇などの右心不全症状に加えて，頸静脈怒張や腹水，下腿浮腫が認められる．
- 肝腫大をきたすことが多く，場合によっては肝下縁が臍部まで達することもある．肝腫大が高度になると，肝被膜の伸展により右上腹部痛をきたすことがある．
- 三尖弁閉鎖不全などの右心不全では収縮期に一致して肝臓に拍動を触知することがある（うっ血性肝硬変まで進展すると，この症候は消失する）．

2）臨床検査のポイント

- AST優位のトランスアミナーゼの上昇を認めるが，その程度は軽度であり，100以下のことが多い．トランスアミナーゼの上昇は心不全の重症度と比例する．
- トランスアミナーゼの上昇とともに症状の程度に合わせてLDの上昇を認める．
- 黄疸はまれ（ほとんどの症例が血性ビリルビン値は3mg/dL程度にとどまる）であり，ALPの上昇も軽度にとどまる．
- トランスアミナーゼの異常のみがうっ血を示唆する場合もあり，心不全患者に血液生化学検査の異常値を認めたときは，必ず鑑別に入れる必要がある．

3）画像診断のポイント

- ▶ 下大静脈・肝静脈の拡張．
- ▶ 著しい肝腫大．
- ▶ 胸・腹水の貯留．

- **超音波検査**
  - 肝腫大，肝静脈や下大静脈の拡張，胸・腹水の貯留の評価が可能である．
  - 下大静脈・肝静脈の拡張だけでなく，下大静脈の呼吸性変動の消失も確認できるため，本疾患においての有用性は高い（図1）．

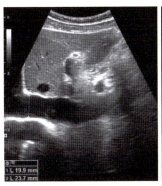

図1 うっ血肝　超音波検査
下大静脈の拡張と呼吸性変動の低下を認める．

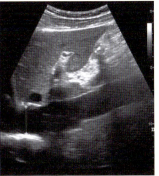
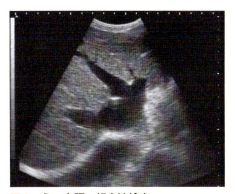

図2 うっ血肝　超音波検査
肝静脈は著明に拡張しており，playboy bunny figureを認める．

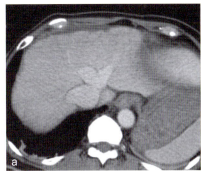
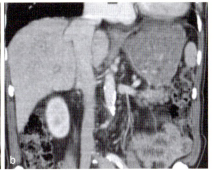

図3 うっ血肝　造影CT検査
a：水平断．b：冠状断．肝静脈と下大静脈の拡張を認める．

- 右肋弓下走査で拡張した中および左肝静脈がプレイボーイバニーの耳に似ていることからplayboy bunny figureと呼ばれる（図2）．
- ドプラ検査では肝静脈の逆流現象が認められ，パルスドプラ波では肝静脈のドプラ波形が動脈様となり，流速も増加する．ドプラ検査は腎機能に負担をかけないため，造影検査なしに血流の状態を把握できる点で，他の画像検査と比較して優れている．

● CT（図3）・MRI検査
- 超音波検査と同様に肝腫大の有無，胸・腹水の有無などを評価可能である．広範囲の状況を把握できる点で優れる．
- 腎機能の低下がなければ造影を行うことにより血流動態の評価も可能である．しかし造影剤は心不全・腎不全症例で使用不可の場合があるので，使用には十分な注意が必要となる．
- MRI検査は胸・腹水が多い場合にはアーチファクトが多くなるので注意を要する．

4）病理組織のポイント（図4）
- 肝割面の肉眼所見はニクズク（ナツメグ）肝と呼ばれ，肝小葉中部のうっ血や出血による赤色調の部分と，門脈域周辺部の脂肪化による黄色調の部分により斑紋状の外観を呈する．
- 組織学的には，うっ血により中心静脈と小葉中心部の静脈洞が血液を充満して拡張する．さらに高度になることで肝細胞の出血・壊死，さらには萎縮が起こる．炎症性の変化は少ないのが特徴となる．

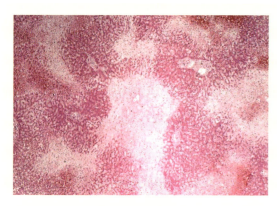

図4 うっ血肝（重症例）病理組織
肝類洞に赤血球が充満して低酸素血症のため肝細胞壊死を生じる．本症例は重症であり，中心静脈周囲の比較的広範な壊死を認め，場所により肝細胞壊死が門脈域まで進展している．図は，胞体が好酸性に染色されている領域が生存している肝細胞である．

■ 治療のポイント

> ▶ 心不全の治療を第一に行う．
> ▶ うっ血性肝硬変にまで進展した症例は，通常の肝硬変に準じて治療を行う．

- 右心不全が原因で発症するため，心不全の治療を第一に行い循環状態の改善を図ることが重要で，全身管理が必要となる．
- 心不全の改善に伴いトランスアミナーゼは急速に改善し，肝線維化の進展が抑制される．

〈渡邊幸信〉

■文献

1) 室久俊光, 他. 日本臨牀別冊 領域別症候群シリーズ No.14 肝胆道系症候群, 第2版. Ⅱ 肝臓編（下）. 459-460, 2010
2) Laing ST, et al. The Textbook of Hepatology : from Basic Science to Clinical Practice. 2, 3rd ed, Blackwell Publishing, 1609-1615, 2007
3) Kuntz E, et al. Hepatology, Principles and Practice. Springer, 746, 2002

III　各論　14. 血流障害による肝障害

b）Budd-Chiari 症候群（Budd-Chiari syndrome）

疾患概念

- 肝静脈の主幹あるいは肝部下大静脈の閉塞や狭窄により門脈圧亢進症などの症状を示す症候群である．肝後性の門脈圧亢進症として代表的な疾患であり，有病率は 100 万人に 2.4 人とされている[1]．
- Budd-Chiari 症候群は，病因によって原発の不明な「一次性」と明らかな「二次性」に，発症様式によって「急性型」と「慢性型」に，閉塞・狭窄部位により I 型〜IV 型に分類されている（**表1**[2]，**図1**[3]）．
- 二次性 Budd-Chiari 症候群の原因としては肝癌，転移性肝腫瘍，うっ血性などがある．
- 主たる病態はうっ血による肝障害・門脈圧亢進症であり，慢性に持続するとうっ血性線維化が生じ，さらに肝硬変へと進行する．

■ 診断のポイント

1）症状のポイント

- 急性型は発熱，腹痛，嘔吐，急速な肝腫大および腹水で発症する（1〜4 週で肝不全により死の転帰を迎える．日本ではまれな病態）．
- 慢性型は通常，無症状であるが，症状が進行すると門脈圧亢進症を反映し，下腿浮腫，腹水，胸腹壁の上行性皮下静脈怒張などを認める．静脈瘤や脾腫の発生も高頻度に認める．

2）臨床検査のポイント

- 門脈圧亢進状態に伴う脾腫が生じるので，汎血球減少を示すことが多い．
- 血液生化学データのトランスアミナーゼは基準値〜軽度異常値を示すことが多いが，病態が進行すると高度の肝機能異常を示し，肝不全に陥る場合もある．
- 急性型の場合は著しい肝障害パターンをきたし，急性肝不全の生化学データを呈する．
- 門脈血行異常症の診断と治療のガイドライン（2018 年）の重症度分類の III 度以上が治療の適応となる（**表2**[4]）．

3）画像診断のポイント

- ▶ 画像診断で原因不明の肝硬変と扱われていることが多く，注意を要する．肝静脈主幹あるいは肝部下大静脈の閉塞や狭窄に着目する．
- ▶ 肝臓のうっ血性腫大（とくに尾状葉の腫大）．
- ▶ 肝静脈造影で著明な肝静脈枝相互間吻合．

- Budd-Chiari 症候群は閉塞部位を同定することで確定診断を得ることができるので，画像診断が重要となる．
- 二次性 Budd-Chiari 症候群については，原因疾患を明らかにすることが重要である．
- **超音波検査**（**図2**）
- 肝静脈主幹あるいは肝部下大静脈の閉塞や，狭窄部分の描出．

表1 Budd-Chiari症候群の閉塞・狭窄部位による分類

I型：横隔膜直下の肝部下大静脈の膜様閉塞例．このうち肝静脈の一部が開存する場合をIa，すべて閉塞している場合をIb
II型：下大静脈の1/2から数椎体にわたる完全閉塞例
III型：膜様閉塞に肝部下大静脈全長の狭窄を伴う例
IV型：肝静脈のみの閉塞例

（文献2より引用）

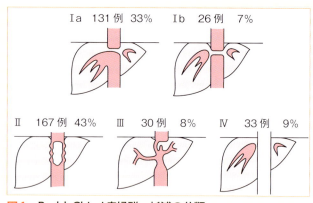

図1 Budd-Chiari症候群 杉浦の分類
（文献3より引用）

表2 特発性門脈圧亢進症，肝外門脈閉塞症，Budd-Chiari症候群重症度分類

重症度I：診断可能だが，所見は認めない
重症度II：所見を認めるものの，治療を要しない
重症度III：所見を認め，治療を要する
重症度IV：身体活動が制限され，介護も含めた治療を要する
重症度V：肝不全ないしは消化管出血を認め，集中治療を要する

因子/重症度	I	II	III	IV	V
食道・胃・異所性静脈瘤	−	+	++	+++	+++
門脈圧亢進所見	−	+	++	++	++
身体活動制限	−	−	+	++	++
消化管出血	−	−	−	−	+
肝不全	−	−	−	−	+

（文献4より引用改変）

- うっ血を反映した肝腫大．胆肝静脈がドレナージ静脈として発達するため，とくに尾状葉の腫大を認める．
- 門脈圧亢進のため，脾腫や側副血行路を認める．
- ドプラ検査で血流方向や流速測定が非造影で可能であるため，本疾患での有用性は高い．肝静脈主幹や肝部下大静脈の逆流や乱流，肝静脈血流波形の平坦化や欠如の所見を認める．
- **CT・MRI検査**（図3，4）
  - 肝脾腫の有無，胸・腹水の有無などの広範囲の状況を一度に把握できる点で優れる．
  - 腎機能の低下がなければ，造影を行うことにより血流動態の評価も可能である．肝静脈の閉塞部位や側副血行路の評価も同時に可能であり，さらに3次元表示を用いることで客観性が向上し，有用性は高い．しかし造影剤は心不全・腎不全症例で使用不可の場合があるので，使用には十分な注意が必要となる．
  - MR angiography (MRA) は非造影検査であり，3次元表示による血行動態の把握に有用である．
  - MRI検査は胸・腹水が多い場合にはアーチファクトが多くなるので注意を要する．

14. 血流障害による肝障害　b) Budd-Chiari症候群（Budd-Chiari syndrome）

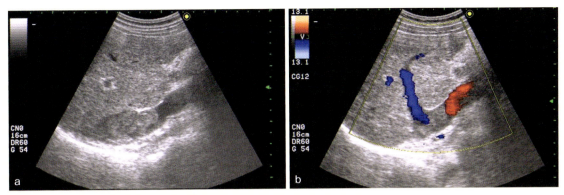

図2　Budd-Chiari症候群　超音波検査
a：Bモード．正中縦走査像．下大静脈の閉塞により拡張した肝静脈と内部に血栓を認める．b：カラードプラ．肝静脈の閉塞により下右肝静脈の発達と下大静脈内の血流が尾側に逆流していることが確認される．

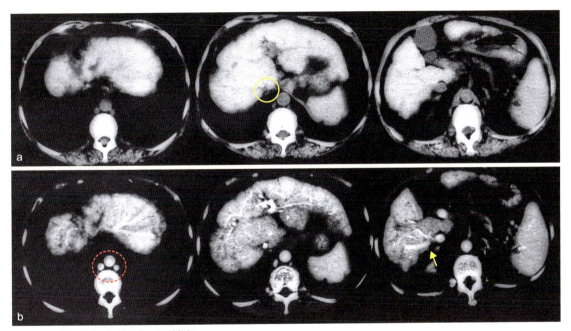

図3　Budd-Chiari症候群　CT検査
a：単純CT．肝右葉萎縮，左葉腫大および肝輪郭の凹凸不整像を認める．肝静脈部の閉塞および閉塞部に石灰化（○）を認める．b：造影CT門脈優位相．肝実質は粗造であり，壊死を反映する数mm大の低吸収域を認める．肝下部に発達した下右肝静脈を認める（矢印）．また，大動脈周囲には奇静脈・半奇静脈の発達が確認できる（◌）．

- 血管造影検査（図5）
  - 本疾患では下大静脈造影と肝静脈造影が診断のみではなく治療にもつながるため，重要な検査法となる．
  - 下大静脈造影では肝静脈主幹あるいは肝部下大静脈の閉塞・狭窄が認められることが多く，さらに下大静脈の静脈圧の上昇を反映し，上行腰静脈や奇静脈，半奇静脈などの側副血行路が造影されることも多い．
  - 肝静脈造影では肝静脈相互吻合を認めることが多い．
- 内視鏡検査
  - 慢性の症例では門脈圧亢進症の症状としての食道・胃静脈瘤や門脈圧亢進症性胃症を高頻

131

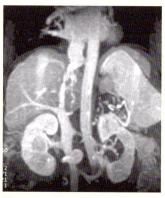

図4 Budd-Chiari症候群　造影MRI検査（前額面）
前額面で狭窄した壁不整の下大静脈と下右肝静脈の発達が確認される．肝静脈の一部連続が確認され，本症は杉下の分類Ⅲ型であることがわかる．

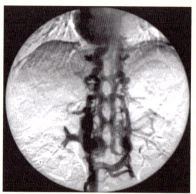

図5 Budd-Chiari症候群　血管造影検査（下大静脈造影）
下大静脈の閉塞と奇静脈・半奇静脈への側副血行路の発達が確認できる．

度に認める．

4）病理組織のポイント（図6）

- 本症では，肝静脈の主幹あるいは肝部下大静脈の閉塞や狭窄により起こる肝静脈系の循環障害による組織学的変化が生じる．
- 肝静脈系の血栓，類洞の拡張，うっ血や出血，それらによる肝細胞障害等である．
- ウイルス性肝炎と異なり，線維化は中心静脈領域より門脈域に細胞索に沿うようなpericellular fibrosis（細胞周囲性線維増殖）の形態で進行し，中心静脈-門脈架橋性線維化へ進行する．中心静脈相互間の線維性架橋を生じ，肝小葉の逆転像を呈する．

■ 治療のポイント

> - 原因不明の肝硬変・形態変化の際に鑑別診断に入れる．
> - 画像診断による血行動態の把握が治療選択において重要．
> - 肝細胞癌のハイリスクグループとなっており，慢性症例では定期的な画像検査が必要．
> - IVR治療：カテーテルによる閉塞・狭窄部の開通術や拡張術，ステント治療術．
> - 外科的手術：閉塞・狭窄部を直接解除する手術，閉塞・狭窄上下の大静脈シャント術．急性型では肝移植も考慮が必要．
> - 閉塞・狭窄の解除が困難であれば対症療法．

- 本疾患の原因が「肝静脈の主幹あるいは肝部下大静脈の閉塞や狭窄」であるため，根本的な治療はこの閉塞・狭窄の解除となる．したがって治療法はカテーテル治療，手術に大別される．
- 上記の治療が困難である場合は対症療法となる．対症療法は門脈圧亢進症状による症候を改善させることが主となる．具体的には静脈瘤に対しての内視鏡的静脈瘤結紮術（endoscopic variceal ligation：EVL），内視鏡的注入硬化療法（endoscopic injection sclerother-

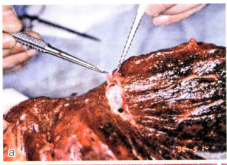
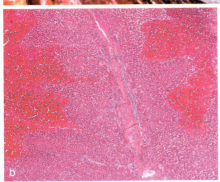
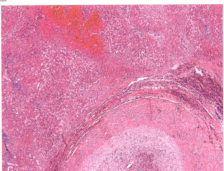

図6　Budd-Chiari症候群　手術所見および病理組織所見
a：手術所見．b, c：HE染色．b：弱拡大像．肝小葉内に比較的広範で境界不整な出血巣を認める．c：中等度拡大像．肝静脈の血栓性閉塞と一部小葉内の出血を認める．

apy：EIS），バルーン下逆行性経静脈的塞栓術（balloon-occluded retrograde transvenous obliteration：B-RTO）や脾機能亢進に対しての脾摘術や部分的脾動脈塞栓術（partial splenic embolization：PSE）などがある．
- 肝硬変・肝不全の加療においては別項の加療と同じとなる．
- 急性型や慢性型で肝不全に進行した症例に対しては，肝移植が治療法の一選択肢となる．

（渡邊幸信）

■参考文献
1) 日本門脈圧亢進症学会（編）．門脈圧亢進症取扱い規約 第3版．金原出版，2013
2) 厚生労働省．「難治性の肝・胆道疾患に関する調査研究」班．バッド・キアリ症候群，2016 http://www.hepatobiliary.jp/modules/medical/index.php?content_id=5（2019年8月閲覧）
3) 杉浦光雄．現代外科学体系（40A）門脈・副腎．中山書店，35-140，1970
4) 厚生労働省．「難治性の肝・胆道疾患に関する調査研究」班．門脈血行異常症ガイドライン2018年改訂版（2018年12月13日Version），2018
5) Mine T. Hepatol Res 37：170-171，2007
6) 日本肝臓学会（編）．肝臓専門医テキスト．南江堂，297-298，2013

Ⅲ 各論　14. 血流障害による肝障害

c）門脈血栓症 （pylethrombosis）

疾患概念

- 門脈血栓症はさまざまな疾患を背景として，肝内外の門脈に血栓を形成し，その結果，門脈圧亢進症，肝不全などを呈する疾患である．
- 臨床的に急性門脈血栓症と慢性門脈血栓症に分類される．
- 急性の場合，上腸間膜動脈まで急速に血栓が進展することで腸管壊死に陥ることもあり，速やかな診断と治療が必要となる．
- 慢性の場合は，血栓が緩徐に発育することで側副血行路が形成され，肝外門脈閉塞症となり，門脈血流が保たれる場合は経過観察のみとする症例もある．
- 凝固能亢進状態や腹腔内感染症（膵炎や胆道系感染症など），腹部外科手術後，腫瘍，門脈圧亢進症などが原因疾患となることが多い．
- 肝硬変は門脈血栓症を合併しやすく，予後悪化因子の一つであり，血栓溶解療法の適応である．

■ 診断のポイント

1）症状のポイント

- 消化管の炎症性疾患の合併症として鑑別診断に挙げることが早期診断のポイントとなる．
- 急性門脈血栓症では腹痛，腰痛で急速に発症し，腹部は膨満となる．また，腸管浮腫のために腹部仙痛や下痢を認める．強い腹痛を訴えるが，腸閉塞を併発しない限り筋性防御は認められず，症状と腹部所見が解離することが特徴である．腸閉塞を併発した場合は腹部全体の激痛，血性下痢，腹水が認められる．
- 慢性門脈血栓症は通常無症状であるが，門脈圧亢進症が進展する症例においては，静脈瘤破裂や腹水などの症状を呈することがある．

2）臨床検査のポイント

- 門脈血栓症のみの血液生化学データの特徴的な所見はない．
- 急性門脈血栓症で腸管壊死を併発した場合，AST，LD，CK の上昇とアシドーシスを認めることがある．
- 血液生化学データで肝硬変の特徴を認める場合には，慢性的な変化としての門脈血栓症の有無を考慮する必要がある．

14. 血流障害による肝障害　c) 門脈血栓症 (pylethrombosis)

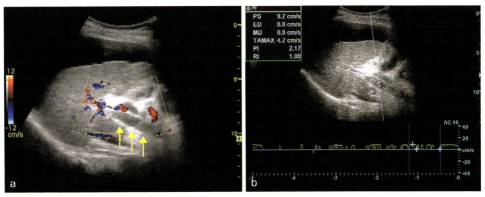

図1　門脈血栓症　超音波検査
a：カラードプラ．b：パルスドプラ．急性門脈血栓症の一例．門脈本幹は低エコー化しており，血栓の存在を疑う（矢印）．ドプラでは門脈内の血流信号は消失しており，パルスドプラでも血流信号を認めない．肝表面に多量の腹水を認める．

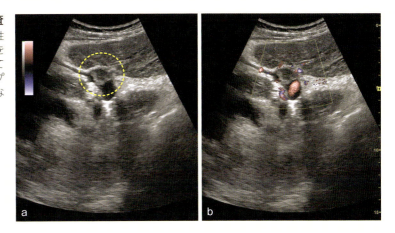

図2　慢性門脈血栓症　超音波検査
a：Bモード．b：高感度ドプラ．慢性門脈血栓症の一例．門脈臍部に血栓を認める（○）．血栓は高エコー化しており，器質化していると考える．ドプラでは血栓部に血流信号を認めていない．

3) 画像診断のポイント

> ▶ 以前は門脈血栓症の診断は血管造影で侵襲的に診断されたが，現在は超音波検査（ドプラ検査），CT検査・MRI検査での診断が可能である．
> ▶ 超音波検査で門脈内に充実性エコー像を認める．
> ▶ 造影CTにおいて，門脈血栓は造影効果のない低吸収領域として描出される．
> ▶ 急性門脈血栓症の場合は腸管壊死を反映した所見を認めることがある．
> ▶ 慢性門脈血栓症の場合は cavernomatous transformation of portal vein (CTPV) を認めることもある（詳細はⅢ-14.-d)「肝外門脈閉塞症」を参照）．

● 超音波検査
- 門脈内は通常，無エコーだが，血栓が存在すると門脈内部に充実性エコー像を認める（図1）．
- 血栓の形成時期によって，内部エコーにわずかな違いがあり，新鮮な血栓は低エコーに描出されるが，器質化された血栓は比較的高エコーに描出される（図2）．
- ドプラ検査では，門脈血栓に一致した部分に血流シグナルの欠損を認める．

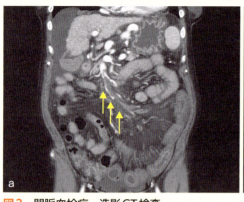
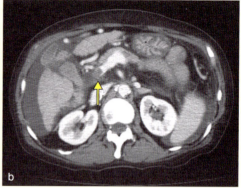

図3 門脈血栓症 造影CT検査
図1と同症例．a：冠状断．b：水平断．造影CT門脈相にて上腸間膜動脈内に造影効果のない低吸収領域を広範囲に認めている（矢印）．小腸の拡張・腸液貯留も認めており，一部腸管壁の造影効果の低下を認める．肝・脾周囲および骨盤内に腹水が貯留している．

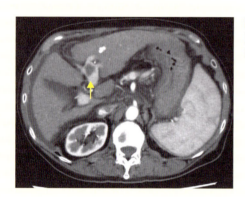

図4 慢性門脈血栓症 腹部造影CT検査
図2と同症例．門脈臍部に造影効果のない低吸収域を認める（矢印）．

- 急性門脈血栓症の腸管壊死合併例では，消化管の拡張と消化管壁の肥厚およびエコーレベルの上昇，消化管内容の浮動性の消失（to and fro movement），ケルクリング皺襞の消失，混濁した腹水を反映した腹水中の点状エコーなどを認める（図1）．
- CT検査
  - 非造影CTでは血栓の形成時期によりさまざまな吸収値を示すため門脈血栓評価が困難なことが多く，可能な限り造影検査を施行する．
  - 造影検査で門脈血栓は造影効果のない低吸収領域として描出される（図3，4）．とくに門脈相のタイミングで評価することで血栓と造影剤とのコントラストが高くなり，より鮮明に描出することが可能となる．
  - 急性門脈血栓症では，腸管壊死の合併を念頭に置き，広範な観察を心がける．腸管拡張・腸液貯留，腸管壁の造影効果の低下，腹水などの所見を認める（図3）．
- MRI検査
  - MRIでは血栓の性状評価が可能である．急性の門脈血栓はT1，T2強調像ともに高信号である．
  - 陳旧性の門脈血栓はT1強調像でさまざまな信号を示し，T2強調像で低信号を示す．

4）病理組織のポイント
- 急性の門脈血栓症では正常の肝病理所見であることが多い．

14. 血流障害による肝障害　c）門脈血栓症（pylethrombosis）

- 類洞前，肝外の門脈圧亢進症を呈し，急性肝不全の病態となり，一部の症例では門脈の狭小化，側副血行路，そして門脈域の線維化を認める．
- 慢性の場合は，肝硬変の非代償期に類似した像を呈する．

■ 治療のポイント

▶ 急性門脈血栓症で腸管壊死を合併した場合は致死率が高く，速やかな血栓除去術・腸切除術が必要となる．

▶ 外科的治療を必要としない急性門脈血栓症の場合は，血栓溶解療法・抗凝固療法が行われる．

- 門脈血栓症に対する治療は基礎疾患の状態，血栓形成速度と範囲，門脈圧亢進症状を考慮する必要がある．
- 血栓溶解療法としてはウロキナーゼや tissue plasminogen activator（t-PA），抗凝固療法としてヘパリン，ワルファリンが使用されることが多い．近年ではダナパロイドナトリウムの有効性の報告が増加している．
- 慢性型では器質化した血栓は血栓溶解療法・抗凝固療法での改善は厳しく，門脈圧亢進症状に対する治療が中心となる．

（渡邊幸信）

■文献

1）DeLeve LD, et al. Hepatology 49：1729-1764, 2009
2）吉本次郎, 他（編）. 門脈血栓症. 外科 67：1069-1076, 2005
3）Huard G, et al. Int J Hepatol 2012：672986, 2012

III 各論 14. 血流障害による肝障害

d）肝外門脈閉塞症
（extrahepatic portal obstruction：EHO）

疾患概念

- 肝外門脈閉塞症とは肝門部を含めた肝外門脈の閉塞により門脈圧亢進症をきたす症候群である．
- 原因の明らかではない原発性肝外門脈閉塞と，原因の明らかな続発性肝外門脈閉塞に分類される．
- 続発性の原因としては門脈血栓症，先天性奇形（門脈本幹の無形成・走行異常），感染症（新生児臍炎，膵炎，胆嚢胆管炎など），腫瘍（肝細胞癌，膵癌など門脈近隣の悪性腫瘍）による機械的圧迫，腹部手術，凝固能異常，外傷などがある．
- 門脈閉塞によって側副血行路が発達し，食道・胃静脈瘤や異所性静脈瘤を認めることがあり，これら静脈瘤の破裂が臨床的に問題となる．

■ 診断のポイント

1）症状のポイント

- 通常は無症状である．とくに求肝性の側副血行路により門脈血が保たれている場合には症状を認めないことが多い．
- 門脈圧亢進症状として食道・胃静脈瘤，門脈圧亢進症性腎症，腹水，肝性脳症，脾腫などの症候を示す．
- 発達した静脈瘤が破裂することにより，消化管出血をきたす．

2）臨床検査のポイント

- 肝外門脈閉塞症に特異的な所見はない．
- 門脈圧亢進症に伴う脾機能亢進による血球減少を認める．
- 凝固能異常が原因の肝外門脈閉塞症以外では凝固能は正常であり，肝機能も正常であることが多い．

3）画像診断のポイント

- ▶ 超音波検査，CT 検査，MRI 検査で肝門部を含めた肝外門脈の閉塞と海綿状血管増生（cavernomatous transformation of portal vein：CTPV）が特徴（**図1～4**）．
- ▶ 内視鏡検査で食道・胃静脈瘤を認めることが多い（**図5**）．
- ▶ 血管造影検査で肝外門脈の閉塞を認める（**図6**）．

- 基本的に無症状であるため，健診や他疾患のスクリーニング検査目的の腹部超音波検査や内視鏡検査で異常を指摘され，はじめて診断されることも多い．
- 肝外門脈の閉塞と求肝性側副血行路の発達（CTPV）を認めれば診断は可能である．
- 肝外門脈閉塞の原因として，腫瘍や門脈血栓の有無を確認することが重要である．
- **超音波検査**（**図1**）
  - 肝門部を含めた肝外門脈の閉塞と求肝性側副血行路の発達（CTPV）の確認が可能である．

14. 血流障害による肝障害 d) 肝外門脈閉塞症（extrahepatic portal obstruction：EHO）

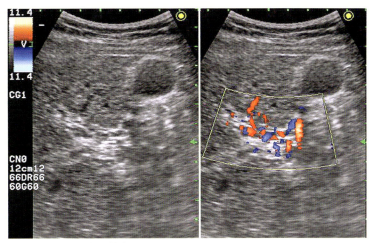

図1　EHO　超音波検査
右肋間走査では，門脈は狭小化しているため，不明瞭となっている．カラードプラでは門脈周囲に求肝性の蛇行した側副血行路（CTPV）を認めている．

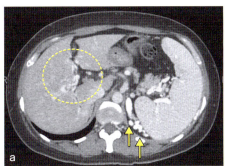 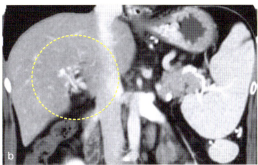

図2　EHO　造影CT検査
a：水平断．b：冠状断．肝門部で門脈は狭小化しており，周囲にCTPVを認める（○）．また，脾臓は腫大しており，周囲に側副血行路の発達を認める（矢印）．

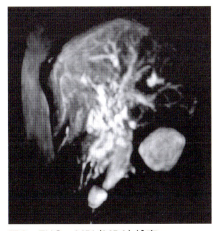 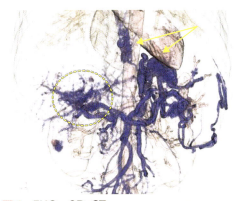

図3　EHO　MRI（MRA）検査
MRIでは非造影検査で門脈周囲のCTPVが確認できる．3Dデータとなるため，多方向からの観察により複雑な血行動態を把握しやすい．血流方向の判定は困難となる．

図4　EHO　3D-CT
肝門部にてCTPVを認める（○）．側副血行路の発達を認めており，食道静脈瘤，胃静脈瘤を形成している（矢印）．

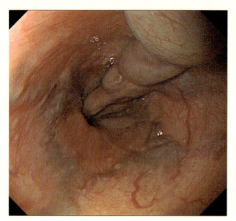

図5　EHO　上部消化管内視鏡検査
門脈圧亢進症症状の一つとして食道静脈瘤の発達を認める.

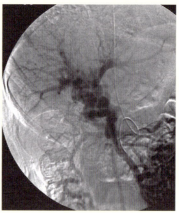

図6　EHO　血管造影（上腸間膜経由門脈造影）
門脈造影では，求肝性の本来の門脈周囲にCTPVが確認できる.

- 門脈本幹周囲にCTPVが発達している場合でも，本疾患を認知していないと異常として指摘できないこともあるので，注意が必要となる.
- CTPVは海綿状の屈曲蛇行した血管増生として描出される．カラードプラを使用することで脈管の走行が把握可能となり，CTPVが求肝性であることが確認できる.
- 側副血行路はFFT解析（波形解析）を用いることで門脈血（定常流）であることを証明することが可能である.
- 門脈圧亢進症を反映し，脾腫や静脈瘤を認める症例でも，肝臓の萎縮が目立たず，肝表面も平滑な症例もある.

● CT（図2）・MRI検査（図3）

- 超音波と異なり一度に広い範囲の撮像が可能であるため，肝臓および肝周囲の全体像の把握に有用である.
- 側副血行路をはじめとする血流の状態を把握することが重要となるため，基本的には造影検査が中心となる．造影剤が使用できない場合にはMRIで血管を描出する撮像法（MR angiography）で検査を行う.
- CTでは3D表示することで，側副血行路の詳細な評価が可能となる（図4）.

● 内視鏡検査（図5）

- 胃・食道静脈瘤をしばしば認める.
- 門脈圧亢進症性胃症，異所性静脈瘤（十二指腸，小腸，直腸静脈瘤など）を認めることもある.
- 胆管内にも静脈瘤を認めることもあり，その際には超音波内視鏡（endoscopic ultrasonography：EUS），胆管超音波検査（intraductal ultrasonography：IDUS）が診断に有用である.

● 血管造影検査（図6）

- 上腸間膜動脈経由造影門脈相（間接的な門脈造影）もしくは経皮経肝門脈造影（直接的な

門脈造影）にて肝外門脈の閉塞と，肝門部に発達した CTPV を認める．

● 血管造影検査をすることで，閉塞部位の全体像の把握と血流の方向性，側副血行路の状態の確認が可能である．しかし侵襲性が強いため，他の画像診断では確定診断に至らない場合に施行する．

4）病理組織のポイント

● 肝外門脈の閉塞を認めるが，肝実質の変化が少ない．

● 高度狭窄例では肝門部門脈本幹に CTPV を認める．

● 基本的に肝硬変の所見はなく，肝の小葉構造もほぼ正常に保持され，肝内門脈枝は開存している．肝の線維化を認めることもあるが，その程度は軽い．

■ 治療のポイント

▶ 続発性肝外門脈閉塞症の治療は，基本的には原因疾患の治療が優先．

▶ 出血の危険性のある静脈瘤を認めた場合は，その治療を優先させることが必要．

● 原発性肝外門脈閉塞症は食道・胃静脈瘤などの合併症のコントロールが予後に影響する．

● 続発性肝外門脈閉塞症も原因疾患に併発する食道・胃静脈瘤によって予後が決定される．

● 静脈瘤のコントロールは原発・続発にかかわらず重要となる．

● 静脈瘤に対しての治療は内視鏡治療（内視鏡的静脈瘤結紮術，内視鏡的静脈瘤硬化療法），interventional radiology（バルーン下逆行性経静脈的塞栓術 balloon-occluded retrograde transvenous obliteration：B-RTO），外科的治療（Hassab 手術）などがあり，個々に応じて治療法を選択する必要がある．

（渡邊幸信）

■文献

1）日本門脈圧亢進症学会（編）．門脈圧亢進症取扱い規約．第 3 版．金原出版，2013

2）Ando H, et al. J Am Coll Surg 183：543-547, 1996

Ⅲ 各論

15. サルコイドーシス (sarcoidosis)

疾患概念
- サルコイドーシスは多臓器に非乾酪性類上皮細胞肉芽腫を形成する原因不明の全身性疾患である.
- 両側肺門リンパ節,肺,眼,皮膚の罹患頻度が高いが,肝サルコイドーシスはサルコイドーシスの4割に合併するといわれている[1,2].
- その病態は遅延型アレルギーに基づく反応 (Th1系免疫反応) であり[3],ヒトの常在菌である *Propionibacterium acnes* の菌体成分や DNA が肉芽腫内に存在することが明らかにされてきている[4].

■ 診断のポイント

1) 症状のポイント
- サルコイドーシスは全身性疾患であり,症状には,咳,痰などの呼吸器症状,眼のかすみなどの眼症状,不整脈や心不全症状,知覚・運動障害や痙攣などの神経症状などがある.
- 肝サルコイドーシスの多くは無症候性である.
- 肝病変が高度に進行した場合,全身倦怠感,食欲不振,体重減少などの症状がみられる.
- 肝硬変に進展し,門脈圧亢進症状や胆汁うっ滞による黄疸を伴う症例が報告されている[5,6].
- 非常にまれではあるが,肝癌の合併例の報告もある[7,8].

2) 臨床検査のポイント
- 日本サルコイドーシス/肉芽腫性疾患学会「サルコイドーシスの診断基準」を**表1**[9]に記す.
- サルコイドーシスでは両側肺門リンパ節腫脹,血清の ACE 活性高値,リゾチーム値高値,sIL-2R高値,気管支肺胞洗浄液でのリンパ球比上昇,CD4/CD8比上昇などが特徴的である.
- 肝サルコイドーシスに起因する臨床所見は乏しく,肝機能障害はあっても軽度である.
- 90%以上に ALP の高値が認められるが,AST,ALT の上昇は少ない[10,11].

3) 画像診断のポイント

> ▶ 肝サルコイドーシスは自覚症状に乏しく,画像検査で初めて指摘されることも多い.
> ▶ 肝臓の場合,脾臓のサルコイド結節のような特異的な所見を呈する症例は少なく,他の肝腫瘍との鑑別が困難となることが多い.
> ▶ 診断には臨床症状,生化学的検査を合わせた超音波ガイド下組織生検の病理所見で診断するのが原則となる.

- **超音波検査** (**図1**)
- 肝内の腫瘤性病変の多さによるが,肝縁の鈍化および肝腫大を認め,軽度の脾腫を認める.
- 内部エコーは結節が多い場合には不均一となるが,腫瘤性病変が少ない場合には比較的均

15. サルコイドーシス (sarcoidosis)

表1　サルコイドーシスの診断基準

サルコイドーシスの診断は組織診断群と臨床診断群に分け下記の基準に従って診断する.
　【組織診断群】
全身のいずれかの臓器で壊死を伴わない類上皮細胞肉芽腫が陽性であり，かつ，既知の原因の肉芽腫および局所サルコイド反応を除外できているもの.
ただし，特徴的な検査所見および全身の臓器病変を十分検討することが必要である.
　【臨床診断群】
類上皮細胞肉芽腫病変は証明されていないが，呼吸器，眼，心臓の3臓器中の2臓器以上において本症を強く示唆する臨床所見を認め，かつ，特徴的検査所見の5項目中2項目以上が陽性のもの.

特徴的な検査所見
　1) 両側肺門リンパ節腫脹
　2) 血清アンジオテンシン変換酵素 (ACE) 活性高値または血清リゾチーム値高値
　3) 血清可溶性インターロイキン-2受容体 (sIL-2R) 高値
　4) Gallium-67 citrate シンチグラムまたは fluorine-18 fluorodeoxyglucose PET における著明な集積所見
　5) 気管支肺胞洗浄検査でリンパ球比率上昇，CD4/CD8比が3.5を超える上昇
特徴的な検査所見5項目中2項目以上陽性の場合に陽性とする.

付記
　1) 皮膚は生検を施行しやすい臓器であり，皮膚に病変が認められる場合には，診断のためには積極的に生検を行なうことが望まれる．微小な皮膚病変は皮膚科専門医でないと発見しづらいことがある．
　2) 神経系をはじめとする他の臓器において，本症を疑う病変はあるが生検が得難い場合がある．このような場合にも，診断確定のためには全身の診察，諸検査を行って組織診断をえるように努めることが望まれる．
　3) 臨床診断群においては類似の臨床所見を呈する他疾患を十分に鑑別することが重要である．

(文献9より引用)

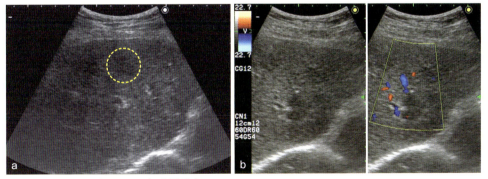

図1　肝サルコイドーシス　超音波検査
a：右肋間走査．b：右肋弓下走査 (カラードプラ)．超音波Bモード像では，やや境界不明瞭な10〜15mm大の淡い低エコー腫瘤として描出されている (◯)．内部エコーは比較的均質で，後方エコーの増強をわずかに認める．腫瘤像としては非常に淡くコントラストがつきにくく，CTで描出されるほどの結節は指摘できない．

質となる.
- 肝内の多発する境界やや不明瞭な不整形の淡い低エコー腫瘤として描出される[11,12] (図1a).
- 脾内にも同様の結節がみられることが多い.
- 腹腔リンパ節の腫脹や石灰化を認めることもある.
- カラードプラでは，腫瘤内部の強い血流信号の増強は認めない (図1b).

- **CT検査**
  - 単純CTで肝脾腫を認める.

III 各論

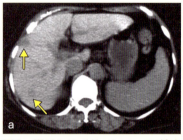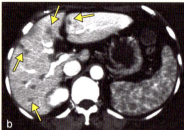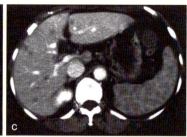

図2　肝サルコイドーシス　CT検査
a：単純．造影CT（b：動脈優位相．c：門脈優位相）．単純CTでは数個の低吸収域の結節を数個認めている（矢印）．造影CTでは，動脈優位相では明らかな腫瘍濃染像は認めていない．また単純CTでは指摘できない結節が造影により指摘可能である（bの矢印）．脾臓内にもサルコイド結節と思われる多数の結節が確認できる．

- 多発する腫瘤性病変は，比較的境界明瞭な低吸収域として観察される．
- これらの腫瘤性病変は，造影動脈優位相では強い造影効果は認めず，門脈優位相から肝静脈相にかけて遅延造影されることが特徴的とされる．サルコイド結節周囲にみられる豊富な線維成分の影響や肉芽腫内の血流がきわめて遅いことなどによると考えられている（図2）[13,14]．

- **MRI 検査**
  - T1 強調像で低〜等信号腫瘤，T2 強調像で淡い高信号腫瘤として描出される[15,16]．
- **腹腔鏡検査**
  - 肝表面に白色粟粒大の円形孤立性結節が多発するのが特徴的である．

4）病理組織のポイント（図3，4）

- サルコイドーシスの剖検例では約 40% に肝病変が認められる[2]．
- リンパ節や肺病変と同様に，非乾酪性類上皮細胞肉芽腫がみられ，診断の決め手となる．この肉芽腫の大きさは平均 200〜300 μm で，Langhans 型あるいは異物型巨細胞を混じる．肝臓では門脈や胆管系に沿って分布することが特徴といえる[17]．
- 肉芽腫により肝内胆管の減少や消失が起こり，細胆管レベルで原発性胆汁性胆管炎類似病変が認められたという報告もある[5]．

■ 治療のポイント

> ▶ 無症状の場合は経過観察となるが，サルコイドーシスは有症状時や重症の不整脈，心肺機能低下，神経病変などがある際に，副腎皮質ステロイドによる治療介入が行われる．
>
> ▶ 肝サルコイドーシスに対する十分な治療方針は確立されておらず，治療効果も明らかでない．

- サルコイドーシスの8〜9割は発症から2年以内に自然治癒するといわれ，心，肺，眼病変合併例の一部は予後不良である[18]．
- 門脈圧亢進症による症状に対しては，他の肝硬変の治療に準ずる．
- 肝に著明な炎症を伴う場合の治療は，他臓器のサルコイドーシスの治療を参考に副腎皮質

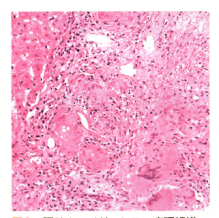

図3 肝サルコイドーシス 病理組織
肝腫瘤生検．類上皮細胞とLanghans型多核巨細胞を含む非乾酪性肉芽腫を認める．

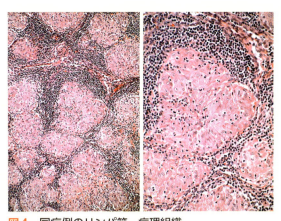

図4 同症例のリンパ節 病理組織
リンパ節生検．多数の類上皮細胞肉芽腫を認め，いずれも壊死を伴わない．

ステロイドの投与とされている[18]．
- 予後は比較的良好で，死因となることはまれである[2]．

（熊川まり子）

■文献

1) 立花暉夫．サルコイドーシス研究会誌 6：5, 1986
2) 立花暉夫．日本臨牀 46：458-464, 1988
3) 津田富康．サルコイドーシス．医歯薬出版, 496-499, 2004
4) 江口義信．日サ会誌 23：11-21, 2003
5) Devaney K, et al. Am J Surg Pathol 17：1272-1280, 1993
6) Vanatta JM, et al. Liver transplantation. Official publication of the American Association for the Study of Liver Diseases and the International Liver Transplantation Society, 1027-1034, 2011
7) Wong VS, et al. Eur J Gastroenterol Hepatol 11：353-355, 1999
8) Chalasani P, et al. Ann Oncol 16：1714-1715, 2005
9) 四十坊典晴, 他．日サ会誌 35：5, 2015
10) 立花暉夫．肝サルコイドーシス．中山書店, 215-226, 1977
11) 立花暉夫．サルコイドーシスの肝, 肝内胆管系病変．日本臨牀社, 333-336, 1995
12) 立花暉夫, 他．日本臨牀 52：122-126, 1994
13) 吉原和代, 他．映像情報 Medical 27：1441-1443, 1995
14) 吉川公章, 他．日サ会誌 7：75-76, 1987
15) 北村　学, 他．日本臨牀 52：187-190, 1994
16) 北村　学, 他．日サ会誌 12：109-110, 1993
17) 武村民子．肝・胆・膵 57：585-590, 2008
18) 日本サルコイドーシス/肉芽腫性疾患学会．サルコイドーシス診断基準と診断の手引き．日サ会誌 27：89-102, 2007
19) 久保敦司, 他．Liver Cancer 15：267-275, 2009
20) 田中直美．日医師会誌 122：272-273, 1999

Ⅲ 各論 16. 感染性疾患

a）肝膿瘍（liver abscess）

疾患概念

- 肝膿瘍は，細菌，寄生虫，真菌などによる感染が肝内に波及し，膿瘍が形成される病態である．
- 原因となる病原体により化膿性（細菌性）肝膿瘍，アメーバに代表される寄生虫性肝膿瘍に大きく分類される．
- 近年では糖尿病の合併例や高齢者の例も多い．
- 敗血症から重症化することも多く，早期診断・治療が重要．
- 肝臓への感染経路は経胆道性，経門脈性，経動脈性，直接性，外傷性，医原性，原因不明に分類される．
- 悪寒戦慄を伴う高熱，右季肋部痛，肝腫大などの臨床症状に加え，画像診断において肝内に膿汁成分を伴う腫瘤性病変を指摘することで比較的診断は容易である．
- 肝膿瘍は，診断時病期によって囊胞型から充実性の腫瘤型まで多様に変化することも特徴．
- 画像診断では慢性期や治癒後の像は腫瘤性疾患との鑑別診断に苦慮する場合がある．
- 初診時のみではなく本疾患を念頭に置いた場合には，経時的な変化を治療効果判定と合わせてチェックすることが重要．
- 診断・治療面でドレナージなどを行う．タイミングが重要であるが，エキノコックスなどの一部の寄生虫疾患や囊胞腺癌などの腫瘤性囊胞では穿刺が禁忌となる症例が存在するため，安直なドレナージは行わずに問診を含めたしっかりとした診断が必要である．

■ 診断のポイント

- 臨床症状で感染症状があり，肝機能障害に伴い各種画像診断で内部の液体成分が膿汁を反映した囊胞性疾患を指摘できれば診断が可能となる．
- 単発〜多発と，原因によりさまざまである．
- 超音波ガイド下に直接穿刺ドレナージで原因菌を同定する手法がある．ただし一部禁忌症例があるので十分に注意する必要がある．
- 臨床症状が消失した段階では，転移性肝癌，肝内胆管癌などの腫瘤性病変との鑑別が困難となる症例がある．

1）症状のポイント

- 基本的には感染症状としての悪寒戦慄を伴う発熱（38℃以上の高熱が多い）と右上腹部痛（右季肋部痛）が主体となる．
- 膿瘍の個数や大きさにより，肝腫大による腹部膨満感や腹痛を訴える．
- 周囲臓器への炎症の波及で放散痛などを呈する．
- 軽症例では無症状の症例もあり微熱，食欲不振といった不定愁訴とされてしまう場合もあ

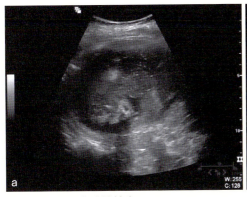 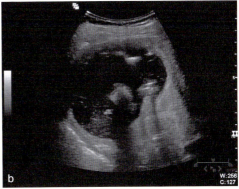

図1　肝膿瘍　超音波検査
a：Bモード．b：造影超音波（門脈優位相）．周囲はリング状に濃染されるがbの造影検査では内部はまったく造影されず，膿汁であることが診断できる．Bモード像では無エコー部分と点状エコーと実質エコーに近い部分を認め，混合エコーを呈している．

るので注意が必要．
- 重症化に伴い敗血症や播種性血管内凝固（disseminated intravascular coagulation：DIC）を合併し，その症状で発見されることもある．

2）臨床検査のポイント
- 採血データで白血球の増加，左方移動（寄生虫性などの場合は好酸球増多），CRP上昇．
- 肝胆道系酵素上昇も認めることが多いが，本疾患に特異的なデータはない．
- 臨床検査のポイントは肝膿瘍の診断ではなく，重症度の把握となる．

3）画像診断・組織のポイント

> ▶ 囊胞と同様の内部の液体を示す画像所見をベースにして，感染を反映した内容液と周囲組織の炎症性変化がポイント（図1a, b）．
> ▶ 原因菌，感染経路，発見時期により画像所見が異なる．
> ▶ 経時的変化では短期間に画像所見が変化することが特徴．
> ▶ 液体成分が少ない場合には腫瘍性病変との鑑別が困難．

● **超音波検査**（図1）
- 内部エコーを伴う囊胞性腫瘤として描出される．
- 内部は液体部分が多く，後方エコー（posteriol echo enhancement：PEE）の増強を認める．
- 周囲肝への炎症の波及程度により異なるが，境界が必ずしも明瞭ではないので，側方エコーは肝囊胞と比べ描出される割合は低い．
- 周囲のエコーレベルが炎症の波及により健常部と比較して低下していることが多く，また，ドプラ検査や造影検査で周囲の血流が増加していることが多い．
- 肝囊胞が漿液性の液体で無エコーであるのに対し，内部エコーは膿汁や出血を反映する高・低エコーの混在した複雑なエコー像として描出される．
- 原因菌や感染経路によりさまざまなエコー像を呈し，病変の進行や治療効果などにより短時間に変化することも特徴．

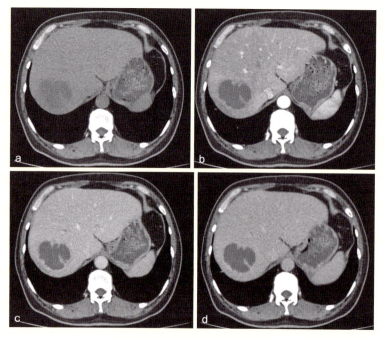

図2 肝膿瘍 CT検査
a：単純．b〜d：造影CT（b：動脈優位相．c：門脈優位相．d：肝静脈相）．S7に大きな低吸収域を呈する腫瘤性病変を認める．基本的には水に近いCT値であるが，内部には，一部に肝実質と同等の吸収域を伴う領域も認める．造影検査では，動脈優位相で周辺に濃染を認めるのみで，内部の造影効果は認めない．

- 短期間での経過観察としての超音波検査が病態把握に有効となる．
- 治癒後や慢性期になると膿瘍は液体成分が消失し，境界が不明瞭な充実性病変として描出される．
- 臨床症状が消失している場合，画像診断のみでは肝内胆管癌や転移性肝癌との鑑別が困難となる症例が多い．

● **CT検査**（図2）
- 単純CTでは基本的に液体成分が低吸収域に描出されるが，出血や石灰化，膿汁の割合により高吸収域部分の割合が増加する．
- CT値は客観的な評価方法であり，内部の低吸収域部分の値を測定することで液体成分の確認となる．
- 造影検査では，動脈優位相では炎症性変化として周囲がリング状に濃染される．
- 炎症性物質は造影検査で造影効果を認めないため，腫瘍性嚢胞との鑑別を行う．
- 門脈優位相では健常部と比較し，低吸収となる．
- 治癒過程や治療後に時間が経過している症例では，内部の肉芽様の変化に伴い，内部が網目状の淡い遅延濃染を呈する．

● **MRI検査**（図3）
- T1強調像で低信号腫瘤，T2強調像で著明な高信号腫瘤（肝嚢胞と同じパターン）となる．
- MRIは液体成分の描出に優れ，液体貯留部分を的確に評価する場合に有用．
- 内部に腫瘤部分がある場合，隔壁が厚い場合には腫瘍性病変との鑑別が必要となるが，炎症性病変と腫瘍性病変の鑑別にはDWIや造影効果をみて判定する．
- Gdによる造影効果は造影CTとほぼ同じ．

16. 感染性疾患　a) 肝膿瘍 (liver abscess)

図3　肝外側区の肝膿瘍　MRI検査
a：T1強調像 (in phase)．b：T1強調像 (out of phase)．c：T2強調像．d：DWI．e〜g：Gd造影 (e：動脈優位相．f：門脈優位相．g：肝静脈相)．h：MRCP．T1強調像で低信号，T2強調像で著明な高信号を呈している．肝囊胞と同じであり液体であることを示唆している．肝膿瘍では内部が不均質になるのが特徴となる．DWIでは高信号を呈し造影では周囲のリング状の濃染効果とともに内部に隔壁様の造影効果を伴う部分を認めている．MRCP像では膿瘍部分の胆管が欠損している以外には異常所見は認めていない．

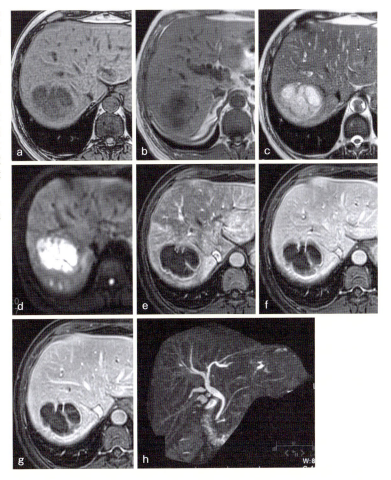

図4　肝膿瘍　血管造影
a：動脈早期相．b：動脈後期相．S8の肝膿瘍の部分は血管野となっている．境界部がわずかに濃染が強くなっているが，リング状とはなっていない．

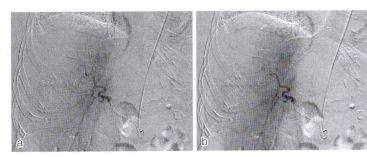

● **血管造影**（図4）
- 他の画像診断の進歩もあり，診断のみの場合には施行されない．
- 抗菌薬の経動脈的投与を目的とした場合に行うことが多い．
- 肝膿瘍の血管造影の特徴として，炎症性の血管増生による腫瘍周囲の淡い濃染像が挙げられる．
- 悪性疾患と異なり，周囲や貫通血管の不整・侵食像を認めない．
- 動脈相，門脈相の脈管の圧排・伸展を認める．
- 動脈相の軽度の血管の増生と濃染相の均一な厚さのリング状の濃染像を認める．

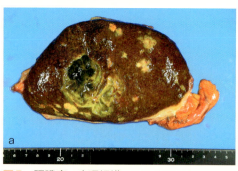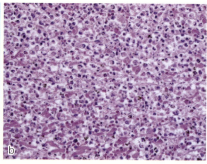

図5 肝膿瘍 病理組織
a：胆管癌症例剖検例（マクロ像）．肝膿瘍が割面で黄白色の小さな結節状に散在性に認められる．
b：HE染色．強拡大像．結節は好中球を主体とする炎症細胞浸潤で占められ，肝細胞は変性壊死に陥り，ほぼ残存していない．

4）病理組織のポイント（図5）

- 好中球を主体とする炎症細胞浸潤，肝組織の変性壊死が特徴．

■ 治療のポイント

> ▶ 基本は適切な抗菌薬の投与．
> ▶ 初診のみではなく治療中にも評価を行い，効果不十分の場合には必要に応じ追加薬剤の投与やドレナージなどを早急に施行する．

- 基本は原因菌に感受性のある抗菌薬を投与．
- 原因菌としては，大腸菌，*Klebsiella*属，*Streptococcus milleri*群，腸球菌，緑膿菌が多く，これらの菌に感受性があり肝臓への移行のよい抗菌薬を第一選択薬とする．
- 肝膿瘍の発症時期や原因病原体，局在部位，個数，大きさ，合併症の有無や症例の年齢，認知能低下の有無などにより治療法は異なる．
- 治療効果不十分の症例に対してはドレナージ（内科的，外科的）が必要．
- 肝臓は血液に富む臓器であり，門脈経由で敗血症に移行するため，治療時期を逸しないことも治療上の重要なポイントとなる．
- 嫌気性菌の関与する症例も多く，原因菌が予測できない場合には重症例も多いため，広域をカバーする抗菌薬や併用療法を行う．
- 近年，抗菌薬多用に伴う多剤耐性菌や真菌の検出頻度が増加している．

（小川眞広）

b）アメーバ肝膿瘍（amebic liver abscess）

疾患概念

- 赤痢アメーバ*Entamoeba histolytica*を病原体とした原虫の感染に起因する疾患である．
- 感染症法に規定されている5類感染症である．
- 汚染された飲食物の経口摂取により感染する．腸管に発症するのが感染者の約1割で，腸管外の肝臓に発症する割合はさらに低い[1]．
- 病害性を発揮する栄養型と感染性を有する嚢子がある．
- ほとんどが無症状の嚢子保有者となり，その中の一部が腸炎や肝膿瘍を発症する．
- 肝疾患としては腸炎からの経門脈経由の感染で肝膿瘍を発症するほか，他の臓器にも血行性に感染する症例がある．
- 先行する腸の所見に乏しい症例もある．
- 肝膿瘍症例は，女性よりも10倍以上男性に多い．
- 発展途上国からの輸入感染症，男性同性愛者，免疫不全患者での日和見感染，特殊施設での糞食行動に伴う感染などに注意が必要である．

■ 診断のポイント

1）症状のポイント

- 腸炎の状態では，軟便〜軽度の下痢を呈する軽症のものから，1日10回以上の下痢や"イチゴゼリー状"の粘血便を呈する重症例までさまざまではあるが，発熱はない．
- 腸管外病変の多くは肝膿瘍になり，38℃前後の発熱，右季肋部痛，肝腫大などの症状を有する．

2）臨床検査のポイント

- 好酸球の増加を伴わない白血球の増加，およびCRPの上昇．
- トランスアミナーゼの変動よりALPの上昇が特徴．
- 赤痢アメーバの診断方法は，顕微鏡下での病原体の検出，または抗原の検出または遺伝子の検出．
- 検体は，便，大腸内視鏡検査時の生検組織，肝膿瘍の穿刺液となる．
- 血清からのアメーバ抗体の検出．
- 鏡検による検出率は血清抗体よりも低いので注意が必要．
- 穿刺排膿液は"アンチョビペースト"様の色が特徴的である（図1）．
- 一部の施設ではPCR検査で証明が可能．
- 血清のアメーバ抗体の測定．

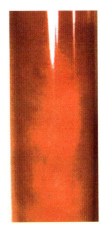

図1　アメーバ肝膿瘍
膿瘍ドレナージにより得られた内容液．アンチョビペースト様の特徴的な色である．

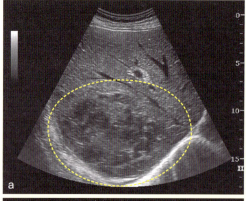
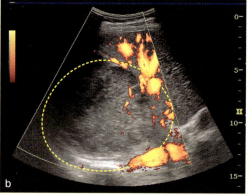
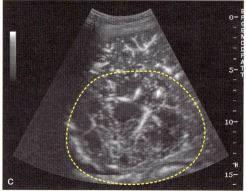

図2 アメーバ肝膿瘍 超音波検査
a：Bモード．S7に約10cmの輪郭が凹凸不整で境界一部不明瞭な腫瘤性病変を認めている．内部エコーは高・低エコーの混在で，一部は無エコー部分を認める．b：カラードプラ（パワードプラ）．腫瘤内に一部肝門部からの肝動脈の流入がみられるが，肝癌で観察されるbasket patternの血管構築は示していない．c：造影超音波（動脈優位相）．内部に欠損像を伴う腫瘍濃染像を呈している．膿瘍は，内部の感染・出血の状態により液体でも凝集を反映し，無エコーとならない部分があるので注意を要する．また，罹病期間や治療により内部に肉芽組織が形成されるため腫瘤様に観察され，腫瘤内の血流も認める．腫瘍との鑑別には造影超音波検査も有用となる．

3) 画像診断のポイント

> ▶ 比較的大きな単発性の囊胞性病変として描出される．
> ▶ 出血により内容液は複雑な像を呈する．
> ▶ 被膜は有さない．
> ▶ 造影検査では腫瘤周囲に炎症性のリング状の造影効果を認める．

● **超音波検査**（図2）
- 不整形な大きな囊胞性病変として描出される（右葉に多い）．
- 囊胞と異なり内部エコーに出血・感染を疑う点状高エコーを伴う．
- ほとんどの症例では肝内胆管の拡張は認めない．
- 造影超音波検査では膿瘍周囲に炎症性変化に伴うリング状の腫瘍濃染像を認める．
- 治療後は，内部エコーが充実性エコーに変化し，次第にBモード上ではわずかに後方エコーの減弱を認める程度で周囲肝との差がなく，病変が指摘されにくくなる．

● **CT検査**（図3）
- 単純CTで輪郭が不整形の低吸収域を呈する．単純性囊胞と比較して内部のCT値が高い症例がある．
- 造影CTでは，病変部周囲に動脈優位相の濃染効果を認める．
- 治療後では周囲，内部に石灰化像を伴う．

16. 感染性疾患　b) アメーバ肝膿瘍 (amebic liver abscess)

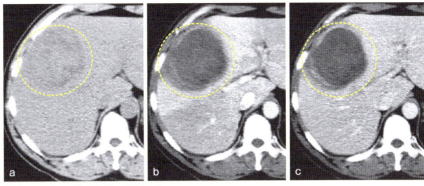

図3　アメーバ肝膿瘍　CT検査
a：単純．b，c：造影CT (b：動脈優位相．c：門脈優位相)．単純CTでは淡い低吸収域を呈し，造影CTでは，腫瘍内部に造影効果は認めない．周囲は炎症性変化により淡い造影効果を認めている．

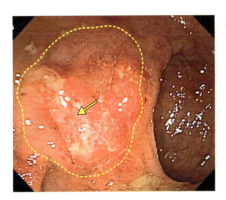

図4　アメーバ肝膿瘍　内視鏡検査
多発する不整形な潰瘍形成，粘膜の浮腫を認める．

- **MRI検査**
  - 単純MRI検査で低信号．T2強調像で著明な高信号を呈する．
  - 造影MRI検査はCT所見と同様．
- **内視鏡検査**（図4）
  - 直腸からS状結腸および盲腸から上行結腸に好発する．汚い白苔を有する潰瘍と周囲にタコイボ様の隆起性病変を伴う特徴的な所見．
  - 病期により炎症性腸疾患に類似するため，組織検査が必須．

4) **病理診断のポイント**（図5）
  - 肝結節性病変の組織壊死所見．組織あるいは膿瘍穿刺液よりアメーバ原虫を同定することが重要．

153

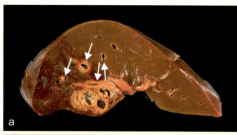
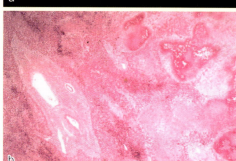
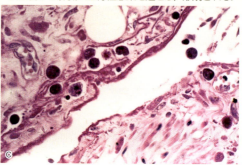

図5　アメーバ肝膿瘍　病理組織
a：マクロ像．大小の白色結節性壊死病変（矢印）が散在性に認められる．b：HE染色．肝組織の弱拡大像．門脈域周囲に壊死像・膿瘍が広がっている．c：PAS染色．同症例の腸管の強拡大像．本症例では，肝の壊死結節中にアメーバ原虫を同定できなかったが，腸管の組織でPAS染色陽性のアメーバ虫体が確認された．アメーバ肝膿瘍は，腸管に感染したアメーバ原虫が腸から肝臓に血行性感染を起こし，形成される．

■ 治療のポイント

> ▶ メトロニダゾールの内服の有用性が確立されている[2]．
> ▶ 基本的にドレナージは必要ないが，膿瘍が大きく，二次感染を併発し治療効果が低い場合や左葉に膿瘍がある場合には心嚢内穿破の可能性もあるため，経皮経肝ドレナージを考慮する[3]．

- メトロニダゾール1回750mgを1日3回，7〜10日間の投与．
- 腸管アメーバ症の適応であるパロモマイシン（抗菌薬）は囊子にも有効である（腸管外では使用しない）．
- 治療後の予後は良好で再発はほとんどない．ただし便中に囊子を放出し続ける回復期保有者となるので注意を要する．
- 肝膿瘍では有効な治療後も，画像上は所見が残るため，画像所見のみで追加治療を決定しないように注意が必要．

（小川眞広）

■文献

1) Haque R, et al. N Engl J Med 348：1565-1573, 2003
2) Botero D. Am J Trop Med Hyg 23：1000-1001, 1974
3) 柳澤如樹．モダンメディア 58：237-245, 2012

Ⅲ 各論　16. 感染性疾患

c）日本住血吸虫症（schistosomiasis japonica）

疾患概念

- 日本住血吸虫は 1904 年に発見され，日本住血吸虫症は日本住血吸虫のセルカリア中間宿主のミヤイリガイから水中に湧出し，ヒトに経皮感染して発生する人獣共通感染症である.
- 1978 年以降，国内での新規感染例の報告はなく，1996 年 2 月に終息宣言が出されたが[1]，まだ中国や東アジアや東南アジアでは感染が終息していない.
- 現在わが国で問題になるのは慢性期の門脈圧亢進症を呈した症例であり，肝癌の合併症例も存在している.

■ 診断のポイント

1）症状のポイント

- 感染すると体内に侵入した幼虫が血流に乗って門脈に移行し，初期の症状としてはアレルギー症状のほか，成虫が産卵しはじめることにより，発熱，腹痛，水様あるいは粘血便，肝腫大と圧痛などの症状が出現する.
- 成虫となった吸虫が産んだ虫卵が肝臓に運ばれ，慢性期には虫卵が末梢の細動脈や肝内門脈枝を閉塞する．その後，肉芽腫を形成して石灰化や線維化をきたし，門脈圧亢進症を呈し肝硬変に移行する.
- 慢性期の腹水や食道・胃静脈瘤の合併などは他の原因の肝硬変と同じである.
- 一部の症例では肝癌も合併する[2,3].

2）臨床検査のポイント

- 便からの虫卵の検出や，microplate ELISA 法による日本住血吸虫抗原に対する抗体値の高値で診断が可能である.

3）画像検査のポイント

- ▶ 超音波検査で肝実質のエコー像（network pattern）が特徴.
- ▶ 慢性期の症例では肝硬変や門脈圧亢進症の画像診断と一致する.
- ▶ 肝生検や内視鏡検査で虫卵を証明することで確定診断となる.

- **超音波検査**
- 独特な肝実質のエコー像が特徴で，網目状パターン〔ネットワークパターン（network pattern[4]，**図 1**)〕や亀甲状パターン[5]と呼ばれている.
- network pattern は B 型肝硬変でみられるメッシュパターン（mesh pattern）と比較すると，内部の結節が大きい.
- 比較的大きな網目状を呈する場合では，肝癌の合併に気づきにくいことがあるので注意をする必要がある.
- 慢性変化による結節と癌との鑑別には造影超音波検査が有用となる.

155

Ⅲ　各論

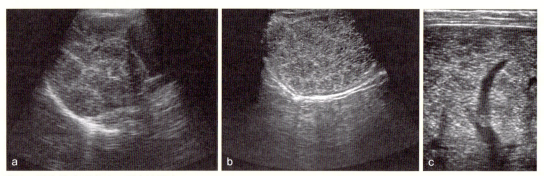

図1　日本住血吸虫症　超音波検査
Bモード．a：肋間走査 (5MHz)．肝実質は粗大な網目状の内部エコー像を呈し，network patternと呼ばれる特徴的な所見である．b：肋骨弓下走査 (5MHz)．c：右肋間走査9MHz高周波プローブ．

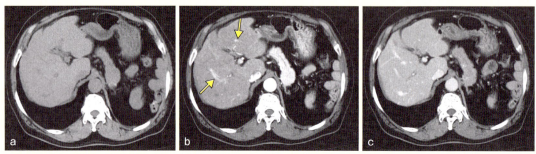

図2　日本住血吸虫症　CT検査
a：単純．b，c：造影CT (b：動脈優位相．c：門脈優位相)．単純CT像では低吸収域がまだらに存在し，造影CT像では早期に索状の造影効果を認める (矢印)．

- CT検査 (図2)
  - 初期の段階では形態的な変化はない．
  - 慢性期で線維化進行例では肝硬変と同様の所見が得られる．
  - 隔壁石灰化像，被膜石灰化像，造影CTにおける隔壁増強効果などの所見がみられる．
- MRI検査 (図3)
  - T2強調像でわずかに高信号を呈し，拡散強調で軽度高信号となる部分が散見されるとの報告がある[6]．
- 腹腔鏡検査
  - 肝生検で虫卵の証明を目的に施行されるが，診断においては肝表面情報が有用であり，虫卵による無数の小さな黄色点が特徴とされる．この部の生検で血管内に多数の虫卵が認められる．

4) 病理組織のポイント
- 門脈域で門脈内に虫卵を認め，その周囲に炎症反応が生じ，さらに肝の線維化から硬変肝へと進展する症例がある[7〜9] (図4)．

156

16. 感染性疾患　c）日本住血吸虫症（schistosomiasis japonica）

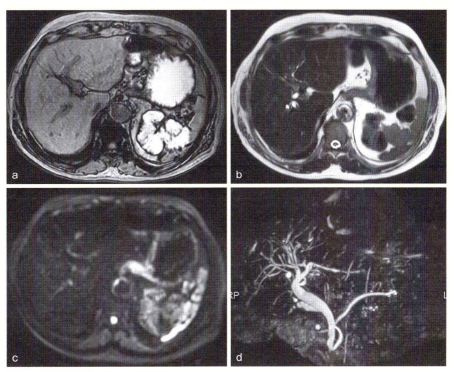

図3　日本住血吸虫症　MRI検査
a：T1強調像．b：T2強調像．c：DWI．d：MRCP．
慢性の形態変化を認める．肝臓内部に腫瘤性病変は認めずMRCPでは胆管にも異常は認めない．

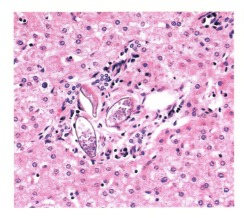

図4　日本住血吸虫症　病理組織
肝門脈域に虫卵を認め，周囲に炎症細胞が浸潤している．

■ 治療のポイント

- ▶ 急性期のみ駆虫の治療適応となる．
- ▶ 慢性期の治療は肝硬変と同様．
- ▶ 肝癌の合併例も存在するため，定期的な画像検査において肝癌のスクリーニング検査が必要．

- 急性期の治療では抗住血吸虫薬であるプラジカンテルによりほぼ完全な駆除が可能である[10,11]．

Ⅲ　各論

● プラジカンテルは成虫と成熟虫卵に有効であるが，未熟の段階では無効．慢性期の症例では体内に吸虫が存在しないことが多く，その場合は投与不要である．

● 慢性期は門脈圧亢進症状を呈するため，他の原因の肝硬変と同様，食道・胃静脈瘤や肝細胞癌の合併の有無を定期的にスクリーニングする必要がある．

● 慢性期の治療方法や管理は肝硬変と同様である．

● 糞便，尿中の虫卵はヒトへの感染性はなく，処理も通常通りでよい．

(熊川まり子)

■文献

1) 山梨地方病撲滅協力会．地方病とのたたかい―地方病流行終息へのあゆみ．山梨地方病撲滅協力会，1996
2) 井内正彦，他．内科 27：761-766，1971
3) 神代正道，他．肝臓 15：771-777，1974
4) 中山信一，他．日超医 38：209-210，1981
5) 真島康雄，他．肝・胆・膵 2：527-534，1981
6) 岩田朋晃，他．日消誌 111：948-955，2014
7) 神代正道，他．肝・胆・膵 47：843-849，2003
8) 中島　収．肝病理標本の読み方．日本メディカルセンター，49-61，2001
9) Nakashima T, et al. Parasitol Int 52：327-334, 2003
10) Gönnert R, et al. Z Parasitenkd 52：129-150, 1977
11) 太田伸生，他．医学のあゆみ 208：84-87，2004

III 各論　16. 感染性疾患

d) エキノコックス症 (hepatic echinococcosis)

疾患概念	● エキノコックス症は人獣共通の感染症である. ● ヒトの場合, *Echinococcus multilocularis*（多包条虫）および *E. granulosus*（単包条虫）から排泄される虫卵に曝露された後, 肝臓に寄生した幼虫が囊胞性病変を形成する疾患で, それぞれ多包虫症, 単包虫症と呼ばれている. ● 小腸で虫卵が孵化し, 幼虫が体内を移行して肝臓などに包虫を形成し, さまざまな症状を引き起こす. ● 無症状で5～15年かけ徐々に増大する. 多包条虫はドイツ, アラスカ, ロシアなどの寒冷地域に生息し, 日本ではおもに北海道に生息している. イヌ科の動物（野生ではキツネ, ペットではイヌ）が終宿主, 野ネズミが中間宿主で, ヒトは終宿主（不顕性感染）が糞便中に排泄した虫卵を何らかの原因で摂取することで感染する. ● 単包条虫は比較的温暖な牧畜地域に生息するが, 日本には生息しておらず, 輸入感染症である. 終宿主はキツネやイヌで, 中間宿主はヒツジ, ウマ, ウシなどである. 無治療で放置すると致死的な疾患である.

■ 診断のポイント

1) 症状のポイント

● 感染後5～15年は無症状で経過するが, 囊胞性病変が増大し黄疸や腹痛の症状を呈した時点で, すでに高度進行例であることが多い.

● 下大静脈や横隔膜への浸潤, 腹腔内リンパ節・肺・脳・骨などへの血行性転移をきたすこともある[1].

● 症状出現後に放置すると, 90％以上が致死的経過をたどる[2].

2) 臨床検査のポイント

● 約半数の症例で好酸球の上昇がみられる[3].

● 増大した病変が胆管を圧排すると, ビリルビンの上昇や肝機能障害を呈する.

● 血清診断として, エキノコックス症（多包虫症, 単包虫症）に共通の抗原（antigen B subunit）に対する抗体応答性と多包虫特異抗原（Em18）に対する抗体応答性の組み合わせから, 多包虫症と単包虫症を鑑別できる[4].

● 血清検査として, ELISA法, ウエスタンブロット法, イムノクロマト法があり, 旭川医科大学寄生虫学教室, または国立感染症研究所寄生動物部で実施可能である.

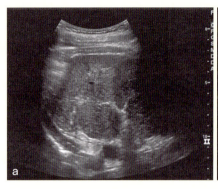
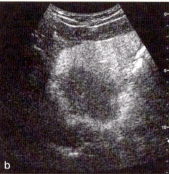

図1 エキノコックス症（多包虫症） 超音波検査
a：超音波Bモード．b：造影超音波検査．超音波検査では明らかな嚢胞性病変には描出されず不整形の境界不明瞭な淡い低エコー腫瘤が複数存在している．

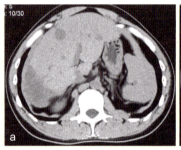
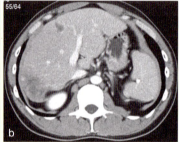
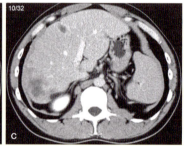

図2 エキノコックス症（多包虫症） CT検査
a：単純．b, c：造影CT（b：動脈優位相，c：門脈優位相）．肝両葉に低吸収域が散在している．腫瘤性病変の内部は嚢胞に近いCT値を示している．造影CTでは，動脈優位相から門脈優位相にかけてリング状の造影効果を認めている．

3）画像検査のポイント

> ▶ 肝臓に包虫と呼ばれる腫瘤を形成し，炎症の程度・罹病期間により多彩な像を呈する．
> ▶ 嚢胞性部分と充実性部分の混合性パターンを呈することが多く，石灰化なども伴う．
> ▶ 本疾患が疑われた場合，画像診断のみで確定診断には至らず，血清検査と組み合わせて診断する．

- **超音波検査（図1）**
  - 円形または楕円形の腫瘤性病変として認められる．
  - 内部に蜂の巣状の構造や嚢胞液が層状に観察される．
  - 嚢胞内に破裂した原頭節からなる包虫砂が小顆粒状高エコーとして確認できる[5,6]．
  - 造影超音波検査では後血管相で虫食い様造影欠損像が特徴的である．
- **腹部X線写真**
  - 嚢胞壁の石灰化が三日月形あるいは鎌状の石灰化としてとらえられる．
- **CT検査（図2）**
  - 石灰化を伴う嚢胞が集簇した腫瘤として観察される．嚢胞内に剝離した内膜を認める内膜剝離の所見は単包虫症に特徴的といわれる[7,8]．

16. 感染性疾患　d) エキノコックス症（hepatic echinococcosis）

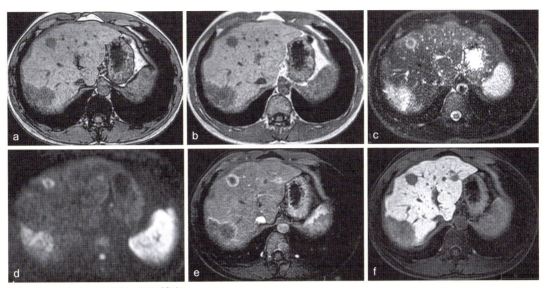

図3　エキノコックス症．MRI検査
a：T1強調像（in phase），b：T1強調像（out of phase），c：T2強調像，d：DWI，e, f：造影CT（e：動脈優位相，f：肝細胞造影相）．肝両葉に多発する腫瘤性病変を認める．T1強調像で低信号（in/outともに），T2強調像で周辺のみ高信号を認める．DWI陰性，造影動脈優位相でリング状の濃染を認め，肝細胞相で明確な欠損像を認めている．

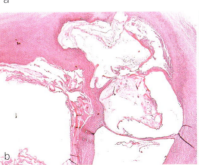
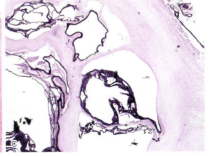

図4　エキノコックス症（多包虫症）病理組織
a：切除肝マクロ像．症例は中年男性，成人するまでは北海道在住であった．発熱・黄疸で受診，CT検査で肝占拠性病変が指摘され手術を受けた．肝実質に小嚢胞が散見され，一部は癒合している．b：HE染色．弱拡大像．好酸性層状構造の小嚢胞が認められる．c：PAS染色．包虫由来の嚢胞壁はPAS染色陽性を呈する．

- MRI 検査（図3）
  - T2強調像で高信号の嚢胞を認め，周囲の低信号域がほとんど全例でみられる[9~11]．

4) 病理組織のポイント（図4）
  - 切除標本の割面では内部に空洞を伴う白色の病変を認める．
  - 硝子化変性を伴った壊死組織内に好酸性層状のクチクラ層を認めるのが典型的である．
  - 嚢胞液の顕微鏡観察で包虫の原頭節が観察されることもある．

III　各論

■ 治療のポイント

▶ 無治療で放置すると，肺や脳に転移し致死的になる．

▶ 治療の基本は肝切除であり，治癒可能である．

▶ 切除後も内服の継続は必要である．

▶ ヒトからヒトへの感染はない．

▶ 囊胞の試験穿刺は禁忌である．

● 肝切除で病巣をすべて切除することが根治療法である．

● 切除後も長期に内服を継続する必要があるが，完全切除が困難な場合や，転移巣がある場合でも術後のアルベンダゾールの投与で予後の改善が期待できる[2,12,13]．

● ヒトからヒトへの感染はないため，特別な感染対策の必要はない．

(熊川まり子，絹川典子)

■文献

1) 佐藤直樹，他．肝・胆・膵 37：1021-1030，1998

2) WHO Informal Working Group on Echinococcosis：Guidelines for treatment of cystic and alveolar echinococcosis in humans. Bull World Health Organ, 231-242, 1996

3) 羽生富士夫，他．外科診療 19：55-66，1977

4) 伊藤　亮，他．Med Technol 30：97-103，2002

5) 鈴木秀昭，他．日臨外会誌 59：463-467，1998

6) 紀野修一，他．臨外 56：893-901，2001

7) 有本　明，他．外科 62：479-481，2000

8) Pandolfo I, et al. J Comput Assist Tomogr 5：839, 1984

9) Sinner WN. Eur J Radiol 12：150-159, 1991

10) 松井　修．肝の画像診断．医学書院，146-147，1995

11) Taourel P, et al. J Comput Assist Tomogr 17：80-85, 1993

12) 佐藤直樹，他．日消誌 91：1197-1204，1994

13) Ishizu H, et al. Hepatology 25：528-531, 1997

III 各論 16. 感染性疾患

e）肝結核 (hepatic tuberculosis)

疾患概念

- 抗酸菌属に属する *Mycobacterium tuberculosis*（結核菌）の肝への感染により生じ，粟粒型，肺結核続発型，孤立型（肝原発），胆管型に分類される．
- 肝への感染は，粟粒結核からの肝動脈経由と腸結核からの門脈経由，上部消化管からの胆管経由が考えられる．
- 約90%は肺結核であるが，肺結核の2/3に肝結核が続発し，粟粒結核の80%は肝病変を合併しているとされる．
- 原発性肝結核は多くが多発小結節を呈するが，まれに大きな結節を呈する場合があり，肝結核腫といわれる．

■ 診断のポイント

1）症状のポイント

- 他臓器の結核と同様に，発熱，寝汗や倦怠感，体重減少などの症状がみられる．
- 肝腫大や肝機能障害を呈する．
- 重症の粟粒結核においては，肝病変により黄疸や肝不全となることもある[1,2]．

2）臨床検査のポイント

- ALPが上昇することが多いが，トランスアミナーゼの正常例が約半数を占める．
- 全身疾患であり，肺結核同様，喀痰などの塗抹標本〔チール-ネールゼン（Ziehl-Neelsen）染色〕の鏡検や小川培地を用いて診断する（培養には8週間）．また，液体培地（microbacteria growth indicater tube：MGIT）法や遺伝子学的検査としてポリメラーゼ連鎖反応（polymerase chain reaction：PCR）法やmicrobacterium tuberculosis direct（MTD）法もある．
- 全血インターフェロンガンマ応答測定法〔クオンティフェロン（QuantiFERON：QFT）〕やツベルクリン反応などの検査が診断の一助となる．
- 肝結核の確定診断は肝生検による組織学的診断や結核菌特殊染色で行う．

3）画像検査のポイント

▶ 結核腫として腫瘤を形成する場合には指摘されやすいが，びまん型では一つひとつの結節は指摘できないこともある．

- **超音波検査**（図1）
  - 陳旧性の結核腫の場合は，強い石灰化を伴うことが多く，音響陰影を伴う強い前壁エコーと，音響陰影の中に後壁エコーも明瞭に観察される．
  - 内部は低エコーの円形腫瘤として描出されるのが典型的であるが，小結節の癒合した，明確な壁をもたない低エコー病変を呈する場合もある．
  - その他の場合は，多発する境界不明瞭な不整形の低エコーの腫瘤性病変として描出され

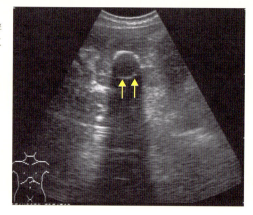

図1 肝結核 超音波検査
円形の低エコー腫瘤を認め，音響陰影を伴う強い前壁エコーと音響陰影の中の後壁エコー（矢印）が観察される．

  る．
- びまん型では腫瘤像として認識できないこともあるので注意が必要である．
- **CT検査**
  - 単純CTでは低吸収域を呈し，造影CTでは後期相で腫瘤周辺から緩徐に造影効果を認めるものが多い[3]．
  - 結核腫などの比較的大きな病変では，石灰化を伴うことが多く，本疾患に特徴的といわれる．
  - 粟粒結核などの場合には石灰化を呈さないことも多い．
- **MRI検査**
  - T1強調像で低信号，T2強調像で淡い高信号，DWIで高信号，造影検査で明確な腫瘤内の濃染像は呈さず，後期相で辺縁にわずかに造影効果を伴うことが多く，肝細胞相では欠損像を呈するが，いずれも本疾患に特有の所見とはいえない．
- **腹腔鏡検査**
  - 肝表面に肉芽腫がみられることが特徴である．同部からの組織生検を行うことでsampling errorが少ないといわれる．

4) 病理組織のポイント
- 経皮的肝生検や開腹生検で乾酪壊死を認めれば確定診断となるが，頻度は高くない[4]．
- 生検検体のPCRを行うことも有用である．Ziehl-Neelsen染色で抗酸菌が検出されることもあるが，割合は低い．
- 病期により乾酪壊死や線維増生，石灰化などがさまざまな程度に混在し，多彩な像を呈する．
- 粟粒結核のマクロ像と組織像を呈示する（図2）．

16. 感染性疾患　e）肝結核（hepatic tuberculosis）

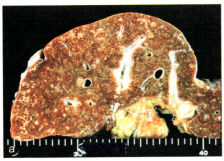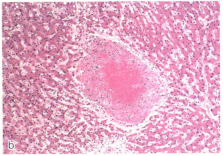

図2　肝結核　病理組織
a：マクロ像．びまん性に白色調の小結節を認める．b：HE染色．強拡大．乾酪壊死を伴う類上皮性細胞肉芽腫を認め，結核の確定診断となった．

■ 治療のポイント

▶ 粟粒結核の場合，結核菌の血行性全身播種の病態であり，全身に病変を生ずる．
▶ 高齢者の再感染や後天性免疫不全症候群（acquired immunodeficiency syndrome：AIDS）などの免疫不全に合併する場合に注意が必要である．
▶ 治療は肺結核と同様の抗結核薬の4剤併用療法．粟粒結核では副腎皮質ステロイドの併用も行う．

● 治療の基本は肺結核に準じて，RFP（リファンピシン）・INH（イソニアジド）・EB（エタンブトール）・PZA（ピラジナミド）の投与を行う．

（熊川まり子）

■文献

1) Hillel T, et al. Tuberculosis, 2nd ed. Lippincott Williams & Willkins, 537-541, 2004
2) Sushil KA, et al. Tuberculosis & Nontuberculosis Mycobacterial Infection, 5th ed. McGraw-Hill, 300-303, 2006
3) 福田　真，他．臨床放射線 51：776-780，2006
4) Klatskin G. Mt Sinai J Med 44：798-812, 1977

Ⅲ 各論 16. 感染性疾患

f) Fitz-Hugh-Curtis 症候群
(Fitz-Hugh-Curtis syndrome)

疾患概念

- 性感染症として発症した骨盤内腹膜炎が上行性に腹膜や肝被膜まで波及し，肝周囲炎をきたした病態で，若年女性の急性腹症の鑑別疾患として重要である．
- 起因菌は *Chlamydia trachomatis*（クラミジア）が 90%，*Neisseria gonorrhoeae*（淋菌）が 10% である[1]．
- 多くは無症候性感染である．
- 骨盤内炎症性疾患の 4～14% に本疾患が併発し，とくに思春期に多い[2]．

■ 診断のポイント

1) 症状のポイント

- 右季肋部から心窩部にかけての強い痛みが特徴であり，Murphy 徴候も陽性となるため，胆道系疾患との鑑別を要する．
- 呼吸性の激しい上腹部痛や肝叩打痛を認める．
- 下腹部の圧痛と腹膜刺激症状（骨盤内炎症性疾患の症状）に続く上腹部痛の場合に疑う．

2) 臨床検査のポイント

- 血液生化学検査は特異的所見に乏しく，初期には炎症も軽度であることが多い．
- 急性期のクラミジア IgA 抗体や，子宮頸管からの培養が診断に有用である．
- 核酸増幅検査法はクラミジアと淋菌が同時に検査可能〔分泌液よりリアルタイムポリメラーゼ連鎖反応（PCR）法でクラミジアの証明が可能となっている．また，クラミジアと淋菌を同時に検査できる PCR 法も出現している〕．
- 抗原検査法として，EIA 法（イデイア®PCE クラミジア）や免疫クロマトグラフィー法（ラピッドエスピー® クラミジア）などがある．
- 核酸検査に比べ抗原検査の感度は低いが，迅速に検査できる．
- 血清診断は，過去の感染の確認に用いる．

3) 画像検査のポイント

- ▶ 肝腫大と被膜の肥厚．
- ▶ 造影検査で肝被膜の造影効果．
- ▶ 肝被膜周囲のスペースの広がりに注意．

- **超音波検査**（図1）
  - 肝表面の肝被膜の肥厚および輝度亢進を認める．
  - 肝と腎のスペースが肥厚することがある[3]．
  - 胆道系疾患の除外診断にも有用である．
- **CT 検査**（図2）
  - 造影動脈優位相での肝被膜の造影効果が特徴である．炎症の波及により肝被膜直下の肝実

16. 感染性疾患　f) Fitz-Hugh-Curtis症候群（Fitz-Hugh-Curtis syndrome）

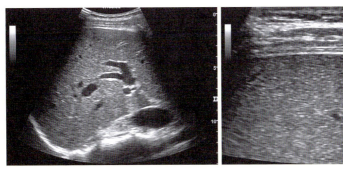

図1 Fitz-Hugh-Curtis症候群　超音波検査
肝被膜が肥厚し，輝度が上昇している．

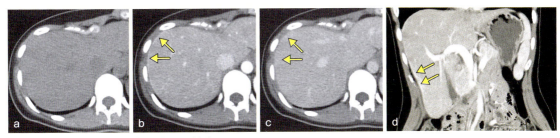

図2 Fitz-Hugh-Curtis症候群　CT検査
a：単純．b〜d：造影CT（b：動脈優位相，c：門脈優位相，d：動脈優位相，前額面）．肝被膜から被膜下に造影効果を認める（矢印）．前額面においても肝全体に被膜に造影効果を認めている（矢印）．

質にも造影効果を認めることがある．

- 腹腔鏡検査
  - 慢性期になると，肝表面の被膜と腹膜の癒着を示すviolin-string adhesionと呼ばれる特徴的な所見がみられる[4]．

4) 病理組織のポイント
  - 通常，病理検査が行われることはない．

■ 治療のポイント

> ▶ 若年女性の急性腹症の鑑別疾患として重要．
> ▶ 抗菌薬の投与で治癒が見込める．
> ▶ 病巣の広がり（口腔や消化管）を確認することも重要．

- マクロライド系，テトラサイクリン系，ニューキノロン系の抗菌薬投与を行う．
- ペニシリン系，セフェム系，アミノグリコシド系は，治療効果が低い．
- 約2〜3週で治癒するので，核酸検査または抗原検査で確認をする．
- 本人のみではなく，パートナーも同時に治療することが必要．

（熊川まり子）

■ 文献
1) 岩破一博．化療の領域 26：2186，2010
2) Peter NG：Cleve Clin J Med 71：233-239, 2004
3) Schoenfeld A, et al. J Clin Ultrasound 20：339-352, 1992
4) Watanabe M, et al. Gastrointest Endosc 50：664-666, 1999

Ⅲ 各論　17. 肝腫瘤性病変　a）良性病変

（1）肝血管腫 (hemangioma)

疾患概念

● 血管腫は，肝良性腫瘍の中で最も多い腫瘍である．良性疾患の場合には的確に悪性腫瘍との鑑別を行い，無用な侵襲を患者に与えないことも重要である．

● 組織学的にはどの部位にも発生し，多くの種類に分類されるが，肝ではほとんどが海綿状血管腫 (cavernous hemangioma) である．内部は線維性隔壁からなる海綿状の形態を示し，血栓や静脈炎，瘢痕化，石灰化などを有する症例では多彩な像を呈する．

● 自覚症状や肝癌などの高危険群がないために，他疾患におけるスクリーニング検査や健診の超音波検査で初めて指摘されることが多い．

■ 診断のポイント

1）症状のポイント

● 通常は無症状であるが，まれながら自然破裂の報告もあり，軽度の腹痛あるいは不快感，腹部膨隆，腹部腫瘤触知あるいは肝腫大を呈する．

● 疼痛の機序は明らかではないが，切除病変には器質化した血栓を高頻度に認めることから，間欠的な血栓形成による腫瘍が肝被膜を伸展させ，痛みを引き起こしているといわれる．また，巨大なものでは播種性血管内凝固症候群 (disseminated intravascular coagulation：DIC) をきたし，出血傾向を示すことがある[1,2]．

2）臨床検査のポイント

● 肝血管腫に血液生化学データの特異的な所見はない．

● 巨大例において胆管の圧排症状による胆道系の上昇や，DIC を併発した症例において二次的な変化を認めるのみである．

3）画像診断のポイント

▶ 超音波検査 B モード像の高エコー，marginal strong echo．

▶ 造影 CT 検査の周囲から中心に向かって広がる斑状の濃染効果．

▶ MRI 検査の T2 強調像で均一で強い高信号腫瘍．

▶ 血管造影での pooling 像 (cotton like appearance)．

● 侵襲性のない確定診断の手法としては，超音波検査の時点で確定診断の所見を得るか，単純 MRI T2 強調像で内部が均一の著明な高信号腫瘍であることを確認することである（充実性腫瘍で内部が血液で充満されていることを証明する）．また，近年では超音波検査時に造影超音波検査を追加し，確定診断としてその他の検査を省略することも可能である．

● **超音波検査**

● 円形・類円形の腫瘍で，境界は明瞭で腫瘍輪郭が細かい凹凸不整を呈する．小さなものでは海綿状の血管腔による多重反射を呈するため，ほとんどが高エコー型を呈する（**図1a**）．それ以外のものでは腫瘍内の変化によりさまざまな像を呈し，低エコー型や高低エ

17. 肝腫瘤性病変　a）良性病変　（1）肝血管腫（hemangioma）

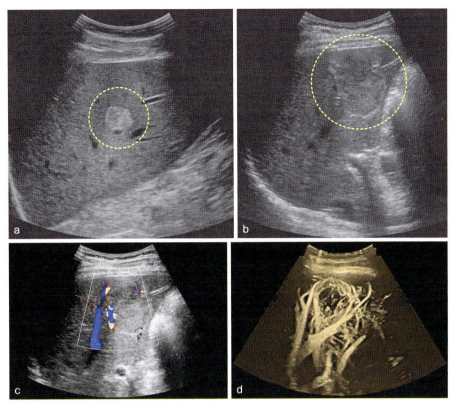

図1　肝血管腫　超音波検査
a：正中縦走査．S2約15mmの内部エコーが均一な高エコー腫瘤（○）．b：右肋間走査．S5約30mmの輪郭が不整形，内部が低エコーの腫瘤性病変．腫瘍の輪郭を縁どるような高エコーを認め（○），これがmarginal strong echoである．c：カラードプラ．腫瘤辺縁のみで内部には血流シグナルを認めない．d：高感度ドプラ加算像．立体的に血管構築が評価可能となる．

コーの混在した型を呈する．

- 肝実質と腫瘤内部の音響インピーダンスの差により境界部に高エコーの縁どりが描出され，これがmarginal strong echoと呼ばれ，特徴的なサインとなる（図1b）．
- ほかに超音波検査では体位変換によって内部エコーパターンが変化するchameleon sign，同じ断面で観察を行い，経時的に内部エコーが月の満ち欠けに似た変化を示す所見であるwax and wane sign，プローブの圧迫によってエコー像が変化し，ほとんど消失したように変化するdisappearing signなど，内部の貯留した血液の影響と考えられるエコー像の変化を証明することで確定診断となる[3]．
- カラードプラでは，腫瘍辺縁までは血流シグナルは認めるが内部の血流は遅く内部の血流シグナルは認めない（図1c）．高感度ドプラの加算像を用いると特徴的な画像が得られる（図1d）．
- 経静脈性の超音波造影剤を用いた検査で辺縁から中央に向かう辺縁が点状もしくは斑状に濃染される持続時間の長い造影効果がfill in patternとも呼ばれ，診断根拠とされる（図2）．
- 造影検査では後血管相まで持続濃染する症例もあるが，内部に肝細胞はなく欠損像を呈する症例もある．

III 各論

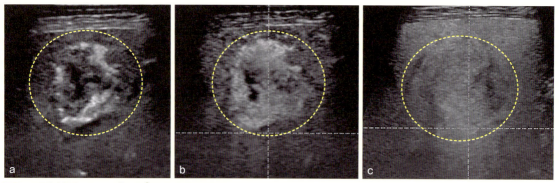

図2 肝血管腫 ソナゾイド®造影超音波検査
a：動脈優位相．腫瘍の辺縁から中心に向かって斑状に濃染部分が広がっている．b：門脈優位相（早期）．動脈優位相〜門脈優位相へかけて時間のかかる造影効果が特徴である．c：門脈優位相（後期）．持続の濃染のために背景肝と同等になり腫瘍が指摘しにくい場合がある．後血管相まで持続する症例もあるが，内部に肝細胞はないため欠損像を呈しても良い．

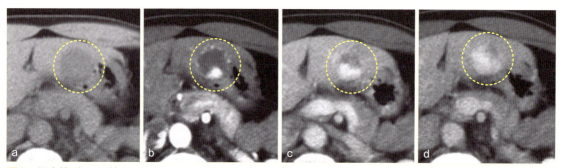

図3 肝血管腫 CT検査
a：単純．b〜d：造影CT（b：動脈優位相．c：門脈優位相．d：肝静脈相）．単純CTではS3約20mmの低吸収域の腫瘤像を認める．造影では動脈優位相から肝静脈相にかけて，周囲から中心に向かって濃染部分が徐々に広がっている（b→c→d）．

- 造影CT検査
  - 単純CTで均一な低吸収．dynamic CTの動脈優位相で辺縁部に大動脈と等濃度の早期濃染．門脈相〜肝静脈相にかけての中心部への造影効果の広がりが典型的所見となる（図3）．
  - 造影検査での評価は経時的な変化が重要であり，この造影パターンは造影剤を用いた検査であれば，MRIも超音波検査も同様である．
- MRI検査
  - 単純MRI検査 T2強調像で均一で著明な高信号が特徴である（図4）．T2強調像での著明な高信号は液体成分を示唆する．この画像のみでは肝嚢胞との鑑別がつきにくいが，各種撮像法で血液であることが把握可能である．
- 肝血管造影
  - 肝動脈の直接造影によりpooling像やcotton like appearance像（図5）が確定診断とされていたが，侵襲が強く，現在は他の画像診断により確定診断に至るために施行頻度は減っている．

4）病理組織のポイント
- 基本的には良性腫瘍であり，切除されることは少ない．また，通常の肝生検の針では組織が十分に採取できず，針生検では診断に至らないこともある．

17. 肝腫瘤性病変　a) 良性病変　(1) 肝血管腫 (hemangioma)

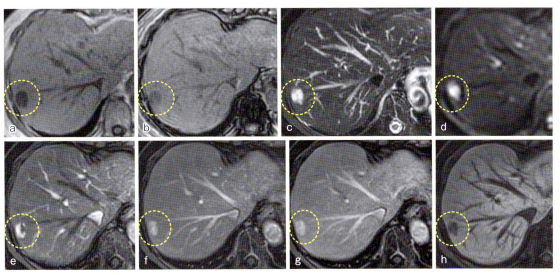

図4　肝血管腫　MRI検査
a：T1強調像 (in phase). b：T1強調像 (out of phase). c：T2強調像. d：DWI. e〜h：造影MRI (e：動脈優位相.
f：門脈優位相. g：肝静脈相. h：肝細胞造影相).

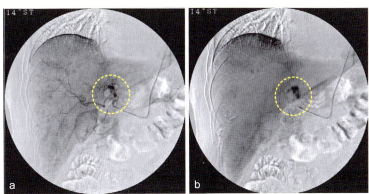

図5　肝血管腫　血管造影
a：動脈早期相. 動脈相早期より腫瘍辺縁に造影剤の貯留を認める. b：肝実質相. 濃染部分は徐々に広がり濃染の持続も特徴となる.

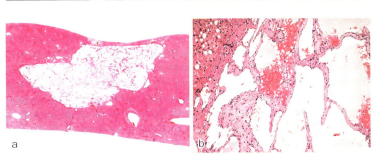

図6　海綿状血管腫　病理組織
a：ルーペ像. ほぼ中央の白く抜けているようにみえる領域が病変部位で, 周囲の好酸性に染色されている領域は肝細胞と門脈域による非病変肝組織. b：強拡大. 病変部位は, 薄い線維性の隔壁と拡張した腔をもつ血管の増生よりなり, 血管内皮細胞に悪性を示す異型は認められず, 海綿状血管腫と診断される.

- 血管腫は形成異常に基づく過誤腫性の病変であり, 病巣を形成する血管の種類により海綿状血管腫, 静脈性血管腫, 毛細血管拡張症に区分されるが, 肝臓ではほとんどが海綿状血管腫である (図6).
- 海綿状血管腫は cavernoma と呼ばれ, 広い腔を持つ血管が密に形成されており, 血栓形成や石灰化もみられることがある[1].

Ⅲ　各論

■ 治療のポイント

▶ 基本的に良性腫瘍のため経過観察のみ.

▶ 他臓器の圧排所見, 循環器障害著明例のみ治療適応.

● 良性疾患であるために基本的には治療の適応はなく, 経過観察のみでよい.

● 大きい腫瘍で他臓器の圧排症状や, 著明な動-門脈シャント, 動-静脈シャントがあり循環不全をきたす場合や, 出血の可能性がある症例などでは切除されることもある. 切除以外の治療法では, 肝動脈塞栓療法や放射線治療がある.

（小川眞広）

■文献

1) Behar A, et al. Am J Clin Pathol 40：78-82, 1963
2) MartinezJ, et al. Am J Clin Pathol 9：192-7, 1973
3) 熊田　卓, 他. 肝腫瘤の超音波診断基準. Jpn J Med Ultrasonics 39：317-326, 2012
4) 向井　清, 他（編）. 外科病理学, 第4版. 文光堂, 2006
5) 日本医学放射線学会および日本放射線科専門医会・医会共同編集. 肝海綿状血管腫の画像診断ガイドライン2007年版, 2007　http://radiology.jp/content/files/409/pdf（2019年8月閲覧）

III 各論　17. 肝腫瘍性病変　a) 良性病変

（2）血管筋脂肪腫，PEComa（angiomyolipoma/PEComa）

疾患概念

- 血管，平滑筋，脂肪の3成分が種々の割合で混在する，成人男女にみられる良性腫瘍である．
- 悪性腫瘍との鑑別診断がつかず，治療されることがある．
- 近年，血管周囲に存在する多分化能をもつ perivascular epithelioid cell 由来の腫瘍とされ，PEComa とも呼称されるようになった．
- 再発症例では，一部に低悪性度の報告もあり，経過観察が必要である．
- 組織のメラノサイトを染色する HMB-45 で陽性となるのが特徴．

■ 診断のポイント

1）症状のポイント

- 健常肝に発生することが多く，基本的に特有の症状はない．中年女性の右葉に単発で発症する例が多いとされる[1]．大きな腫瘍で発見される場合に他臓器圧排症状，腹部膨満感，腹部腫瘤触知などの症状がある．

2）臨床検査のポイント

- 健常肝に発生する症例がほとんどであり，特有の血液生化学検査パターンはない．

3）画像診断のポイント

> ▶ 脂肪成分の多い症例では各画像診断で特徴があり診断がつきやすい．
> ▶ 血管成分の多寡により造影検査における造影効果はさまざまである．
> ▶ 造影検査では早期に肝静脈に排泄される（early venous return）のが特徴．

- **超音波検査**
  - 血管，平滑筋，脂肪の腫瘍構成成分により異なるが，超音波検査では脂肪成分を反映し，著明な高エコー腫瘍として描出されることが多い（**図1**）．
  - 血流の豊富な症例もあり，ドプラ検査では強い血流シグナル（動脈血）が観察される．
  - 造影超音波検査でも腫瘍濃染を認め，後血管相で欠損像を認めるが血管成分の多さにより濃染程度はさまざまとなる（**図2**）．
  - 造影検査においては肝静脈に早期から排泄されるのが特徴であり，撮影時に肝静脈も意識して造影を行う．
- **CT 検査**
  - 脂肪成分を反映し，著明な低吸収領域（low density area：LDA）となる（**図3a**）．
  - 造影検査で腫瘍内部の造影効果を認めることが脂肪沈着との鑑別になる（**図3b～d**）．
- **MRI 検査**
  - MRI では脂肪成分の部分が T1，T2 強調像ともに高信号となる（**図4**）．
  - この信号の強さにより脂肪成分の割合が予想できる．

Ⅲ 各論

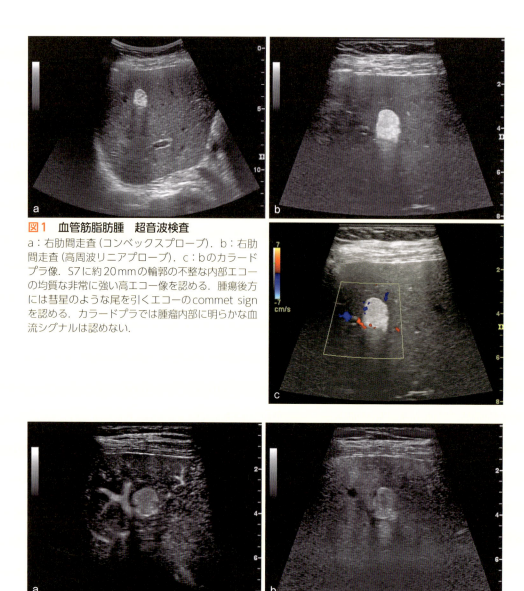

図1 血管筋脂肪腫 超音波検査
a：右肋間走査（コンベックスプローブ）．b：右肋間走査（高周波リニアプローブ）．c：bのカラードプラ像．S7に約20mmの輪郭の不整な内部エコーの均質な非常に強い高エコー像を認める．腫瘍後方には彗星のような尾を引くエコーのcomet signを認める．カラードプラでは腫瘍内部に明らかな血流シグナルは認めない．

図2 血管筋脂肪腫 ソナゾイド®造影超音波検査
a：動脈優位相．b：後血管相．動脈優位相で淡い腫瘍濃染，後血管相で欠損像を呈する．

- **血管造影**（図5）
  - 早期より強い腫瘍血管，腫瘍濃染像を認める．
  - 造影早期より造影剤が肝静脈に排泄されているのが観察され（early venous return），特徴的な所見といえる．

4）**病理組織のポイント**（図6）
  - 非腫瘍部は正常肝のことが多い．腫瘍被膜は通常みられず，既存の肝組織を圧排性に増殖する．
  - 腫瘍は，血管成分，脂肪成分，胞体の比較的明るい非上皮性細胞で構成される．腫瘍細胞は上皮様にもみえるために，淡明細胞型の肝細胞癌との鑑別が問題になることがある．

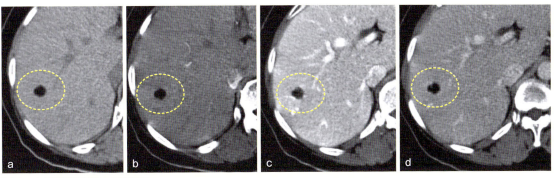

図3　血管筋脂肪腫　CT検査
a：単純．b〜d：造影CT（b：動脈優位相．c：門脈優位相．d：肝静脈相）．単純CTで脂肪成分とほぼ同等の低吸収の腫瘤性病変として描出される．動脈優位相〜肝静脈相にかけて造影効果をほとんど認めていないが，腫瘤辺縁にわずかに造影効果を認める部分があり脂肪腫との鑑別になる．

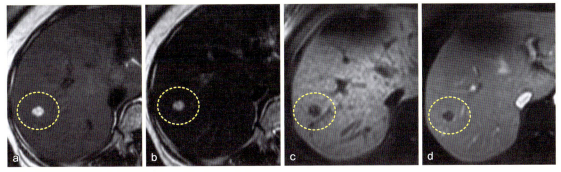

図4　血管筋脂肪腫　MRI検査
a：T1強調像．b：T2強調像．c, d：Gd造影（c：脂肪抑制．d：造影動脈優位相）．T1, T2強調像でともに高信号を呈する．脂肪抑制では低信号を呈しており，T1, T2と合わせて腫瘤内部は脂肪成分が多いことが把握可能である．造影動脈優位相では強い腫瘍濃染像は認めないが点状の造影効果は認めている．

- 免疫染色上，胞体の明るい非上皮性腫瘍細胞は，HMB-45やMelan Aが陽性となる．

■ 診療のポイント

- ▶ 大部分は良性腫瘍であり，確定診断がつけば経過観察でよい．
- ▶ 画像診断のみで確定診断に至らない症例では，超音波ガイド下の生検が有用である．
- ▶ 少数ではあるが再発・転移で悪性化が示唆されたという報告もあり，定期的な経過観察は必要で，増大傾向を認めた場合や5cmを超える大きな腫瘍では手術適応とされる．

- 本症例の多くは脂肪成分の割合が多く，画像診断で証明することで診断が可能となる．しかし，血管，平滑筋，脂肪の割合はさまざまであり，時として診断に苦慮する場合がある．
- 基本的には良性疾患であり治療の必要はないが，これまでに増大症例や術後の再発症例・転移症例の報告もあり，悪性化も示唆されたため[2]，治療も視野に入れる必要がある．
- 治療法としては外科的切除のみとされる．
- 肝細胞は通常門脈が排泄静脈となっているのに対し，肝静脈に排泄されているのが特徴と

図5 血管筋脂肪腫　血管造影
固有肝動脈造影（DSA）．図1〜4と同症例．本症例では腫瘍が小さく，肝動脈造影でも明らかな腫瘍濃染像は認めていない（○：腫瘍部）．

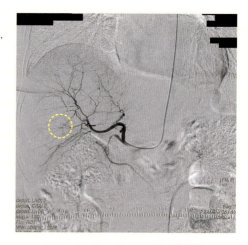

図6 血管筋脂肪腫　病理組織
a：腫瘍・非腫瘍境界部位の弱拡大像．HE染色．左下方1/3が非腫瘍部，他が腫瘍部で，境界が比較的明瞭で，被膜はみられない．b：腫瘍の中等度拡大像．HE染色．腫瘍部位では，脂肪細胞，血管，血管平滑筋，腫瘍細胞が入り組んで認められる．c：腫瘍の強拡大像．HE染色．腫瘍細胞は比較的明るい胞体を持つ大型の細胞で，配列の点より上皮様にもみられる．d：腫瘍組織の免疫染色．腫瘍細胞はHMB-45に陽性で，脂肪細胞や血管は陰性で，肝細胞癌ではないことがわかる．

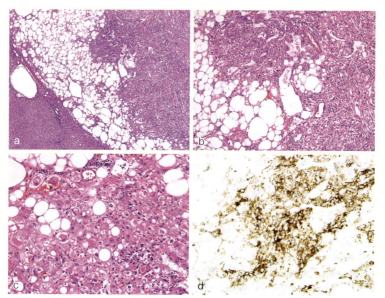

される（early venous return）．
- 画像診断で診断に至らない場合には，超音波ガイド下の組織生検が施行され，免疫染色が有用とされる．
- 免疫染色はHMB-45やMelan Aが陽性となるが，とくにHMB-45は特異性も高く，肝腫瘍の診断においては診断的意義に優れる．
- 組織生検では一部の評価のみのため，増大傾向がある場合には切除が望まれる．

〈小川眞広〉

■参考文献
1) 野々村昭孝, 他. 診断病理 25：155-170, 2008
2) 久保孝文, 他. 日臨外会誌 73：648-653, 2012
3) Nonomura A, et al. Histopathol 48：831-835, 2006

Ⅲ 各論　17. 肝腫瘤性病変　a) 良性病変

（3）肝細胞腺腫 (hepatocellular adenoma：HCA)

疾患概念

- 正常肝に発生する良性の腫瘤性病変である.
- 癌と比較し, 組織学的に異型性の乏しい肝細胞の増殖からなる腫瘍である.
- 2010 年の WHO 分類により, 肝細胞腺腫の分子病理学的性格を反映した免疫組織化学的診断法が導入され, 4 つの亜型に分類された[1].
- 欧米では若年女性に多く報告され, 経口避妊薬や蛋白同化ホルモンの長期服用の既往との関連性も示唆されているが, 本邦ではあまり多くない.
- 腫瘍内出血や破裂症例, まれではあるが癌の合併もあり, 経過観察も必要.

■ 診断のポイント

1) 症状のポイント

- 通常無症状であり, 健診 (検診) などにより偶然に診断される症例が多い.
- 比較的若い女性に多く, 経口避妊薬との関連が示唆されており, これらのスクリーニング検査で発見されることも多い.
- 糖原病Ⅰa 型にて本症の合併が多く, 同症例のスクリーニング検査で発見されることが多い.
- 腫瘍内出血や破裂症例で, 突然の激しい腹痛が出現する.

2) 臨床検査のポイント

- 肝細胞腺腫に特異的な生化学的なデータはない.
- 腫瘍内出血や増大による健常肝の圧排症状などがみられる程度である.

3) 画像診断のポイント

- ▶ 健常肝に発生する腫瘤性病変.
- ▶ 腫瘤内部が比較的均一な腫瘤性病変として描出される.
- ▶ 腫瘍被膜や隔壁などは有さない.
- ▶ 造影検査で淡い腫瘍濃染を認める.
- ▶ 血管の不整像を認めない.
- ▶ 腫瘍内出血を伴い腫瘍が増大することがあるため, 大きな腫瘍では内部が不均質となることがある.

- **超音波検査** (図 1)
- 比較的境界明瞭な類円形の腫瘤性病変として描出される.
- 内部エコーは, 低エコー, 等エコー, 高エコーとさまざまである.
- 腫瘍が小さい場合は内部エコーは均質であるが, 大きくなると内部エコーが複雑となる.
- 複雑な内部エコーは腫瘍内出血などを反映する.
- 造影超音波検査では非常に淡い腫瘍濃染像を呈する. 腫瘍血管の不整像は癌と比べ乏しい.

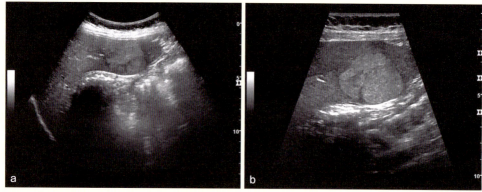

図1 肝細胞腺腫〔外側区(S3)〕 超音波検査
a:コンベックスプローブ(5.2MHz).b:高周波リニアプローブ(9MHz).比較的境界明瞭な等〜やや高エコー像を認める.本症例は腫瘍内部の出血により内部エコーが不均質でモザイク様にも観察される.本症例のように肝外に突出するようになると治療適応となることが多い.本症例は切除され被膜や隔壁などは認めなかった.

- 後血管相では欠損像を呈さず,これが他の悪性腫瘍との鑑別になる.
- ただし,腫瘍内出血部は血管相から後血管相まで欠損像を呈するので注意が必要である.

● **CT検査**(図2)
- 単純CT検査で比較的境界明瞭な低吸収域を呈する腫瘤性病変となる.
- 造影CT検査では動脈優位相から門脈優位相にかけて内部に淡い造影効果を認める.
- 肝静脈相まで腫瘍内に非造影部分がある場合は,同部が腫瘍内出血の部分と考える.

● **MRI検査**(図3)
- T1強調像で高信号を呈する症例が多いが,とくに腫瘍全体に強い脂肪化を伴う場合にはHNF1α不活化型を疑う.
- T2強調像で高信号を呈する.高信号の縁どりを示すものや早期から持続する強い造影効果を認める場合は,炎症性肝細胞腺腫を疑う.
- DWIでは軽度の取り込みを認める.
- EOB・プリモビスト®造影MRIでは淡いゆっくりと染まる濃染像がみられ,肝細胞造影相では造影剤の残存を認める.出血の部分は明瞭な欠損像として描出される.

● **血管造影**(図4)
- 淡い腫瘍濃染像を動脈相から実質相に認める.
- 動脈相では大きな腫瘍の場合は腫瘍血管を認めるが,肝細胞癌と異なり屈曲蛇行などの不整像がない細い伸展した血管の増生が特徴となる.
- 門脈像では異常所見に乏しいが,大きな腫瘍では圧排像を認める.

4)病理組織のポイント(図5)
- WHO Classification of the Tumor of the Digestive System 2010により肝細胞腺腫は,遺伝子型により以下の4つの亜型に分類された[1].
  ① Hepatocyte nuclear factor1α(HNF1α)不活化型(H-HCA)
  ② β-catenin活性化型(b-HCA)
  ③ Inflammatory HCA(I-HCA)
  ④ 分類不能型(u-HCA)

17. 肝腫瘤性病変　a）良性病変　（3）肝細胞腺腫（hepatocellular adenoma：HCA）

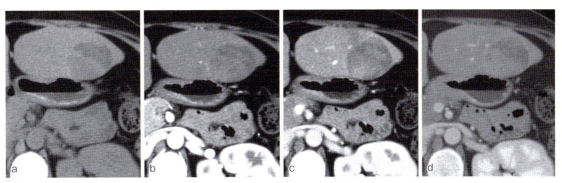

図2　肝細胞腺腫　CT検査
a：単純．b〜d：造影CT（b：動脈優位相．c：門脈優位相．d：肝静脈相）．肝外側区に境界やや不明瞭で、内部が高・低吸収域が混在した不均質な腫瘤像を認める．動脈優位相でわずかな造影効果を認めるのみで低吸収域の部分には造影効果を認めない．

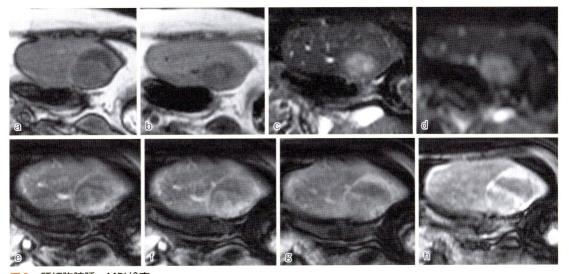

図3　肝細胞腺腫　MRI検査
a：T1強調像（in phase）．b：T1強調像（out of phase）．c：T2強調像．d：DWI．e〜h：EOB・プリモビスト®造影（e：動脈優位相．f：門脈優位相．g：肝静脈相．h：肝細胞造影相）．T1強調像で低信号，T2強調像で高信号，DWIで淡い高信号，造影動脈優位相から門脈優位相にかけて内部の不均質な濃染像を認め，肝細胞造影相で内部の一部は造影効果が残存している．

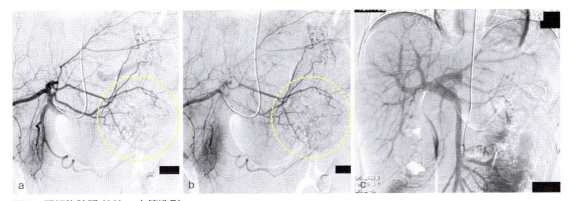

図4　肝細胞腺腫（S3）　血管造影
a：動脈早期相．b：肝実質相．c：上腸間膜経由門脈造影．肝癌と異なり，非常に淡い腫瘍濃染像を呈する．腫瘍血管は不整像を認めない．門脈造影では門脈枝に異常を認めない．

179

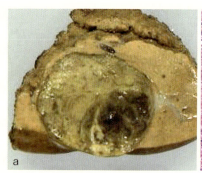
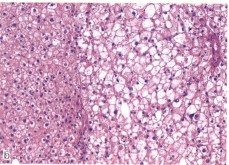

図5　肝細胞腺腫　病理組織
a：切除標本，b：組織標本（HE染色）．マクロ上，境界明瞭な腫瘤で，一部に出血を伴っている．組織像ではbの右半分が腫瘍で，左半分が非腫瘍である．腫瘍細胞は淡明な胞体を有し，肝細胞癌のような細胞異型はなく，核胞体比も小さいが，非腫瘍部に比して大小不同が目立つ．細胞の配列は非腫瘍部と同様，索状構造を呈している．本症例はピルや筋肉増強剤等の使用はなく，糖原病I型を背景に発生した肝細胞腺腫であった．

- さらに2019年のWHO分類では次のように分類されている[2]．
  ① HNF1α-inactivated hepatocellular adenoma
  ② Inflammatory hepatocellular adenoma
  ③ β-catenin-activated hepatocellular adenoma
  ④ β-catenin-activated inflammatory hepatocellular adenoma

■ 治療のポイント

> ▶ 一部の症例を除き，健常肝に発生する．
> ▶ 病理学的分類で4型に分類される．
> ▶ 腫瘍内出血により破裂する症例があり，治療適応となる場合がある．
> ▶ 癌化の報告もあり，腫瘍内出血とともに経過観察が重要となる．

- 肝癌との鑑別がつかず治療される症例も多いが，基本的には良性腫瘍であり，経過観察のみでよい．
- 経過観察中に腫瘍の増大とともに画像が変化する．
- 本疾患は，腫瘍内出血，破裂を起こす症例があり，増大傾向を認める場合や肝表面に腫瘍が突出してくる場合などは手術の治療適応である．
- 一部で癌化する症例もあることを念頭にフォローアップを行う．
- 治療法は切除が原則であり，切除以外の場合は経過観察となるため，ほかの治療法はほとんどない．

（小川眞広）

■文献

1) Bioulac-age P, et al. WHO Classification of Tumours of the Digestive System, 4th edition. International Agency for Research on Cancer, p198-204, 2010
2) WHO Classification of Tumours Editorial Board. WHO Classification of Tumours, 5th edition, vol.1 Digestive System Tumours. WORLD HEALTH ORGANIZATION, 2019

Ⅲ 各論 17. 肝腫瘍性病変 a) 良性病変 (4) その他の良性病変：腫瘍類似性病変

① 肝嚢胞 (liver cyst)

疾患概念

- 肝嚢胞は肝組織と隔離された腔であり，内部には漿液性の液体を含む．
- 通常，単発よりも複数個みられる症例が多い．
- 大きく先天性・後天性に分類されるが，通常，画像診断のスクリーニングにおいて遭遇する嚢胞は，胆管の先天的な形成異常により発生したものである．
- 肝内に大小さまざまな多数の嚢胞がある場合，先天性の胎生期の肝内胆管の発生異常である多発性嚢胞肝の可能性がある．
- 後天性の嚢胞は，腫瘍性，炎症性，外傷性（医原性を含む），寄生虫性などである．
- 胆管の交通により線維化を起こし，門脈圧亢進症などを引き起こす線維性多嚢胞性疾患がまれにある．

■ 診断のポイント

1) 症状のポイント

- 通常は無症状．
- 嚢胞の増大により，他臓器圧排症状が唯一の症状となることが多い．
- 嚢胞内出血・腫大による貧血，疼痛，さらに併発する感染などにより発熱などの症状の出現がある．

2) 臨床検査のポイント

- 臨床検査では，ほとんどの症例で異常を認めない．
- 肝機能障害がないことが本疾患の根拠となることが多い．
- 出血による貧血，感染による WBC・CRP 上昇，胆管との交通・感染による胆道系酵素の上昇など，嚢胞の続発症状による変化が出現するため，生化学的異常値は続発症の有無をチェックする意味合いが強い．

3) 画像診断のポイント

- ▶ 典型例は境界明瞭な腫瘤性病変で，内部が漿液性の液体であることが画像診断で証明されれば診断は容易．
- ▶ 内部に出血，感染，隔壁形成などが生じた場合には，腫瘍性嚢胞や膿瘍との鑑別が重要．
- ▶ 常に立体を意識して，最大割面のみではなく端から端まで全体の観察を行うことが重要．
- ▶ 超音波 B モード像で内部が無エコーで後方┴┴ーの増強と外側陰影を伴う．
- ▶ CT 検査で水の CT 値に近い低吸収腫瘤．
- ▶ 造影検査で内部の造影効果を認めない．
- ▶ MRI 検査で T2 強調像の均一で著明な高信号腫瘤．

Ⅲ 各論

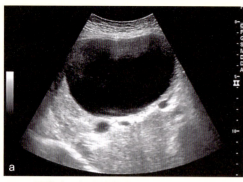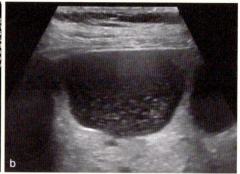

図1 肝囊胞 超音波検査
Bモード．a：右肋骨弓下走査（5.2MHz）．内部エコーが無エコーであり，後方エコーの増強も認め，肝囊胞と診断可能．b：高周波プローブ（9MHz）．内部に点状高エコーを認めている．液体は超音波の透過性がよいため，高周波プローブが有効となる．囊胞増大時には，内部の出血やフィブリン・炎症性物質を反映し，点状高エコーとして描出される．可動性の有無も重要となる．

- **超音波検査（図1）**
  - Bモードで境界明瞭な類円形の腫瘤性病変として描出される．
  - 内部エコーが無エコー（echo free），後部エコーの増強（posterior echo enhancement：PEE），外側陰影（lateral shadow：LS）が特徴的な所見．
  - 内部エコーが無エコーでない場合は，出血・感染・粘液のほか，腫瘍性囊胞との鑑別が必要．
  - 内部エコーの性状のほか，壁の性状および隔壁の有無などにより腫瘍性囊胞との鑑別を行う．
  - Bモード上で内部に変化が認められた場合には，造影超音波検査を追加することで鑑別診断が可能となる．
  - 造影検査では健常肝に造影剤が残存するため，コントラスト分解能の上昇により偶発的に数mm大の囊胞が発見されることも多い．
  - 肝囊胞の造影超音波検査は，内部に造影効果を認めないことが特徴．内容物がある場合には，血流の有無によりフィブリン塊や炎症性物質と腫瘍性変化の鑑別が可能となる．
- **CT検査（図2）**
  - 単純CTで内部が低吸収腫瘤として描出される．
  - CT値は客観的な評価法であり，囊胞内部のCT値は水に近いことが特徴．
  - 造影CTでは，動脈優位相〜門脈優位相にかけて囊胞内部の造影効果がなく，コントラストの上昇により明瞭な低吸収腫瘤として描出される．
- **MRI検査（図3）**
  - T1強調像で低信号腫瘤，T2強調像で内部が均一な著明な高信号腫瘤が特徴．
  - この所見のみでは肝血管腫との鑑別がつきにくいために，プロトン密度強調像などの条件で内容液が漿液性か血液かの鑑別を行う（肝囊胞⇒低信号，肝血管腫⇒高信号）．
  - Gdによる造影MRI検査の所見は造影CTとほぼ同じである．
- **血管造影**
  - 血管造影では，囊胞部分の無血管野と健常部の動脈・門脈の血管の圧排が所見となる．

17. 肝腫瘤性病変　a）良性病変（4）その他の良性病変：腫瘍類似性病変　①肝嚢胞（liver cyst）

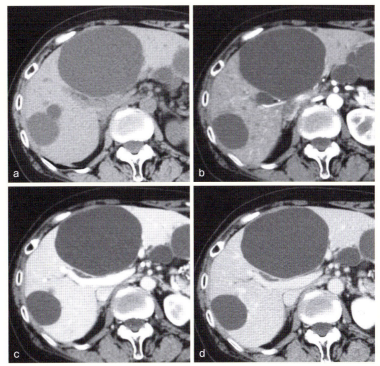

図2　多発肝嚢胞　CT検査
a：単純．肝両葉に低吸収域を認める肝内多発嚢胞症例．b〜d：造影CT．b：動脈優位相．内部壁などの濃染像を認めない．c：門脈優位相．濃染像なし．門脈血流もないことが確認される．d：肝静脈相．

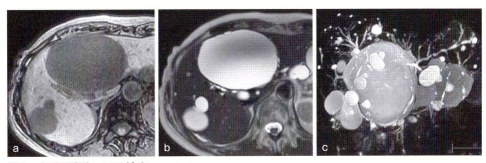

図3　多発肝嚢胞　MRI検査
a：T1強調像．b：T2強調像．c：MRCP像．T1強調像で境界明瞭な低信号域として描出される．T2強調像では境界明瞭な著明な高信号像として描出される．内部も均質な高信号を呈している．MRCP像では3D構築をすることで，肝内に多発する嚢胞が1枚の画像で表現可能となる．微小嚢胞も感度よく描出されるのが特徴．

- 小さな嚢胞では診断に至らず，比較的大きな嚢胞のみ診断可能となる．
- 濃染相で大きな嚢胞では被膜が薄く均等の厚さで淡い濃染を呈することがある．
- 多発嚢胞の場合，嚢胞と嚢胞の間の健常部が濃染相で被膜様に描出されることがある．
- 嚢胞内出血の有無および止血処置，腫瘍性嚢胞の鑑別，術前検査として行われる．
- 近年，他の画像診断の精度が上がり診断に至るため，肝嚢胞の診断目的のみでの血管造影は施行されない．

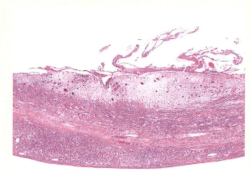

図4　肝嚢胞　病理組織
一層の扁平な細胞で覆われて肝嚢胞と診断した．

4）病理組織のポイント（図4）
- 嚢胞壁の内腔側を被覆する細胞の種類や性格により診断名が確定的となる．
- 内腔の内容物は通常漿液性あるいは粘液性．

■ 治療のポイント

> ▶ 基本的には良性疾患であり治療適応はない．
> ▶ 単発で大きな嚢胞で，他臓器圧排などの自覚症状が出現する場合が治療の適応となる．
> ▶ 嚢胞腺癌などの腫瘍性嚢胞の可能性がある場合には穿刺は禁忌である．
> ▶ 多発する場合には，多発性肝嚢胞を考慮する．

- 単純性嚢胞でも非常に大きくなり，他臓器圧排所見などの症状を有する症例に対し，超音波ガイド下での嚢胞穿刺と無水エタノール注入などの治療適応となる．
- 治療上の注意点は，内容液のドレナージのみでは再発するため，嚢胞の上皮の活性をなくす必要があることである．
- 治療薬としては無水エタノールが最も使用される．ミノサイクリン塩酸塩や他の薬剤が使用されることもある．
- 多発性肝嚢胞の場合には一部に遺伝性疾患も含まれ治療法が異なるので注意が必要である．

（小川眞広）

Ⅲ　各論　17. 肝腫瘍性病変　a) 良性病変 (4) その他の良性病変：腫瘍類似性病変

② 限局性結節性過形成
(focal nodular hyperplasia：FNH)

疾患概念

- 非肝硬変症に合併する限局性の腫瘤性病変である.
- WHO 肝腫瘍組織学的分類における腫瘍類似性疾患に分類される.
- 画像診断において多血性を示すため, 肝細胞癌との鑑別が重要である.
- 正常肝に発生するのが特徴である.
- 肝血流異常に生じる結節性病変である FNH-like lesion (FNH variant) と混同しないように注意する.
- 肉眼的には, 中心瘢痕 (central scar) が特徴である.
- 超音波ガイド下の針生検のみでは確定診断に至らないこともある.
- 各種画像診断で FNH の特徴をとらえることが, 過剰医療をきたさないために重要である.

■ 診断のポイント

1) 症状のポイント

- 多くは正常肝に発生することもあり無症状である.
- 検診や他疾患での画像検査で偶発的に発見されることが多い.
- 腫瘤が大きな症例で腹部膨満や ALP, γ-GT など胆道系酵素の上昇などを認める.

2) 臨床検査のポイント

- 正常肝に発生するため, 基本的には生化学データの異常はない.
- 腫瘤が大きな症例で健常肝や胆嚢の圧排などにより ALP, γ-GT など胆道系酵素の上昇などを認める.
- 腫瘍性病変ではなく, 特異的な腫瘍マーカーはない.

3) 画像診断のポイント

- ▶ 健常肝に発生する腫瘤性病変.
- ▶ 造影検査で強い腫瘍濃染像を呈するため, 肝細胞癌との鑑別が重要.
- ▶ 腫瘤の中心から周囲に広がる動脈の血管構築の描出がポイント.
- ▶ 腫瘤内に正常な肝細胞が存在することの証明 (網内機能を用いた検査による診断).

- **超音波検査** (図 1, 2)
  - 輪郭が不整形の低エコー腫瘤として描出されることが多いが, 特異的な所見ではなく, 等エコー, 高エコーとさまざまである.
  - 線維性被膜などがないために低エコー帯などを呈することはなく, 腫瘤自体が描出されにくい症例も多い.
  - 中心瘢痕部はやや高エコーとして描出されるが, コントラストの差が少なく指摘しにくい症例が多い.
  - ドプラ検査で腫瘤中心から放射状に周囲に広がる動脈が特徴 (spoke-wheel pattern).

III　各論

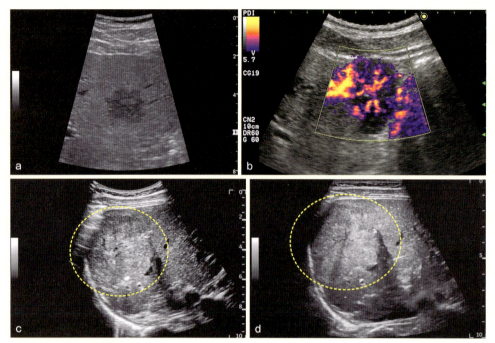

図1　FNH　超音波検査
a：Bモード．b：パワードプラ．c：コンベックスプローブ．d：高周波リニアプローブ．Bモードでは輪郭が不整形の低エコー腫瘤として描出される．内部エコーは比較的均質であるが，内部に中心瘢痕と思われる淡い高エコー部分を認める．パワードプラは水平方向の血流表示もされるため血管構築の評価には優れ，spoke-wheel patternの血管構築が描出されている．c，dでは，やや大きめの症例でも周囲とのエコーレベルの差は少なく，腫瘤性病変として描出されにくい．本症例では，中心瘢痕は低エコーに描出されている．

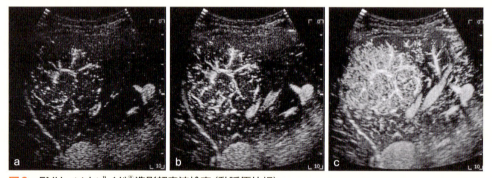

図2　FNH　ソナゾイド®造影超音波検査（動脈優位相）
腫瘤の中心から周囲に広がるspoke-wheel patternの血管と中心から周囲に広がる周囲と比較して早くて強い腫瘍濃染像を認める．

- ドプラ検査では速度表示ではなく，パワードプラや高感度ドプラで水平方向の血流表示ができるモードを使用することで血管構築の評価を行う．
- 造影超音波検査で中心から周囲に広がる動脈（spoke-wheel pattern）と，きわめて短時間に周囲の肝実質より強い濃染を認めることが特徴．
- 肝細胞癌が周囲から中心に向かう濃染パターンであるのに対し，FNHは中心から周囲に広がる濃染パターンが特徴．
- 排泄静脈は肝静脈となるのも特徴．

図3　FNH　CT検査

a：単純．b〜d：造影CT（b：動脈優位相，c：門脈優位相，d：肝静脈相）．S8約2cmのFNH症例．単純CTでは比較的境界明瞭な淡い低吸収域として描出される．造影CT動脈優位相から門脈優位相にかけて周囲より強い均質な腫瘍濃染像を認める．肝静脈相でも造影効果は残存し，欠損像は呈していない．

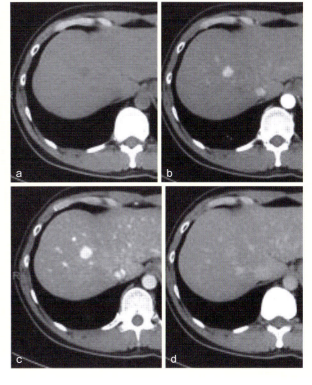

- **CT 検査**（図3）
  - 動脈優位相では非腫瘍部と比較し，早期に強く出現する腫瘍濃染像．
  - 腫瘤内部の線維性瘢痕部は低吸収域になり，内部走行する動脈の存在が特徴．
  - 門脈優位相〜肝静脈相にまで続く長い腫瘍濃染像で，周囲とほぼ同等の濃染効果．
  - 門脈優位相〜肝静脈相でその後に低吸収域となるが，中心瘢痕のみが低吸収域となるなど，さまざまである．

- **MRI 検査**（図4）
  - 腫瘍濃染と動脈の評価は造影CTと同じ．
  - T1強調像で淡い低信号，T2強調像で淡い高信号，DWIで高信号を呈する．
  - SPIO造影MRI検査では，網内機能を反映するため肝細胞相の欠損像を認めない（鉄の取り込みを認める）のが特徴．
  - EOB・プリモビスト®造影MRI検査では，肝細胞造影相で腫瘍辺縁に造影剤の残存を示す症例が多い．

- **血管造影**（図5）
  - 早期腫瘍濃染と腫瘍の中心から周囲に広がる放射状の動脈が特徴．
  - 濃染の方向は2Dでは評価しにくいところがあるので，CTや超音波検査を併用して確認することが多い．
  - 悪性腫瘍と異なり血管不整像・侵食像を認めない．
  - 早期から，周囲と比較し，強く長い腫瘍濃染像が特徴．
  - 排泄静脈が肝静脈となる．

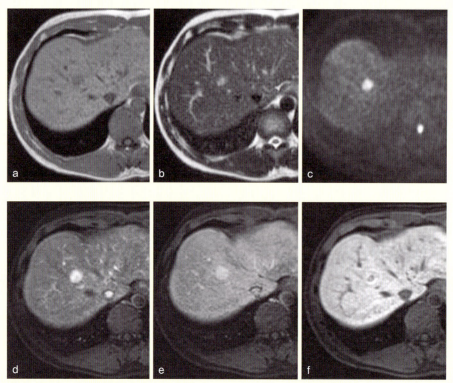

図4　FNH　MRI検査
a：T1強調像．b：T2強調像．c：DWI．d〜e：EOB・プリモビスト®造影（d：動脈優位相，e：門脈優位相，e：肝細胞造影相）．T1強調像で低信号域，T2強調像で高信号，DWIで高信号と肝細胞癌とほとんど同じパターンを呈する．動脈優位相から門脈優位相まで持続する非腫瘍部と比較し強く持続する腫瘍濃染像を認める．肝細胞造影相では欠損像を呈しているが，欠損は中心のみで，腫瘍辺縁は造影剤がリング状に残存している．

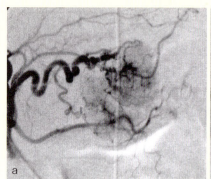
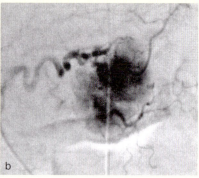

図5　FNH　血管造影
a：動脈早期相．b：動脈後期相．動脈相早期より強い腫瘍濃染像を認める．腫瘍内部は不整な動脈を認める．強い腫瘍濃染は動脈相後期から実質相にかけて持続している．腫瘍の中心から周囲へ広がる腫瘍濃染像が特徴であるが，2Dの静止画では把握しにくい場合がある．

4）病理組織のポイント（図6）

- 組織学的には中心瘢痕（central scar）と周囲へ伸びる星芒状の線維化，異常血管，中心瘢痕辺縁の細胆管の増生が特徴的である．
- 組織学上，肝細胞の異型は乏しいが，まれに異型を有する場合があり，針生検肝組織の診断では肝細胞癌との鑑別に注意を要する場合がある．

図6 FNH 病理組織

a：切除標本．b：HE染色．組織所見では腫瘍の境界は明瞭，病変部の肝細胞には核異型を認めず，腫瘍内部に線維化領域を認める．c：HE染色．拡大像では血管分布が不均質で，線維化巣辺縁に細胆管の増生が目立つ．d：Masson-trichrome染色．中心瘢痕から星芒状に伸びる線維化により，肝小葉が不規則に区分されている．

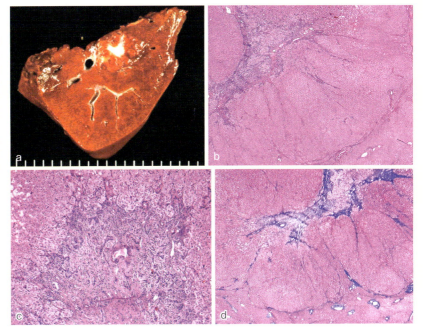

■ 治療のポイント

▶ 正確に診断ができれば治療適応はない．
▶ 若干ではあるが出血例などの報告があるため，経過観察を行う．
▶ 肝癌との鑑別に苦慮する症例もあるため，注意を要する．

- 肝細胞癌との鑑別がつかずに切除されることがある．
- 必要な鑑別診断としては多血性の肝腫瘍であり，肝細胞癌（fibrolamellarを含む），肝細胞腺腫，肝血管腫，多血性を示す転移性肝癌などが挙げられる．
- 画像診断の進歩とともに小腫瘤が指摘されるようになり，鑑別が困難となることがある．
- 血管構築の評価には造影超音波検査の時間空間分解能の高さが有用となる．
- 基本的には腫瘍類似性疾患であり，確定診断に至れば経過観察でもよい．
- ごくまれではあるが，破裂症例や癌の合併の報告も存在する．
- 腫瘤の増大，消失する症例や出血症例の報告もあり，定期的な経過観察は必要である．

〔小川眞広〕

Ⅲ　各論　17．肝腫瘤性病変　a）良性病変（4）その他の良性病変：腫瘍類似性病変

③ 胆管過誤腫 (biliary hemartoma)

疾患概念

- 1906 年に Moschcowitz[1] が最初に報告し，1918 年に von Meyenburg[2] により概念が提唱された疾患である．
- 両葉に多発する小囊胞性疾患で，多発性肝囊胞の肝胆道線維性多囊胞性疾患の胆管性微小過誤腫に分類され，von Meyenburg 病とも呼ばれる[3]．
- 組織学的には，小さな胆管の増生と周囲の線維性間質を認める．
- 発生過程における胆管板の形成異常や循環障害の関与が推定されている．
- 比較的まれ[4]とされるが，特徴的な画像所見を有するために健診などで指摘されることがある．
- 胆管癌の合併の報告もあり，悪性疾患の合併例も存在するため経過観察が必要となる．

■ 診断のポイント

1）症状のポイント

- 無症状の症例がほとんどである．
- 他疾患のスクリーニング検査や健診で初めて指摘されることがある．

2）臨床検査のポイント

- 臨床検査値の異常値は認めない．
- 健常の胆管との交通もないため，肝胆道系酵素の上昇や逆行性の胆管炎の併発はない．
- 肝胆道系酵素の異常を認める場合には他疾患の合併も考慮する．

3）画像診断のポイント

> ▶ 両葉にびまん性に存在する数 mm 大の囊胞性疾患として描出される．
> ▶ MRI T2 強調像で微小囊胞の拾い上げが有効．
> ▶ 超音波検査では微小囊胞が囊胞性病変として描出されないことがあり，注意を要する．

- **超音波検査**（図1）
  - 囊胞性病変であるにもかかわらず無エコーとして描出されにくいことが臨床上の問題となる．
  - 内部エコーが不均一の慢性肝障害と誤った評価を受けることがある．主な理由としては数 mm 大の小囊胞内は胆汁を含むが濃縮されていることが多いため，あるいは多重反射や commet like echo など特有のアーチファクトが存在するためと考えられている．
  - 末梢の肝内胆管の拡張は認めない．
  - 肝表面にフォーカスを再設定する，拡大率を上げる，高周波プローブを用いる，などの工夫を加えることで肝表面近傍の小囊胞を的確に描出でき，本疾患の診断がつきやすくなる．
- **CT 検査**（図2）
  - 単純 CT では肝両葉に多発する境界不明瞭な低吸収域として描出されるが，病変が小さく

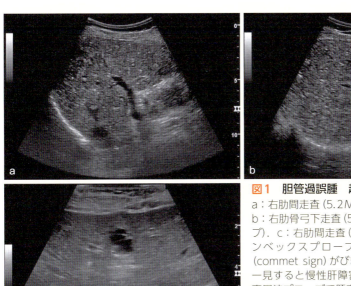

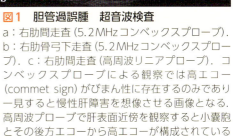

図1 胆管過誤腫 超音波検査
a：右肋間走査（5.2MHzコンベックスプローブ）．
b：右肋骨弓下走査（5.2MHzコンベックスプローブ）．c：右肋間走査（高周波リニアプローブ）．コンベックスプローブによる観察では高エコー（commet sign）がびまん性に存在するのみであり一見すると慢性肝障害を想像させる画像となる．高周波プローブで肝表面近傍を観察すると小嚢胞とその後方エコーから高エコーが構成されていることが把握できる．

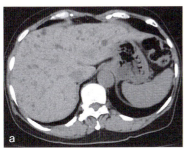
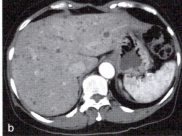
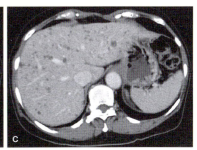

図2 胆管過誤腫 CT検査
a：単純．b, c：造影CT（b：動脈優位相．c：門脈優位相）．肝両葉に存在する1〜5mm大の小嚢胞は低吸収域の腫瘤性病変として描出される．造影CTにおいて造影効果は認めないが，非腫瘤部とのコントラストがつくために有用となる．末梢胆管の拡張は認めない．

- 淡い低吸収域となることが多い．
- 造影CTを用いることで嚢胞性病変の存在が明瞭となる．

- MRI検査（図3）
  - T1強調像で低信号，T2強調像で著明な高信号として描出される．
  - MRCPではびまん性の小嚢胞性病変として肝全体の表現が可能であるほか，健常の胆管との交通を認めないことも把握可能となる．
  - 造影MRIでは造影効果は認めない．

4) 病理組織のポイント（図4）
- 肝生検や肝切除あるいは剖検で，偶然発見される場合が多い．
- 組織学上は，異型の乏しい細胞による小型胆管や拡張した胆管が集合した病変で，大きさはさまざまだが，一般的に小型結節状．
- 胆管の腫瘍性増生ではないことが重要．

Ⅲ 各論

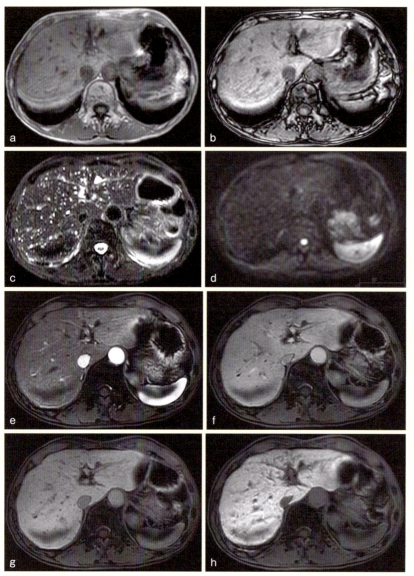

図3 胆管過誤腫 MRI検査
a：T1強調像（in phase）．b：T1強調像（out of phase）．c：T2強調像．d：DWI．e〜h：EOB・プリモビスト®造影（e：動脈優位相．f：門脈優位相．g：肝静脈相．h：肝細胞造影相）．病変が1mm前後というのみで基本的には肝囊胞と同じ像を呈する．T1強調像で低信号，T2強調像で著明な高信号を呈する．T1強調像で脂肪の有無，DWIで炎症の有無などを鑑別するが有意な所見はない．造影検査では造影効果は認めないが健常肝とのコントラストがつくために病変の存在診断は確実なものとなる．

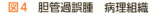

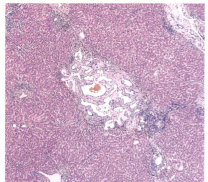

図4 胆管過誤腫 病理組織
外科切除された肝組織に偶然見つけられた小結節状病変．異型の乏しい胆管が限局的に増生している．この症例では胆汁うっ滞を伴い拡張した胆管が目立つが，胆汁うっ滞を伴わず拡張していない生理的な形態の胆管の集合による像も多い．

17. 肝腫瘤性病変　a）良性病変（4）その他の良性病変：腫瘍類似性病変　③胆管過誤腫（biliary hemartoma）

■ 診療のポイント

- ▶ 本疾患のみでは治療適応はない．
- ▶ 健常の胆管との交通はなく，胆管炎などを併発しない．
- ▶ 偶発的に発見されることが多い．
- ▶ 転移性肝癌をはじめ診断がつかず切除されることもあるため，腫瘍類似性病変の一疾患として知っておく必要がある．
- ▶ 直径の大きなものは胆管腺線維腫と呼ばれる．

- 偶発的に指摘されるが，びまん性に広がる典型例では診断に苦慮することは少ない．
- 本疾患の存在により他の疾患が画像診断上発見されにくいことが臨床上の問題となる．
- 部分的に存在する場合に他の腫瘍性病変との鑑別が困難となることがあるので注意が必要．
- 悪性疾患の発生母地としての結論は出ていないが，合併例も存在する．

（小川眞広）

■文献

1）Moschcowitz E. Am J Med Sci 131：674-699, 1906
2）von Meyenburg H. Beitr Path Anat 64：477-532, 1918
3）厚生労働科学研究費補助金（難治性疾患克服研究事業）「多発性肝のう胞症に対する治療ガイドライン作成と試料バンク構築」班．多発性肝嚢胞診療ガイドライン．2013
4）Chung EB. Cancer 26：287-296, 1970

III 各論　17. 肝腫瘤性病変　a) 良性病変 (4) その他の良性病変：腫瘍類似性病変

④ 炎症性偽腫瘍 (inflammatory pseudotumor：IPT)

疾患概念

- 特定の疾患概念でなく，原因不明の限局性炎症性非腫瘍性疾患である.
- 限局性かつ被包化されていない良性の腫瘤性病変である.
- 形質細胞を中心とする炎症性細胞浸潤と線維化，リンパ球，形質細胞，組織球，泡沫状のマクロファージなどを病理像の特徴とする.
- 主として小児，成人の肺に生じるが，類似の病変は肝臓や脾臓などにもまれに生じる. 原因不明であるが，悪性腫瘍との鑑別が重要である.

■ 診断のポイント

- 時に発熱や右季肋部痛を主訴とする場合があるが，診断根拠となる特異的な所見はない.
- 肝細胞癌，肝血管腫などの肝腫瘍の除外診断により診断されることが多い.
- 確定診断は組織生検で行われる.

1) 症状のポイント

- 本疾患に特有の症状はほとんど認めない.
- 他疾患のスクリーニング検査や健診の超音波検査において偶発的に発見されることが多い.

2) 臨床検査のポイント

- 白血球の増加，AST・ALT の上昇などを認める症例があるが，本疾患に特異的な所見ではない.
- 背景肝の状態や基礎疾患に伴う変化であることが多い.

3) 画像診断のポイント

- ▶ 腫瘍濃染を認めることが多く，肝細胞癌との鑑別がポイント.
- ▶ 他の疾患の的確な除外診断により診断される.
- ▶ 確定診断には組織診断が必要.

- **超音波検査** (図1, 2)
  - 境界やや不明瞭な低エコーの充実性の腫瘤性病変として描出されることが多いが，特異的な画像所見はない.
  - 造影超音波検査では内部の造影効果は弱いか軽度の造影効果を認めるのみで，濃染効果は肝細胞癌と比較し遅い. 症例により遅延濃染を示す場合もある.
- **CT 検査** (図3)
  - 単純 CT で低吸収域，造影 CT で濃染効果を認める.
  - 造影効果の強さ，持続時間はさまざまであるが，濃染効果が弱く，濃染のタイミングが遅く，濃染時間が長い傾向がある.

図1 炎症性偽腫瘍　超音波検査
a：5MHzコンベックスプローブ．b：7MHz高周波リニアプローブ．S3に約15mmの比較的境界明瞭で内部が均質な低エコー腫瘤を認める．高周波プローブで観察すると，より明瞭となる．腫瘤は被膜はなく周囲の胆管，門脈に異常は認めない．非腫瘤部も比較的均質なエコー像を呈し，慢性変化を認めない．

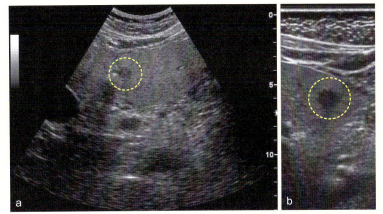

図2 炎症性偽腫瘍　造影超音波検査
a：動脈優位相．b：門脈優位相．c：後血管相（Bモードとの2画面表示）．造影超音波では淡い腫瘤濃染像を認め，門脈優位相以降の欠損像を呈していた．造影モードで造影剤信号のみ評価をすると，腫瘤の中心部の造影効果は低く，主として周辺部が濃染されていることが把握できる．

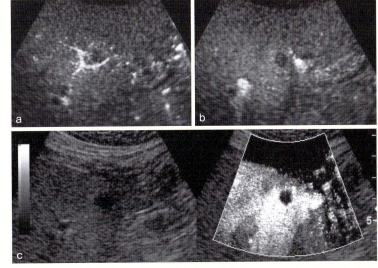

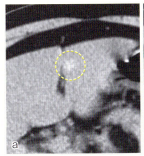 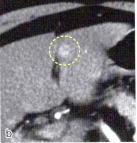 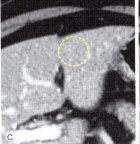 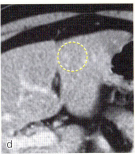

図3 炎症性偽腫瘍　CT検査
a：単純．b〜d：造影CT（b：動脈優位相．c：門脈優位相．d：肝静脈相）．単純CTでS3領域に約1cmの高吸収域を認める．動脈優位相で淡く濃染され，門脈優位相〜肝静脈相では周囲とほぼ同等となっている．

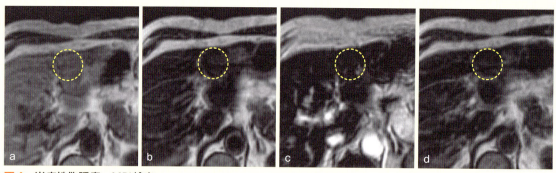

図4 炎症性偽腫瘍 MRI検査
a：T1強調像．b：T2強調像．c, d：SPIO造影〔c：肝細胞造影相（15分後T1強調像）．d：肝細胞造影相（15分後T2強調像）〕．超音波，CTと同様に，肝S3領域にT1で低信号，T2で淡い高信号を示すが，描出は非常に不良である．肝細胞造影相では一部に鉄の取り込みを認めるため，欠損像としては描出されない．

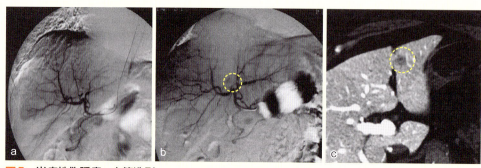

図5 炎症性偽腫瘍 血管造影
a：固有肝動脈造影．b：固有肝動脈造影LAO 30°．c：経動脈性門脈造影CT（CTAP）．動脈早期相で前下区域に径約4mmの淡い腫瘍濃染を認める．固有肝動脈の正面像では把握しにくく，角度を変えて（LAO30°）撮影することで淡い腫瘍濃染像が確認された．腫瘤内部に門脈血流はなく，CTAPを行うことで確実に病変の存在診断が可能となる．

- **MRI検査**（図4）
  - T1強調像で低信号，T2強調像で等～高信号を呈することが多い．
  - 造影検査ではCTと同様，濃染効果を認めるが，造影効果の強さや持続時間はさまざまである．
- **血管造影**（図5）
  - 血管造影の所見はさまざまである．
  - 腫瘍濃染像を呈する場合が多く，肝細胞癌との鑑別が必要となる．
  - 腫瘍濃染像としては淡い濃染像であり，肝細胞癌ほどの強い濃染像はなく，腫瘤内部の不整血管は認めない．

4）病理組織のポイント（図6）

- 疾患概念の変遷や診断技術・方法の進展に伴い，過去に炎症性偽腫瘍と診断された症例の多くは悪性リンパ腫ではないかと考えられているが，組織病理学的検索に加え，免疫組織学的，遺伝子学的方法を用いても腫瘍とは断定できがたい炎症細胞浸潤が顕著な結節状病変，いわゆる「炎症性偽腫瘍」と診断されるべき病態は存在している．
- 各種の炎症細胞浸潤や線維芽細胞増生による限局的病巣である．

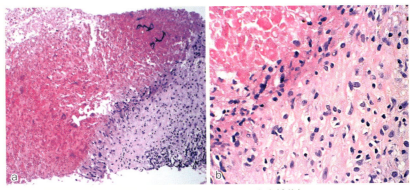

図6 炎症性偽腫瘍 病理組織（超音波ガイド下腫瘍生検像）
a：弱拡大．b：強拡大．壊死組織周囲にリンパ球・形質細胞・組織球等による反応性の炎症細胞浸潤を認める．PAS染色，Grocott染色，Ziehl-Neelsen染色等による，真菌等の微生物，アメーバ感染，結核感染等の特殊な感染の所見は得られず，免疫染色でT細胞・B細胞のmonoclonalityは認められなかった．病理所見からは何らかの感染の可能性が疑われたが，証明はできなかった．画像所見，背景因子，全身検索の結果とあわせ，炎症性偽腫瘍の範疇と診断された．

- 組織学的にも，臨床的にも，悪性リンパ腫，組織球系や他の血球系の腫瘍が否定的である場合に炎症性偽腫瘍の診断名が用いられる．

■ 診療のポイント

> ▶ 基本的には悪性腫瘍ではないため，経過観察でよい．
> ▶ 本疾患の診断は除外診断がポイント．
> ▶ 確定診断には組織診断が必要．

- 的確な除外診断が必要．
- 画像診断上，明確な特徴はなく，鑑別診断の一つに本疾患がインプットされていないと診断に至らないことも多い．
- 針生検の少量の組織では確定診断に至らないことも考慮する．
- 腫瘍濃染も呈するため肝細胞癌との鑑別が困難で，最終的に切除され，診断に至る症例もある．

〈小川眞広〉

III 各論 17. 肝腫瘤性病変 b) 悪性腫瘍

（1）肝細胞癌 (hepatocellular carcinoma：HCC)

疾患概念

- 肝細胞由来の原発性悪性腫瘍の 80〜90% を占める.
- 背景肝は，ほとんどの症例で何らかの肝障害を有する.
- 背景肝にハイリスクグループが多く，同時性・異時性に癌が発生する多中心性発癌が特徴である.
- 従来，肝炎ウイルス（B 型，C 型）陽性者が肝細胞癌の約 8〜9 割を占めていた．これらの陽性者をハイリスクグループとし，肝硬変症例は超ハイリスクグループとして扱われる[1].
- 慢性 C 型肝炎では肝の線維化の進展とともに発癌率が上昇し，肝硬変症例（新犬山分類 F4 ステージ）では年率 7〜8% の発癌率といわれる.
- いわゆる非 B・非 C 型肝癌には，その他の肝硬変〔原発性胆汁性肝硬変，自己免疫性肝炎，アルコール性肝硬変，Budd-Chiari 症候群など〕や非アルコール性脂肪肝炎（non-alcoholic steatohepatitis：NASH）の肝硬変症例があり，近年その割合が増加傾向である.
- 近年は高齢者の肝炎ウイルス陰性の癌患者の割合も増加している.
- 肝細胞癌の肉眼分類としては，日本肝癌研究会の分類である小結節境界不明瞭型，単純結節型，単純結節周囲増殖型，多結節癒合型，浸潤型の 5 型の分類と（**図 1**）[2]，Eggel 分類の結節型，塊状型，びまん型の 3 型の分類のいずれかが用いられる.
- 肝癌のステージ分類としては，肝癌の腫瘍の広がりをみる TMN 分類と肝予備能をみる Child-Pugh 分類を合わせて評価を行う JIS スコア（Japan integrated staging score）が用いられる.
- 肝細胞癌は，近年，ハイリスクグループの設定しやすい点と画像診断の進歩，さらに超音波ガイド下組織生検の確実性の上昇により，数 mm 大で早期診断が可能となった.
- これまでの典型的な肝細胞癌と，数 mm 大の早期肝細胞癌とでは画像診断上の特徴も

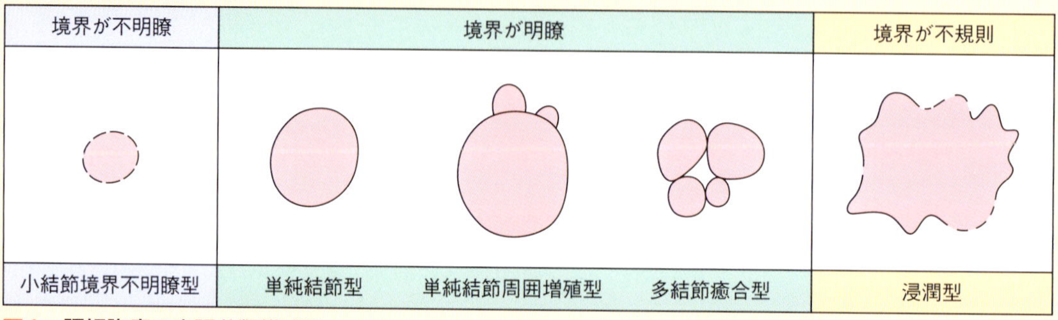

境界が不明瞭	境界が明瞭			境界が不規則
小結節境界不明瞭型	単純結節型	単純結節周囲増殖型	多結節癒合型	浸潤型

図1 肝細胞癌の肉眼分類模式図

（文献2より引用）

17. 肝腫瘤性病変　b) 悪性腫瘍　(1) 肝細胞癌 (hepatocellular carcinoma：HCC)

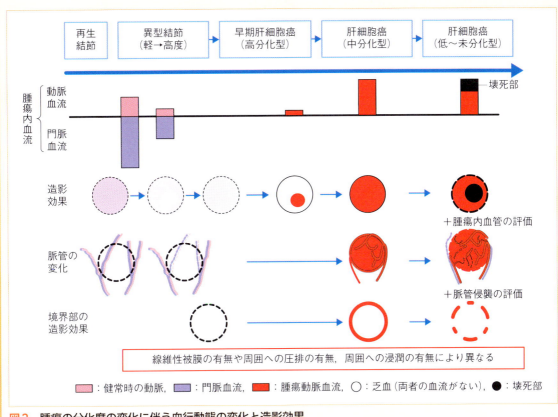

図2　腫瘍の分化度の変化に伴う血行動態の変化と造影効果

　　大きく異なるため，診断において注意が必要である．
- 前癌病変といわれる軽度異型結節 (low-grade dysplastic nodule：LGDN) ⇒高異型結節 (high-grade dysplastic nodule：HGDN) ⇒早期肝細胞癌⇒典型的肝細胞癌へと腫瘍が"脱分化"する多段階発癌が特徴である (図2)．
- 肝臓は肝動脈と門脈の二重の血流を受けており，異型結節⇒早期肝細胞癌⇒典型的肝細胞癌と，脱分化に伴い血行支配が変化するため血流診断が重要となる (図2)．
- 早期肝細胞癌は組織的な変化も軽微であり，画像診断でも明確な腫瘍濃染を呈さないため診断が困難となることも多く，典型的肝細胞癌と分けて診断することが必要である．
- 典型的な肝細胞癌では，肝内転移のほか，門脈・静脈・胆管への侵襲の有無を的確に診断することが治療法を選択するうえでも重要である．

■ 診断のポイント

- 診断においては，他の腫瘍性病変との鑑別以外にも腫瘍の分化度診断や進展度診断が治療方法の選択にもかかわるため重要である．
- 腫瘍の組織分化度と腫瘍内血流変化が相関するため，腫瘍内の画像診断による血流診断がきわめて有用である (図2)．
- 慢性肝障害に伴う腫瘍性病変で，動脈血が豊富ないわゆる"腫瘍濃染像"と門脈血流の"欠損像"が典型的肝細胞癌の特徴となる．

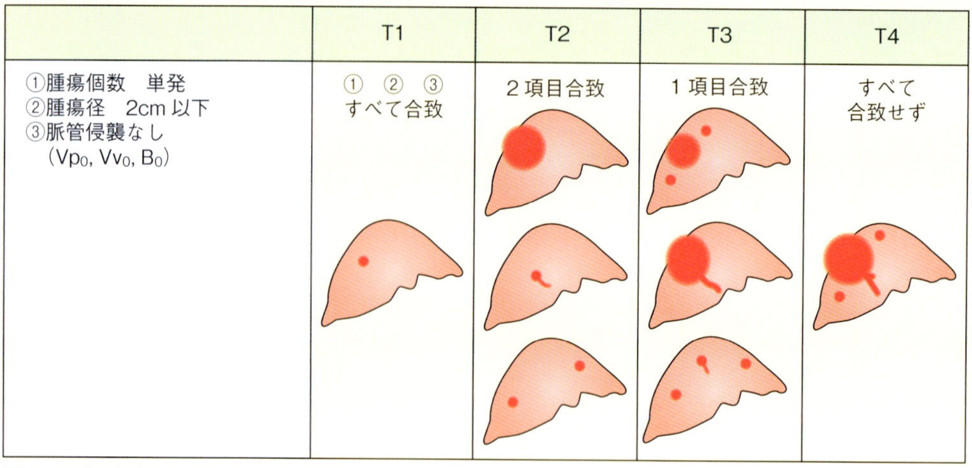

Ⅲ　各論

	T1	T2	T3	T4
①腫瘍個数　単発 ②腫瘍径　2cm 以下 ③脈管侵襲なし 　（Vp_0, Vv_0, B_0）	①　②　③ すべて合致	2項目合致	1項目合致	すべて 合致せず

図3　肝細胞癌のT因子

（文献 2．表 8 より引用）

- 早期肝細胞癌の診断においては，典型的肝細胞癌の画像所見と異なるため，門脈血流も含めた詳細な血流評価が必要となり，確定診断には組織生検が必要となることもある．
- 肝癌の進行度（stage）は，「臨床・病理　原発性肝癌取扱い規約」の進行度分類に従い腫瘍因子，リンパ節因子，他臓器転移因子により4段階に分類する（**図3**）[2]．

1）症状のポイント

- 基本的には癌腫が小さな段階では無症状である．
- 発見動機は，肝炎ウイルス陽性者の定期的な検査〔肝機能障害の精査目的や他疾患のスクリーニング検査，検（健）診〕が最多である．
- 全身倦怠感，下腿浮腫などの症状は，背景肝（肝硬変など）の症状であることが多い．
- 腫瘍が大きくなることで肝腫大や肝被膜の圧排・浸潤による疼痛の出現，門脈侵襲などによる門脈圧亢進症状としての腹水，浮腫，腹壁静脈の怒張，脳症の出現，さらに胆道の圧排・浸潤による発熱，黄疸，胆道痛などの出現がある．
- 腹痛も激痛の場合は癌の破裂の可能性があり，ショック症状となることがあるので注意を要する．

2）臨床検査のポイント

- 肝臓は大きく忍容性も高い臓器であるため，小さな腫瘍の影響で肝機能障害が起こることは少ない．腫瘍径と乖離した生化学データの上昇は脈管・胆管侵襲を疑う必要がある．
- AST/ALT 比の上昇，中等度の血清 ALP の上昇，LD の上昇（LD5＞LD4）を認める．
- 血小板減少などは背景肝の状態による異常となる．
- 肝炎ウイルスをはじめとする，背景肝の原因検索のための検査や肝予備能の評価を的確に行うことは，治療適応を決定するうえでも重要である．
- 肝予備能の評価方法としては，Child-Pugh 分類〔脳症，腹水，血清ビリルビン値，プロトロンビン活性値（％）〕か日本肝癌研究会の肝障害度分類〔腹水，血清ビリルビン値，血清アルブミン値，ICG R_{15}，プロトロンビン活性（％）〕を用いる（**表1**）[2]．
- 有用な検査として，腫瘍特異性の高い腫瘍マーカーが挙げられる．胎児性の血清蛋白であ

17. 肝腫瘍性病変　b）悪性腫瘍　（1）肝細胞癌（hepatocellular carcinoma：HCC）

表1　肝障害度分類（日本肝癌研究会）

項　目	肝障害度　弱 ＜ ⟶ 強		
	A	B	C
腹水	ない	治療効果あり	治療効果少ない
血清ビリルビン値（mg/dL）	2.0 未満	2.0～3.0	3.0 超
血清 Alb 値（g/dL）	3.5 超	3.0～3.5	3.0 未満
ICG R$_{15}$（%）	15 未満	15～40	40 超
プロトロンビン活性値（%）	80 超	50～80	50 未満

2項目以上の項目に該当した肝障害度が2ヵ所に生じる場合には高いほうの肝障害度をとる．たとえば，肝障害度Bが3項目，肝障害度Cが2項目の場合には肝障害度Cとする．また，肝障害度Aが3項目，B，Cがそれぞれ1項目の場合はBが2項目相当以上の肝障害と判断して肝障害度Bと判定する．

（文献2，表4を改変）

るα-フェトプロテイン（AFP），AFP の糖鎖構造の差異に基づいたレクチン親和性亜分画の AFP-L3 分画，PIVKA-II の3項目が中心となる．

- 腫瘍マーカーの軽度の上昇は，肝癌がなく肝硬変のみでも生じるため経時的な変化を追うことも重要である．また，早期の肝癌では腫瘍マーカーは上昇しないことも多い．
- PIVKA-II は，ワルファリンなどのビタミン K 阻害薬を服用中の患者では異常高値（偽陽性）が出現するので注意が必要である．
- CA19-9，CEA 高値例では混合型肝細胞癌も考慮する．

▶ 肝細胞癌の画像診断と病理診断

- 肝細胞癌は，初期の段階の早期肝細胞癌と典型的肝細胞癌とでは画像診断所見が異なるため，ここでは別々に解説を行う．
- さらに治療適応を決めるうえでは，進展の程度を把握することが重要となる．

A.　典型的肝細胞癌

1）画像診断のポイント

▶ 典型的な肝細胞癌症例においては背景肝の状態および各種画像診断で以下の特徴をとらえることでほぼ確定診断となる．

▶ 腫瘍の形態診断で偽被膜ともいわれる腫瘍境界部に形成された線維性被膜の存在．

▶ 腫瘍内部のモザイク状構造を画像診断でとらえる．

・超音波検査⇒辺縁（周辺）低エコー帯（halo），mosaic pattern，側面エコー（外側陰影）〔lateral wall echo（lateral shadow）〕，後方エコーの増強（posterior echo enhancement：PEE）．

・各造影検査における動脈血の増加による腫瘍濃染像と門脈優位相での欠損像が特徴である（各画像診断において時相が明確であることが必要）．

・動脈優位相での腫瘍濃染像は，非腫瘍部と比較し早期から強い濃染像が特徴．

・腫瘍内の発達した腫瘍血管（動脈）．

・MRI 検査では，T1 強調像で低信号，T2 強調像で淡い高信号，DWI で高信号．

・網内機能を考慮した造影検査（造影超音波検査，EOB・プリモビスト®造影 MRI

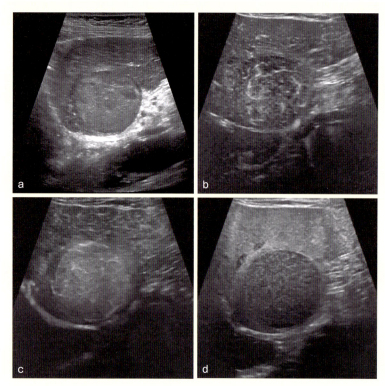

図4 典型的肝細胞癌 超音波検査
a：正中縦走査（高周波リニアプローブ）．S2に約35 mmのhalo，mosaic patternを伴うやや周囲より高エコーの腫瘤を認める．lateral wall echo，PEEも認めるが肝の外側にあるため弱い．b～d：造影超音波検査．b：動脈優位相．腫瘍の周囲から内部に向かい不整な腫瘍血管とそれに引き続く腫瘍濃染を認める．c：門脈優位相．背景肝より早く，強く染まり門脈優位相まで腫瘍濃染は残存している．d：後血管相．腫瘍部は明瞭な欠損像を呈している．

検査，SPIO造影MRI検査）における肝細胞造影相での欠損像．
・血管造影における腫瘍濃染像と腫瘍血管（動脈の広狭不整・断裂など）の確認．
・進行症例における動脈以外の門脈，肝静脈，胆管侵襲（後述）と肝内転移巣の出現．

●超音波検査（図4）

- 境界明瞭な円形・類円形の腫瘤性病変．
- 内部エコーが不均質なmosaic pattern〔nodule in nodule（大きさや分化度により異なる）〕，辺縁（周辺）低エコー帯（halo），側面エコー（外側陰影）〔lateral wall echo (lateral shadow)〕，後方エコーの増強（posterial echo enhancement：PEE）が典型的な肝細胞癌の特徴である．
- 腫瘍の周囲への浸潤程度により境界が不明瞭であるなど，各所見が異なるので注意する．
- ドプラ検査で，腫瘍周囲から腫瘍内部に流入するbasket patternの血管構築の動脈と，内部の門脈血流の欠損が特徴．
- 近年高感度ドプラの出現により低流速の血管まで描出可能になっている（図5）．
- A-Pシャントや腫瘍塞栓を伴うことがある．
- 造影超音波検査所見では，動脈優位相でのbasket pattern，血管増生，不整な流入血管，肝実質に比し早くて強い腫瘍濃染像，門脈優位相での肝実質と比較して低下した造影効果と非造影部位の存在，後血管相での欠損もしくは不完全な欠損が特徴となる．

●CT検査（図6）

- 単純CT検査で境界明瞭な円形または類円形の低吸収域．
- 線維性被膜を示唆する腫瘍周囲〜辺縁に伴う低吸収域．

17. 肝腫瘍性病変　b) 悪性腫瘍　(1) 肝細胞癌 (hepatocellular carcinoma : HCC)

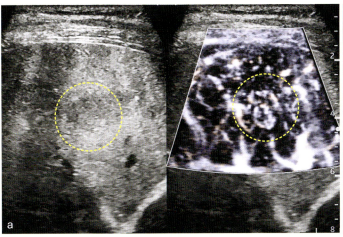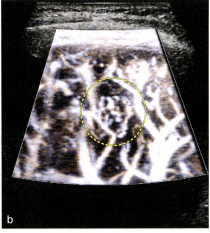

図5　典型的肝細胞癌　超音波検査
a：Bモードと2画面表示の高感度ドプラ．b：加算画像．a：S5約2cmの肝細胞癌症例．ドプラとBモードの2画面表示を用いることで腫瘍部位を逃さず血流評価が可能となる．周囲からのbasket patternの腫瘍血管が把握可能．b：加算画像は拍動のズレを補正可能なため血管構築が詳細に再現可能．周囲の血管と比較し腫瘍血管は広狭不整で健常血管と異なることが明瞭となる．

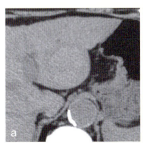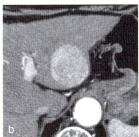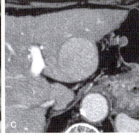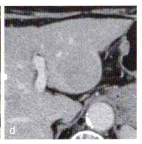

図6　典型的肝細胞癌　CT検査
a：単純．b～d：造影CT (b：動脈優位相．c：門脈優位相．d：肝静脈相)．単純CTでは，非腫瘍部とほぼ等吸収域となっているが腫瘍境界が低吸収域となっているため存在診断が可能．動脈優位相では非腫瘍部より強い腫瘍濃染像を認める．門脈優位相まで濃染は持続し，肝静脈相で周囲と比較して低吸収腫瘍として描出されている．被膜と思われる部分にリング状の造影剤の残存を認める．

- 動脈優位相で，非腫瘍部と比較して早期からの強い腫瘍濃染像．
- 腫瘍部の造影剤の排泄は早く，門脈優位相～肝静脈相における非腫瘍部と比較して低吸収域．
- 動脈優位相後期から門脈優位相で観察される腫瘍周囲のリング状の濃染と腫瘍内部の隔壁．

● MRI検査 (図7)
- 造影剤が複数あるため，目的により使い分ける必要がある．
- 造影CTと同様，非腫瘍部に比べ強い腫瘍濃染像を認める．
- T1強調像で腫瘍周囲の線維性被膜を示唆する低信号帯．
- T1強調像で淡い低信号，T2強調像で淡い高信号，DWIで高信号を呈する．
- EOB・プリモビスト®造影MRI検査での肝細胞造影相，SPIO造影MRI検査で肝細胞相の欠損像．

● 血管造影 (図8)
- 早期腫瘍濃染と，腫瘍の周囲から中心に向かう動脈．
- 動脈相における血管の増生，動脈壁の広狭不整像，侵食像，狭窄，断裂，閉塞後拡張，進

203

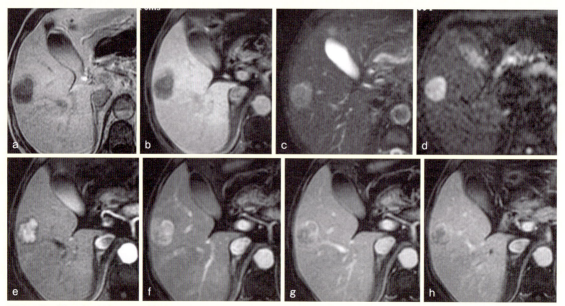

図7　典型的肝細胞癌　MRI検査
a：T1強調像 (in).　b：T1強調像 (oppose).　c：T2強調像.　d：DWI.　e～h：EOB・プリモビスト®造影 (e：動脈優位相.　f：門脈優位相.　g：平衡相.　h：肝細胞造影相).　S5にT1強調像で低信号，T2強調像で高信号，DWIで高信号の25mm大の境界明瞭の腫瘤を認める．EOB・プリモビスト®造影では動脈優位相で均一な腫瘍濃染像を呈し，門脈優位相まで持続して平衡相で欠損像となっている．肝細胞造影相では欠損像を呈している．

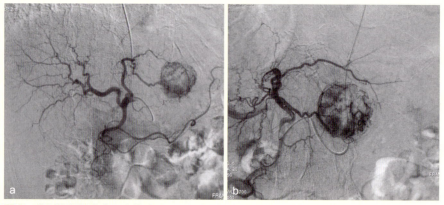

図8　典型的肝細胞癌　血管造影
a：固有肝動脈造影 (RAO 40°).　b：左肝動脈造影 (CRA 20°).　腹腔動脈は通常分岐．S3に約40mm大の腫瘍濃染を認める．腫瘍周囲から内部に向かう屈曲・蛇行した腫瘍血管とそれに伴う腫瘍濃染像を認める．腫瘍濃染像も不均一であり，内部の構造が複雑となっていることが想像可能である．周囲の正常の血管の圧排は認めるがA-Pシャント，A-Vシャント，胆管侵襲などの所見はなく，周囲への浸潤所見は認めない．本症例は，CTAPを併用し，S3の単発と診断した．

行症例でA-Pシャント，A-Vシャント．
- 濃染相では比較的長い腫瘍濃染像が特徴となる．腫瘍径の大きさにより異なるが，2cm以上の腫瘍となると，壊死を反映する内部の不均一な濃染像や後半にリング状の腫瘍濃染やドーナツ状の濃染を呈する症例もある．
- 門脈相（静脈相）では門脈の分岐形態と門脈腫瘍塞栓の存在の確認を行うが，肝動脈造影では限界があるため，上腸間膜動脈経由の門脈造影を施行し，判定する．

図9 典型的肝細胞癌 造影CTとCTHA

a：造影CT動脈優位相．b：CTHA．造影CT動脈優位相と比較し，肝動脈の直接造影となるために腫瘍濃染も明確になるとともに（◯），経静脈的な撮影では描出されないような腫瘍濃染像が発見できることもある（矢印）．

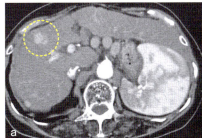
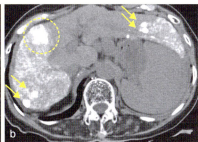

図10 典型的肝細胞癌 門脈造影とCTAP

a：上腸間膜動脈経由の門脈造影．b：CTAP．aは拡張剤を使用し行っている．この状態でCT撮影を行うのがbのCTAPである．門脈血流の欠損した部分が欠損像として描出される．これにより腫瘍濃染を呈さない早期肝癌の描出も可能となる．

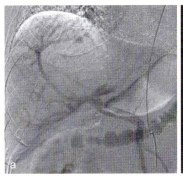
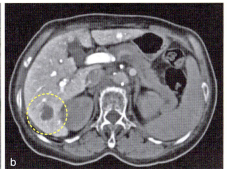

- 肝動脈造影では，門脈腫瘍塞栓の際にみられる腫瘍塞栓が細い筋状動脈から栄養される所見が特徴的であり，thread and streak signと呼ばれている．
- 他の検査では診断しにくいびまん型の肝細胞癌などの診断には有効．
- 小病変の検出や鑑別には血管造影のみでは限界があり，血管造影とCT検査の併用（angio CT）が有用となる．
- angio CTには腫瘍濃染を明確化する肝動脈造影下CT（CT during hepatic arteriography：CTHA）と，門脈血の有無により早期肝癌も含めた病変の広がりを確認する経上腸間膜動脈経由門脈造影下CT（CT during arterial portography：CTAP）の2種類がある（図9，10）．
- CTHAでは，腫瘍濃染に続き癌結節の周囲にリング状に濃染されるコロナ濃染を認めるのが特徴とされる．

2）病理組織のポイント

- 腫瘍は膨張性発育をする．
- 腫瘍周囲の線維性被膜と腫瘍内の線維性隔壁の存在（図11）．
- 複数の分化度の細胞が一つの腫瘍内に存在するのも特徴である．
- 進行症例では，門脈侵襲，肝静脈侵襲，胆管侵襲を認める（図12，後述コラム）．
- 組織分化度による分類は，以下の4型に分類される（図13）．
    - 高分化型肝細胞癌（well differentiated hepatocellular carcinoma）：腫瘍径2cm以下の小型に多く早期癌でみられることが多い．腫瘍細胞が2～3列に並ぶ不規則な細い索状構造を呈する．
    - 中分化型肝細胞癌（moderately differentiated hepatocellular carcinoma）：肝細胞癌で最も多い．2cmを超えるものに多く，腫瘍細胞は数層からそれ以上の厚さの索状型を

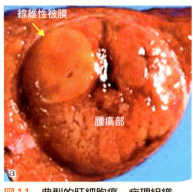
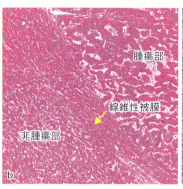
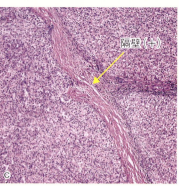

図11　典型的肝細胞癌　病理組織
a：切除標本．b：腫瘍境界部．c：腫瘍部．腫瘍は膨張性に発育するために，切除標本でも断面より突出している感じがよくわかる．腫瘍と非腫瘍部は，線維性被膜が存在し，境界が明瞭である．また，腫瘍にも線維性隔壁を認めている．

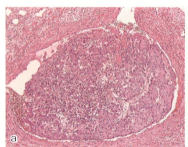
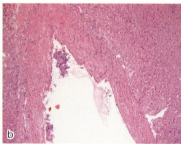
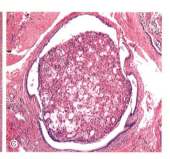

図12　肝細胞癌進行例
a：門脈侵襲．b：肝静脈侵襲．c：胆管侵襲．門脈，肝静脈，胆管内に癌細胞を認め，脈管，胆管侵襲と診断された．

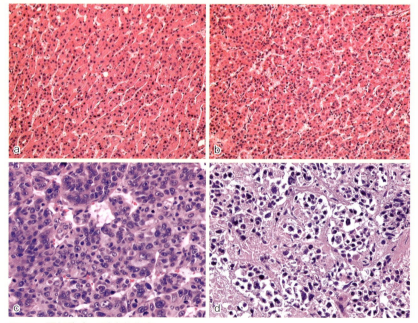

図13　肝細胞癌　腫瘍分化度
a：高分化型では，索状配列が細い．分化度の低下に伴い太くなる．b：中分化型．索状型が太くなり索状構造も乱れがちな部分が出現している．c：低分化型．細胞の異型が強く多形性も出現している．d：未分化型．紡錘形細胞，多形性を示す細胞の充実性増殖を認める．

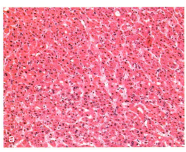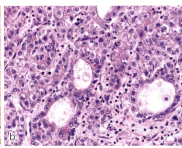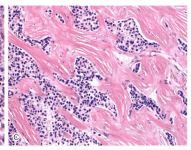

図14　細胞構築による分類
a：索状型．類洞様血管の内皮細胞に被覆され癌細胞が索状に配列する．b：偽腺管型．大小さまざまな腺管構造を形成する．c：硬化型．癌細胞が線維性間質により取り囲まれているのが特徴となる．

とる．しばしば偽腺管型構造も伴う．
- 低分化型肝細胞癌（poorly differentiated hepatocellular carcinoma）：腫瘍細胞の類洞-索状配列が不明瞭化し充満性に増殖する．細胞の異型が強く多形性も出現する．
- 未分化型（undifferentiated carcinoma）：腫瘍細胞は胞体に乏しく紡錘形を呈し，多形性を示す細胞の充実性増殖が特徴．肝内胆管癌や肉腫様変化との鑑別が重要となる．

● 頻度はまれであるが特殊型として，fibrolamellar carcinoma, scirrhous carcinoma, undifferentiated carcinoma, lymphoepithelioma-like carcinoma, sarcomatoid hepatocellular carcinoma が WHO 分類で挙げられている．

● 構造的分類は肝癌取扱い規約では，以下の4型に分類される．最も多いのが索状型で次いで偽腺管型である（図14）．
- 索状型（trabecular type）：肝細胞癌で最も多い．類洞様血管腔の内皮細胞に被覆され癌細胞が索状に配列する．高分化では細く，分化度の低下に伴い太くなる．
- 偽腺管型（pseudoglandular type）：中分化型の肝細胞癌に多く，大小さまざまな腺管構造を形成するもの．
- 充実型（compact type）：基本的には索状構造をとるが，腫瘍細胞の索状配列や類洞様血管腔が不明瞭化し充実性に発育したもの．
- 硬化型（scirrhous type）：癌細胞が大量の線維性間質により囲まれたもの．fibrolamellar carcinoma との鑑別が必要．

COLUMN

肝細胞癌の侵襲

　肝臓内には門脈，動脈，肝静脈が存在しており，進行癌症例では脈管侵襲の有無が治療法の選択や予後にかかわる．そのため，的確に評価することが重要となる．

　比較的大きな腫瘍であれば，肝臓に存在する脈管への侵襲があるのは当たり前と考えられるが，腫瘍径が2cmと小さなものでも脈管侵襲を伴う場合があるので注意を要する．比較的小さな腫瘍で脈管侵襲を伴う症例では以下の特徴があり，診断時に注意する必要がある．言い換えればこれらの所見は，肝細胞癌の特徴である腫瘍被膜（偽被膜）が存在しない症例に多いということになる．

- ・腫瘍肉眼分類の多結節癒合型，浸潤型．
- ・腫瘍の辺縁および周囲の脈管の不整像または圧排像．
- ・造影検査で濃染パターンが腫瘍濃染出現後の早期欠損像．
- ・造影検査で腫瘍末梢側の非腫瘍部の早期濃染像．

　「臨床・病理　原発性肝癌取扱い規約」に準じ，以下のように分類する．末梢の浸潤に関しては術後の組織学的な評価ではじめて判明する症例もある．

1）門脈侵襲（Vp）

- Vp0：門脈侵襲・腫瘍栓を認めない．
- Vp1：門脈二次分枝より末梢（二次分枝を含まない）に侵襲・腫瘍栓を認める．
- Vp2：門脈二次分枝に侵襲・腫瘍栓を認める．
- Vp3：門脈一次分枝に侵襲・腫瘍栓を認める．
- Vp4：門脈本幹，対側の門脈枝に侵襲・腫瘍栓を認める．

　門脈侵襲は，肝細胞癌の排泄静脈が門脈である割合が高く最も多い脈管侵襲であり，的確な評価が必要とされる．門脈は健診などの検査でも超音波検査で描出されるため，門脈内の腫瘍栓は比較的発見されやすい．門脈腫瘍栓の特徴としては肝動脈からの栄養を受けている症例が多く，造影検査の動脈優位相で腫瘍濃染を認めることが多い点が挙げられる．したがって経動脈的な抗癌薬治療が有効となる症例もあり，的確な位置の評価も重要となる．図A，BにVp3症例を，図C〜IにVp1症例を呈示する．

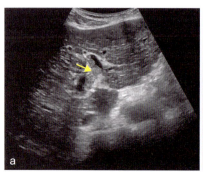 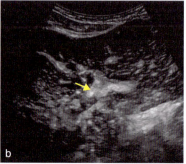

図A　肝細胞癌 Vp3症例　超音波検査

a：Bモード，正中横走査．b：同部のソナゾイド®造影超音波．門脈左枝内に不整形の実質エコーを認める．造影超音波では動脈優位相で腫瘍栓内に腫瘍濃染を認める．

17. 肝腫瘤性病変　b) 悪性腫瘍　(1) 肝細胞癌 (hepatocellular carcinoma : HCC)

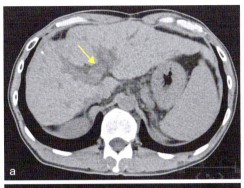
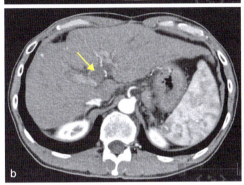
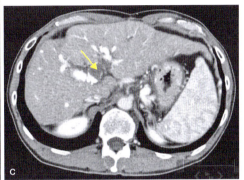

図B　肝細胞癌 Vp3症例　CT検査
a：単純．b, c：造影CT (b：動脈優位相，c：門脈優位相)．門脈左枝内に低吸収域を認め，同部は他の門脈より太くなっており，血栓とは異なり腫瘍塞栓であると考えられる．

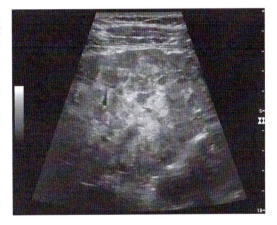

図C　肝細胞癌 Vp1症例　超音波検査
Bモード，右肋間走査．(高周波リニアプローブ)．本症例はB型肝硬変である．超音波検査では約5〜10mm大の再生結節と思われる結節性病変が充満している．

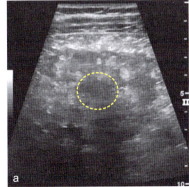
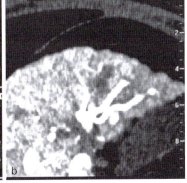

図D　図Cと同部位でCTAP画像と磁気センサー対応装置を使用した統合画像診断
S5にCTAPで欠損を認めている領域に約15mmの低エコー結節が確認できる．

209

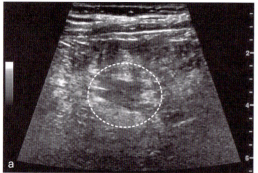
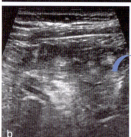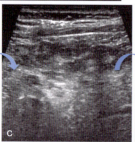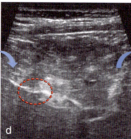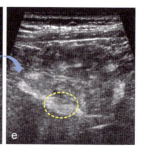

図E　図Cと同部位のソナゾイド®造影超音波検査
a：後血管相．b〜e：再静注施行後の動脈優位相．造影超音波検査後血管相でS5 15mmの腫瘍のみ欠損像を認め癌が疑われる．ソナゾイド®を再静注して腫瘍濃染の確認と腫瘍内を貫通する動脈（◯）および門脈の圧排像（◯）を認め，多結節癒合型で門脈侵襲症例を疑う．

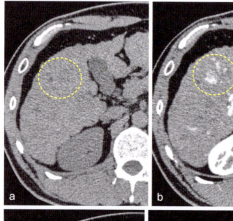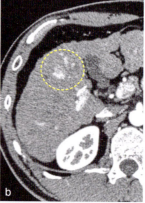
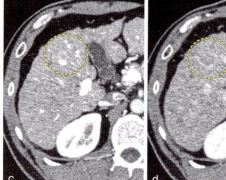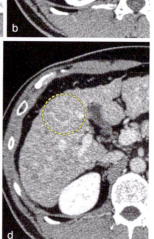

図F　肝細胞癌 Vp1症例　CT検査
a：単純．b〜d：造影CT（b：動脈優位相．c：門脈優位相．d：肝静脈相）．
S5に15mmの，単純CTで不整形の低吸収域腫瘤，動脈優位相〜門脈優位相にかけての腫瘍濃染，肝静脈相での淡い欠損像を認める腫瘍性病変を認める．

17. 肝腫瘤性病変　b）悪性腫瘍　（1）肝細胞癌（hepatocellular carcinoma：HCC）

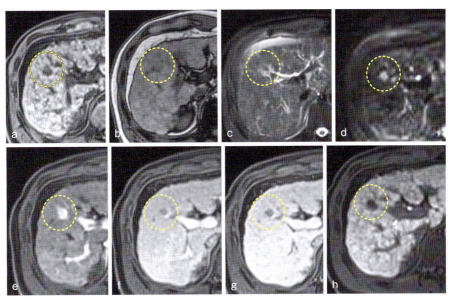

図G　肝細胞癌 Vp1症例　MRI検査
a：T1強調像（in phase）．b：T1強調像（out of phase）．c：T2強調像．d：DWI．e〜h：EOB・プリモビスト®造影（e：動脈優位相．f：門脈優位相．g：肝静脈相．h：肝細胞造影相）．T1強調像で低信号，T2強調像で淡い高信号，DWIで高信号，造影動脈優位相で腫瘍濃染像，門脈優位相，肝静脈相，肝細胞造影相で欠損像を呈する．腫瘍は小さいが古典的肝細胞癌と同等の所見である．

図H　肝細胞癌 Vp1症例　手術・切除標本
a：手術所見．b：切除標本．手術所見でも肝表面は大小結節の凹凸が顕著であり肝硬変の所見である．切除所見では周囲の再生結節よりやや大きい黄白調で輪郭が不整形の腫瘍を認める．

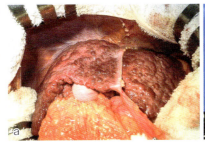 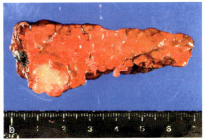

図I　肝細胞癌 Vp1症例　病理組織
HE染色．a：腫瘍境界部，弱拡大．腫瘍周囲には厚い線維性被膜は存在せず，周囲に小結節も存在し多結節癒合型であると考えられる所見である．b：腫瘍部，強拡大．核異型の著しい細胞が目立ち低分化型肝細胞癌と診断される．c：門脈侵襲，強拡大．HCCが浸潤している門脈の近傍に動脈と胆管が認められ，門脈域であることがわかる．d：非腫瘍部，弱拡大．偽小葉が完成され新犬山分類のF4 stageである．

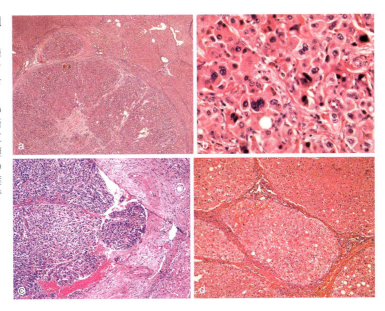

2) 肝静脈への侵襲（Vv）

Vv0：肝静脈に侵襲・腫瘍栓を認めない．
Vv1：肝静脈末梢に侵襲・腫瘍栓を認める．
Vv2：右・中・左肝静脈本幹，下右肝静脈および胆肝静脈のいずれかに侵襲・腫瘍栓を認める．
Vv3：下大静脈に侵襲・腫瘍栓を認める．

門脈侵襲の次に多いのが肝静脈への侵襲であり，比較的大きな腫瘍で観察される．門脈侵襲と異なり腫瘍栓が動脈から栄養されにくい症例が多いのが特徴である．古典的な肝細胞癌は排泄静脈が門脈であることが多いが，腫瘍増大に伴い肝静脈へも侵襲を伴うようになる．大きな腫瘍では肝静脈から下大静脈へ腫瘍栓が進展する症例もある．しかし，比較的小さな腫瘍で太い肝静脈を圧排しないような症例でも肝静脈への侵襲を伴う症例もあるので十分に注意して観察を行うことが重要である．また，腫瘍と少し離れた肝静脈内に存在することもあるため，中枢側を含め脈管内腔の観察も丁寧に行うことが大切となる．

図 J，K に S4 を中心にできた大きな肝細胞癌の肝静脈侵襲例（Vv3）を呈示する．

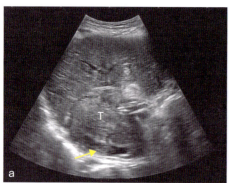
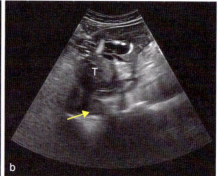

図J　肝細胞癌 Vv3症例　超音波検査
a：Bモード．右肋間走査．b：ソナゾイド®造影超音波門脈優位相．S4から前区域を占拠する大きな腫瘍と接するように下大静脈内に腫瘍栓を認める．造影超音波でも，腫瘍栓は腫瘍濃染を認めず欠損像として描出される．

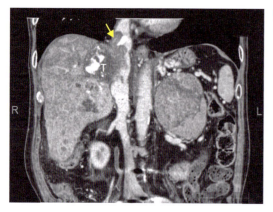

図K　肝細胞癌 Vv3症例　造影CT検査
前額面．肝動脈塞栓術の前治療の影響のリピオドール®の集積を伴うS4の局所再発の腫瘍である．腫瘍と連続した腫瘍栓が右心房へ向かい下大静脈内に侵襲している．

3）胆管侵襲（B）

B0：肝内胆管に侵襲・腫瘍栓を認める．
B1：胆管二次分枝より肝側（二次分枝を含まない）に侵襲・腫瘍栓を認める．
B2：胆管二次分枝に侵襲・腫瘍栓を認める．
B3：総肝管に侵襲・腫瘍栓を認める．

大きな腫瘍で塊状型のような腫瘍では門脈・肝静脈とともに胆管への侵襲を認めることもある．しかし，はじめに胆管侵襲のみで発症する症例もあるので注意が必要となる．このような症例では腫瘍境界が不明瞭で造影検査による動脈優位相の腫瘍濃染も淡いものが多く，肝内胆管癌との鑑別がつきにくい症例も多い．図L，Mに肝細胞癌B3侵襲症例を呈示する．

本症例は肝門部に発症をした肝細胞癌症例であるが，境界不明瞭で浸潤型の腫瘍であり，腫瘍濃染も強くない．B2の末梢胆管の拡張を認める．超音波検査では拡張胆管内に腫瘍栓を認め胆管侵襲であることがわかる．

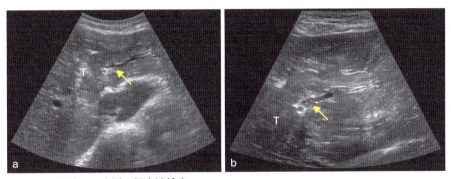

図L　肝細胞癌 B3症例　超音波検査
a：右肋骨弓下走査（コンベックスプローブ）．b：同部の高周波リニアプローブ．肝門部の腫瘍であるが，Bモードでは腫瘍境界が不明瞭であり，末梢胆管の拡張で腫瘍に気づくほどである．高周波プローブではB2の拡張胆管内に腫瘍栓を認める．

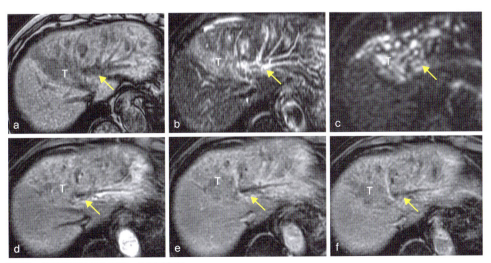

図M　肝細胞癌 B3症例　MRI検査
a：T1強調像．b：T2強調像．c：DWI．d〜f：Gd造影（d：動脈優位相．e：門脈優位相．f：肝静脈相）．MRIでもT2強調像で高信号を呈する末梢胆管の拡張が観察される．腫瘍部は腫瘍濃染もほとんどなく境界は不明瞭で，門脈優位相でわずかに低信号を呈する浸潤型の肝細胞癌症例である．

COLUMN

肝細胞癌の非典型例

　肝細胞癌は結節を呈する場合には，肉眼分類の小結節境界不明瞭型，単純結節型，単純結節周囲増殖型，多結節癒合型，浸潤型の5型に分類する．主腫瘍が複数個存在する場合には，多結節性としてそれぞれの結節を肉眼分類で表記している．この分類に当てはまらない腫瘍もあり，その場合には，Eggel 分類の塊状型かびまん型のいずれかを用いて表記している．

1）塊状型
　癌部・非癌部の境界が不明瞭かつ不規則な大型の結節としている．図A～D に肝右葉を占拠した塊状

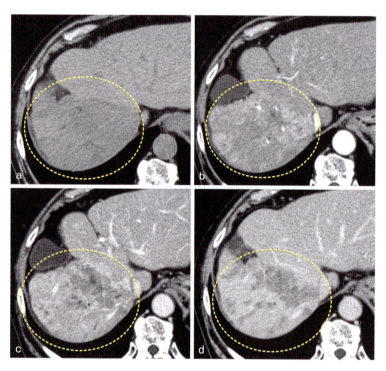

図A　肝細胞癌 塊状型 CT検査
a：単純．b～d：造影CT（b：動脈優位相．c：門脈優位相．d：肝静脈相）．単純CTでは淡い右葉を占拠する低吸収腫瘤，造影動脈優位相では，腫瘍の周囲から中心に向かう不整な腫瘍濃染部を不均質に認める．造影効果は一部では門脈優位相～肝静脈相まで残存している．また腫瘍内には非造影部分も存在する．

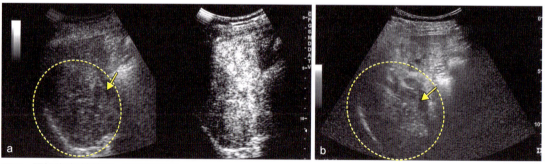

図B　肝細胞癌 塊状型 超音波検査
a：Bモード併用ソナゾイド®造影超音波．b：ソナゾイド®造影超音波（後血管相）．後区域を占拠する低エコー腫瘤であるが，腫瘍境界が不明瞭であり輪郭も不整であるために非常に腫瘍の認識がしにくい．門脈右枝（矢印）は内部が腫瘍塞栓により肝実質と同等のエコーレベルである．造影早期での淡い腫瘍濃染と比較的早期からの欠損像が特徴となる．造影超音波検査では後血管相で腫瘍の輪郭が明瞭となり腫瘍の存在部位を把握するのに有用である．門脈も欠損像として把握可能であり，健常症例と比較しても内部の腫瘍塞栓の影響で太くなっていることが特徴である．

型肝細胞癌の切除症例を呈示する．塊状型では腫瘍は各葉を占拠するような大きな腫瘍ではあるが，腫瘍輪郭が不整で境界も不明瞭であるために腫瘍があることに気づきにくい症例もあり，注意が必要となる．腫瘍部と非腫瘍部のコントラストをつけるために造影検査が有用となる．また塊状型の肝細胞癌は浸潤性に発育するために脈管侵襲を高率に併発することが特徴として挙げられることから，脈管侵襲の有無も丁寧に評価する必要がある．図の症例は切除が行われたが，切除標本では，肝右葉を占拠する境界不明瞭な病変が多発している．組織学的に境界不明瞭に浸潤する腫瘍性病変であり，被膜や隔壁形成も認めない．

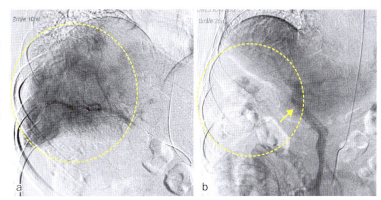

図C　肝細胞癌 塊状型　血管造影
a：固有肝動脈造影（RAO 40°）．b：上腸間膜経由門脈造影．固有肝動脈造影で右肝動脈は後下区域を中心に不整な腫瘍濃染像を認め全体がびまん性に染まっている．横隔膜下にも約20 mmの濃染を認める．CTAPでは門脈右枝が欠損しており実質も造影されず門脈侵襲の所見である．

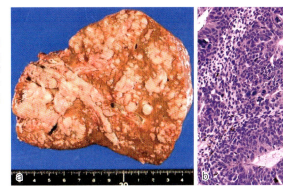

図D　肝細胞癌 塊状型　病理組織
a：切除標本．b：組織標本（HE染色，強拡大）．右葉内を白色調の境界不明瞭な腫瘍が占拠している．腫瘍細胞は核クロマチンが豊富で大小不同が目立ち，一部に巨細胞や核不整の著明な異型細胞が目立つ低分化の肝細胞癌である．

2）びまん型

　肝臓全体が無数の小さな結節に置換され，肉眼的に肝硬変と鑑別することが困難なものとされている．**図E, F**にびまん型の肝細胞癌症例を呈示する．肝臓全体に小結節性病変が無数に存在するタイプであり，腫瘍の大きさが再生結節とほぼ同じ大きさであるためにすべての領域に癌結節が充満している場合には，逆に肝硬変の不均質感と似ることから臨床の場で見逃されることが多い．また，高率に門脈を中心とした脈管侵襲も多いのが特徴でありきわめて予後不良である．割合は低いものの，このタイプの癌があることを認識していることと，造影検査で肝実質および脈管の変化をとらえることで診断が可能となる．

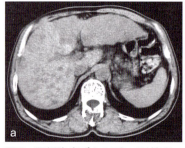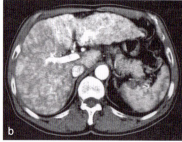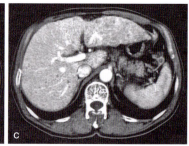

図E　肝細胞癌びまん型　CT検査
a：単純．b，c：造影CT（b：動脈優位相．c：門脈優位相）．単純CTでは肝内に小さな低吸収域があり内部が不均質に映っている．造影CTでは，動脈優位相では不均質な濃染と微小な腫瘍濃染像が特徴となる．門脈優位相では，よく観察すると微小な腫瘤性病変が欠損像を呈しているが，うっかりすると見逃してしまうほどの所見である．

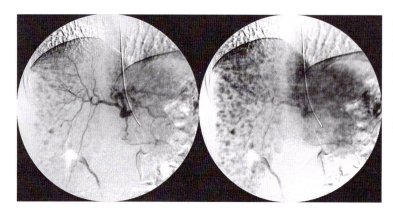

図F　肝細胞癌びまん型　血管造影
a：固有肝動脈造影（RAO 40°）動脈早期相．b：固有肝動脈造影（RAO 40°）動脈後期相．動脈造影では，1cm前後の腫瘍濃染が肝両葉に無数に広がっているのが確認される．動脈後期相では濃染がはっきりしており各小結節が濃染像を呈していることが把握可能となる．

B. 早期肝細胞癌

1）画像診断のポイント

- 早期肝細胞癌では肝硬変で認める大再生結節と異型結節の鑑別がポイント．
- 造影検査で腫瘍濃染像は認めず，門脈優位相以降での欠損像が特徴．
- 腫瘍内の脂肪化が特徴の一つとなる．
- 超音波検査での高エコー化，CT検査での低吸収域，MRI検査のT1強調像での高信号化とout of phaseでの信号低下が特徴．
- 再生結節⇒低度異型結節⇒高度異型結節⇒早期肝細胞癌と進展するに従い門脈血流が減少し，代償的に動脈血が豊富になり，早期肝細胞癌⇒典型的肝細胞癌となって動脈血が増え，100％動脈で栄養されるように変化する（図2）
- 腫瘍内部の変化は常に均質ではなく，複雑な分布になることが多い．
- 境界病変から早期肝細胞癌への進展は，典型的肝細胞癌と比較して腫瘍増大速度が遅いため，確定診断に至らない場合も的確な経過観察を行うことが重要．
- 早期肝細胞癌の段階の診断時期の差異は予後には影響がないと考えられており，背景肝の状態に合わせた定期的な検査が必要．

17. 肝腫瘍性病変　b) 悪性腫瘍　(1) 肝細胞癌 (hepatocellular carcinoma：HCC)

図15　早期肝細胞癌　超音波検査
正中横～左肋骨弓下走査 (コンベックスプローブ)．S3に約10mm弱の境界比較的明瞭の内部が均質な高エコー腫瘤を認める．

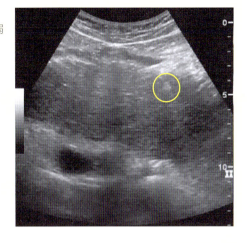

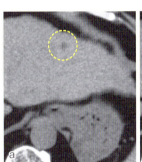 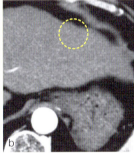 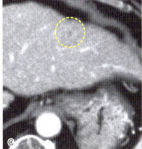 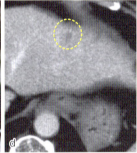

図16　早期肝細胞癌 (高分化型)　CT検査
a：単純．b～d：造影CT (b：動脈優位相．c：門脈優位相．d：肝静脈相)．単純CTではS3に低吸収腫瘤を認める．同部は，動脈優位相では明らかな腫瘍濃染を呈さず，ほぼ周囲と同等の血流であるために腫瘍の部位が検出されにくい状態となっている．門脈優位相では中心に周囲肝よりわずかな染影の低下の部分を認めている．肝静脈相で周囲と比較した低吸収域は広がり腫瘍部は単純CTとほぼ同じ大きさの低吸収域となっている．

- ●超音波検査 (図15)
  - ●再生結節と比較すると境界明瞭な内部エコーが均質の円形の腫瘍性病変として描出される．高・等・低エコーのさまざまなエコーレベルがあるが，脂肪化が多い症例では高エコーとなることが多い．
  - ●背景肝が肝硬変の場合は，周囲の再生結節と比較してやや大きめの結節として描出される．
  - ●高エコーの中に低エコー部分を認める場合には，腫瘍が脱分化 (高分化型の一部が中分化型となる) した状態を表し，bright loop pattern と呼ばれる．
  - ●造影超音波検査では，動脈優位相では腫瘍濃染像を呈さず周囲と同等の血流で，後血管相では健常な肝細胞が残存していないため，非腫瘍部と比較し欠損像を呈する．
- ●CT検査 (図16)
  - ●単純CT検査で淡い低吸収域を呈する．
  - ●造影CTの動脈優位相で非腫瘍部と比較し，同等または軽度の血流低下を認める．
  - ●門脈優位相～肝静脈相における非腫瘍部と比較して比較的均一な低吸収域．
- ●MRI検査 (図17)
  - ●T1強調像で淡い高信号．T2強調像で淡い高信号．DWIで高信号を呈する (腫瘍が小さ

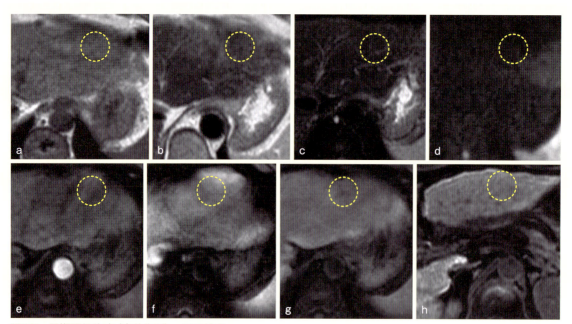

図17　早期肝細胞癌（高分化型）　MRI検査
a：T1強調像（in phase），b：T1強調像（out of phase），c：T2強調像，d：DWI，e〜h：EOB・プリモビスト®造影（e：動脈優位相，f：門脈優位相，g：肝静脈相，h：肝細胞造影相）．腫瘤は小さく，EOB・プリモビスト®造影MRI検査では，同部位に腫瘤像は指摘できない．

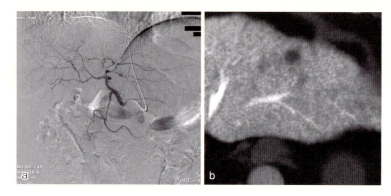

図18　早期肝細胞癌　血管造影
a：総肝動脈造影．b：CTAP．血管造影では腫瘍濃染が確認されない．CTAPでは，S2に円形の欠損像を呈している．

な場合にはDWIでは陽性所見を示さない症例もある）．
- 非腫瘍部と比較した造影効果の特徴は，造影CTと同じ．
- EOB・プリモビスト®造影MRI検査での肝細胞造影相，SPIO造影MRI検査での肝細胞相の欠損像．
- 早期の肝癌は血流変化に乏しく，肝細胞造影相の欠損像のみで発見されるケースも多い．

- **血管造影**（図18）
  - 血管造影では小病変の血管異常を指摘するのは困難であり，異常を認めないことが多い．
  - 血管造影下のCT検査を施行し，門脈造影下CT（CTHP）検査での欠損像，肝動脈造影下CT（CTHA）検査での腫瘍内の部分的な造影効果を確認して診断を行う．

2）病理組織のポイント
- 早期肝癌とは発癌から比較的早期の段階にあることを意味し，臨床的にも予後良好である．

図19 早期肝細胞癌(高分化型)病理組織
a:腫瘍部弱拡大. b:強拡大. 核小体を有し脂肪滴をもつ異型細胞が結節状に増生している. 高分化型の肝細胞癌症例である.

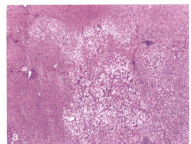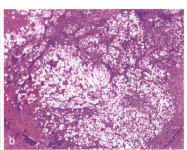

- 「原発性肝癌取扱い規約」[1]では早期肝細胞癌を,肉眼的に周囲の結節と比較し際立った結節で,細胞密度の増加に加え,腺房様あるいは偽腺管構造,索状配列の断裂,不規則化などの構造異型が領域性をもってみられるもの,あるいは間質の浸潤を有するものとしている.
- 分化度では高分化型肝細胞癌をさすことが多い(図19).
- 慢性肝障害で通常2cm以下の小結節性病変を認めた場合,早期肝癌と異型結節が鑑別に挙がる.異型結節(dysplastic nodule)は,軽度異型結節(low-grade dysplastic nodule:LGDN),高度異型結節(high-grade dysplastic nodule)に分類される.
- 軽度異型結節は腺腫様過形成(adenomatous hyperplasia)に,高度異型結節は異型腺腫様過形成(atypical adenomatous hyperplasia)に相当する病変であり,癌との鑑別が困難である境界病変(borderline lesion)といえるものである.
- 肝細胞癌は軽度異型結節から多段階的に高度異型結節⇒早期の肝癌⇒典型的進行肝癌へと進展する特徴があるが,はじめから典型的肝細胞癌として発生する症例もある.

■ 治療のポイント

> ▶ 肝癌の治療は複数ある時代に突入した.
> ▶ 最新版の肝癌診療ガイドライン(日本肝臓学会編)を参考にされたい.
> ▶ 治療法は大きく,手術,局所療法,経肝動脈治療,化学療法,放射線治療,その他に分類される.
> ▶ 治療法は,肝予備能,腫瘍径,腫瘍数,脈管侵襲,遠隔転移によって決定される.

- 根治的な治療がなされても年に約10〜20%の割合で肝内転移や多中心性発癌により再発するため,治療後も定期的な画像検査による再発診断が必須である.
- 背景肝に慢性肝障害合併例が多く,手術療法は,肝予備能を考慮し適応と切除範囲を決定することが重要である.
- 局所療法は手術ができない症例に対し(通常3cm以下,3個以内,脈管侵襲や肝外病変がない症例とされるが,種々の併用療法などの改良により適用範囲も広がりつつある)施行され,エタノール注入療法,マイクロ波熱凝固療法,ラジオ波熱凝固療法,凍結療法などがある.超音波ガイド下に穿刺する症例が最多であるが,CTガイド下,術中,経内視鏡下(腹腔鏡,胸腔鏡)など,穿刺方法も多彩である.

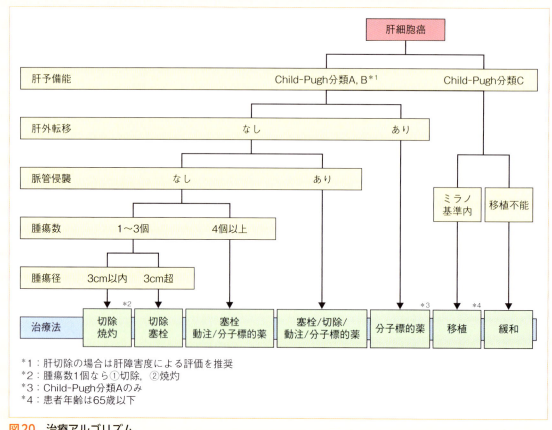

図20 治療アルゴリズム

（文献1より転載）

- 経肝動脈的治療は，マイクロカテーテルを用いて局所や任意の領域に対して治療を行う手法である動脈のみの塞栓を施行する肝動脈塞栓療法（transcatheter arterial embolization：TAE）と，抗癌薬を併用する肝動脈化学塞栓療法（transcatheter arterial chemoembolization：TACE），さらに門脈腫瘍塞栓などの高度進行肝癌に対して間欠的に行う動注化学療法がある．永久塞栓物（beads）も保険適応となり，使用目的により薬剤の選択範囲が増えている．
- 化学療法としては，内服および経静脈的な全身化学療法と肝臓内にカテーテルを留置して行う経肝動脈的な化学療法に分けられるが，他の臓器と異なり肝硬変症例が多いため，経静脈的な全身化学療法はほとんど施行されない．
- 肝予備能の優れる症例では，他の治療法に抵抗する症例に対し，分子標的治療薬も数種類認可され，内服療法も可能となっている．
- 最新版の肝癌診療ガイドライン（日本肝臓学会編）で，治療アルゴリズムを参考にするとわかりやすい（**図20**）[1]．
- 治療効果判定は，「臨床・病理　原発性肝癌取扱い規約（2019年8月現在，第6版補訂版）」[2]の肝癌治療効果判定基準に基づきRECICLで行われる．RECICLは1〜3ヵ月（放射線療法は6ヵ月）の総合評価を行い，CR（complete response），PR（partial response），

17. 肝腫瘤性病変　b）悪性腫瘍　（1）肝細胞癌（hepatocellular carcinoma：HCC）

表2　RECICL総合評価（1〜3ヵ月，放射線療法は6ヵ月以内の最大効果で評価）

Target lesions	Non target lesions	New lesions	Overall response
Overall TE4	Overall TE4	No	CR
Overall TE4	TE3 or TE2	No	PR
Overall TE3	Non-TE1	No	PR
Overall TE2	Non-TE1	No	SD
Overall TE1	Any	Yes or no	PD
Any	TE1	Yes or no	PD
Any	Any	Yes*	PD

CR, complete response；PR, partial response；SD, stable disease；PD, progressive disease.
*局所焼灼療法，TACEの総合評価の場合，肝外新病変の出現はPDとするが，肝内新病変の出現のみではPDとはせず，判定を次の治療後まで保留する.

（文献2．表18より一部改変）

表3　標的結節治療効果度（treatment effect：TE）

TE4	腫瘍壊死効果100%または腫瘍縮小率100% TE4a 腫瘍影より大きな壊死巣 TE4b 腫瘍影相当の壊死巣
TE3	腫瘍壊死効果50%以上，100%未満 または腫瘍縮小率50%以上，100%未満
TE2	TE3およびTE1以外の効果
TE1	腫瘍が50%増大（治療による壊死部分を除く）

（文献2．表17より一部改変）

SD（stable dosease），PD（progressive disease）の4段階で評価を行う.

● 総合評価は標的腫瘍の治療効果判定と標的以外の腫瘍，さらには新規病変の有無によって分類される（**表2**）[2].

● 標的結節の治療効果度は，treatment effect（TE）でTE1〜TE4の4段階で評価される（**表3**）[2].

（小川眞広）

■**文献**

1）日本肝臓学会 編．肝癌診療ガイドライン2017年版．P78-80．金原出版．2017
2）日本肝癌研究会．臨床・病理 原発性肝癌取扱い規約 第6版補訂版．金原出版．2019

Ⅲ　各論　17．肝腫瘤性病変　b）悪性腫瘍

（2）肝内胆管癌 (intrahepatic cholangiocarcinoma)

疾患概念

- 胆管癌は肝内の胆管上皮あるいはそれに由来する細胞からなる上皮性悪性腫瘍である．
- 原発性肝癌の中の約 5～10％を占める[1]．
- 肝内で胆汁が産生されファーター乳頭に流出するまでの胆道に発生する癌を胆道癌とするが，癌の発生部位により二次分枝およびその末梢の肝内に腫瘍が発生したものを肝内胆管癌として，原発性肝癌として取り扱う．
- 胆道癌取扱い規約では胆管の一次分枝となる左右の肝管から末梢にできた癌を胆管癌としている[2]．
- 肝外胆管は，肝門部胆管（左肝管側の外側枝と内側枝の合流部，および右肝管側の前枝と後枝の合流部のそれぞれから左右肝管合流部下縁まで）の末梢から乳頭壁に貫入するまで（原則は胆嚢管合流部）を二等分し，肝側を近位胆管，十二指腸側を遠位胆管とする．
- 肉眼分類では，腫瘤形成型 (mass forming type)，胆管浸潤型 (periductal infirtrating type)，胆管内発育型 (intradactal growth type) の 3 基本型に分類される．
- 組織学的にはほとんどが腺癌であるが，特殊な例としては扁平上皮癌，腺扁平上皮癌，肉腫様肝内胆管癌，粘液癌，淡明細胞癌，細胆管癌などがある．
- 肝内胆管癌の進行度 (stage) は，「臨床・病理　原発性肝癌取扱い規約」[3] の進行度分類に従い腫瘍因子，リンパ節因子，他臓器転移因子により 4 段階に分類する．

■ 診断のポイント

1）症状のポイント

- とくに本疾患に特異的な臨床症状は存在しない．初期は無症状である．
- 全身倦怠感，体重減少，微熱などの自覚症状により来院し，精査となって発見されることもあるが，これらの症状が癌から直接起こっているわけではない．
- 腫瘍の増大とともに種々の二次的変化が症状として現れるようになる．
- 癌の浸潤により胆管の閉塞が起こりやすく，これによる胆汁うっ滞・閉塞としての症状が黄疸，灰白色便，肝腫大，腫瘤触知，続発する胆管炎による発熱，などとして出現する．

2）臨床検査のポイント

- 肝細胞癌と異なり明らかなハイリスク群の設定はできないが，何らかの肝機能異常を有する症例も多い．
- 初期では特異的な異常値はなく，背景肝疾患による肝機能障害を呈するが，次第に胆道の閉塞により ALP，γ-GT などの胆道系酵素の有意な上昇を伴い，病巣の拡大とともに T-Bil，AST，ALT などの肝細胞性障害や，胆管炎の併発により WBC，CRP の上昇などを呈する．
- 腫瘍マーカーでは CA19-9 や CEA の上昇が特徴として挙げられるが，肝細胞癌ほどの腫瘍特異性はない．

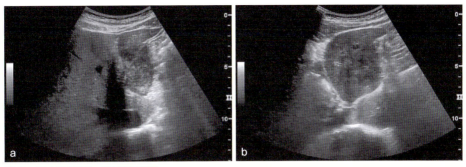

図1 肝内胆管癌 超音波検査
a：正中横走査（5 MHzコンベックスプローブ）．b：正中縦走査．
S2〜S3に約5cmの境界不明瞭で，内部エコーが不均質な低エコー腫瘤を認める．肝内胆管の拡張は目立たない．

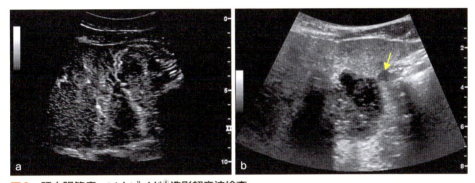

図2 肝内胆管癌 ソナゾイド®造影超音波検査
a：動脈優位相．b：門脈優位相．比較的早期からの欠損像を呈する．小さな肝内転移巣も描出されている（矢印）．肝細胞癌と異なり，強い腫瘍濃染は呈さず淡い濃染である．腫瘍内に貫通血管も認める．

3) 画像診断のポイント

> ▶ 肉眼分類は，腫瘤形成型，胆管浸潤型，胆管内発育型に分類される．
> ▶ 腫瘍の多段階発癌はなく，超音波検査では mosaic pattern は呈さない．
> ▶ 画像診断上では，不整形の腫瘍で境界が不明瞭，末梢胆管の拡張，背景肝に肝硬変が少ないなどの特徴が挙げられる．

●超音波検査（図1, 2）

- 八つ頭状で境界が不明瞭な腫瘍形態．
- 辺縁低エコー帯（halo）はない．ある場合には薄い低エコー帯．
- 比較的均一な内部エコー（mosaic ではない）．
- 腫瘍の末梢肝内胆管の拡張．

●CT検査（図3）

- 単純CTで低吸収腫瘤，肝内胆管の拡張．
- 造影CT動脈優位相で一部造影効果を認めるが，肝細胞癌と比べ非常に弱い．
- 造影CT門脈優位相で一部の造影効果の残存と，低吸収の部分の明瞭化と肝内胆管拡張の明瞭化を認める．
- 線維組織に富むため，造影後期相まで造影効果の残存を認めることも特徴．

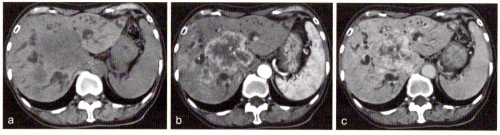

図3　肝内胆管癌　CT検査
a：単純．b, c：造影CT（b：動脈優位相．c：門脈優位相）．肝門部に単純CTで淡い低吸収域，造影CTで辺縁に造影効果を認める八つ頭状の腫瘤を認める．門脈優位相では造影効果は中心部へと広がりを認める．末梢の肝内胆管の拡張も認める．

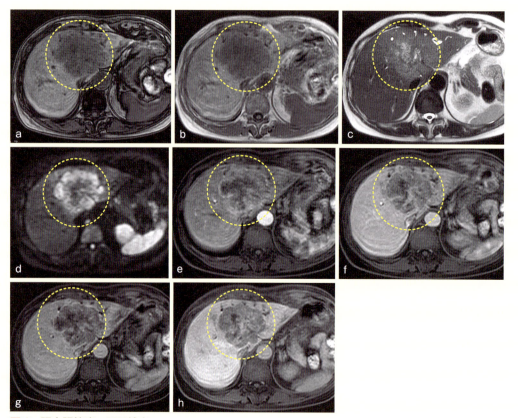

図4　肝内胆管癌　MRI検査
a：T1強調像（in phase）．b：T1強調像（out of phase）．c：T2強調像．d：DWI．e〜h：EOB・プリモビスト®造影（e：動脈優位相．f：門脈優位相．g：肝静脈相．h：肝細胞造影相）．T1強調像で低信号，T2強調像で淡い高信号，DWIで強い高信号を呈している．造影では辺縁の帯状の造影効果と内部の不均質な造影効果を認める．

- **MRI検査**（図4）
  - T1強調像で低信号域．
  - T2強調像で強い高信号部分を含んだ腫瘤（血管腫との鑑別が重要となる）と末梢胆管の拡張．
  - MRCPでは腫瘍中枢側の拡張胆管が特徴となるが，胆管浸潤の評価および病変部位の同定に有用となる．

17. 肝腫瘤性病変　b）悪性腫瘍　(2) 肝内胆管癌 (intrahepatic cholangiocarcinoma)

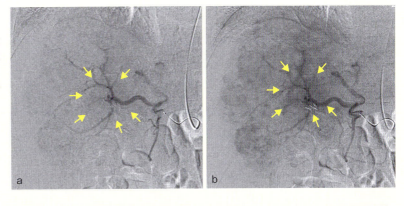

図5　肝内胆管癌　血管造影
a：動脈早期相．b：動脈実質相．肝門部に一部動脈の不整を認め癌の浸潤を疑う所見を認める．HCCと異なり強い腫瘍濃染像は呈していない．実質相後半で淡い不整形の濃染を認める．

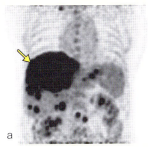
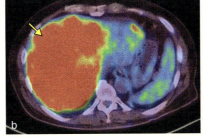
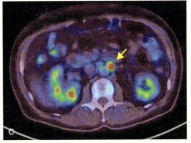

図6　肝内胆管癌　PET検査
腫瘍部に強い集積を認めるほか，大動脈周囲のリンパ節転移の部分も陽性所見となっている（矢印）．

- 血管造影（図5）
  - 肝細胞癌のような動脈相での強い腫瘍濃染像や腫瘍内の不整な腫瘍血管がみられることが少ない．
  - 腫瘍辺縁および周囲の淡い腫瘍濃染像が特徴．
  - 腫瘍が大きい場合の浸潤所見として，動脈が狭窄・広狭不整となる浸潤像．
  - 実質濃染相では淡い腫瘍辺縁の不明瞭な不整形の濃染像．
  - 門脈相ではあまり特徴的な所見はないが，大きな腫瘍では欠損像を呈する．
- その他の画像診断（図6）
  - 内視鏡的逆行性胆管造影（endoscopic retrograde cholangiography：ERC）では，腫瘍末梢側の胆管の拡張，胆管浸潤に伴う胆管の圧排，途絶，不整像．
  - FDG-PET：腫瘍部は強い集積を認める．肝内の腫瘍の確定診断より遠隔転移の検索に有用．

4）病理組織のポイント（図7）
- 肉眼分類は「臨床・病理　原発性肝癌取扱い規約　第6版補訂版」[3]によると，腫瘤形成型（mass formation type），胆管浸潤型（periductal infiltrating type），胆管内発育型（intraductal type）に分類される．
- 肝硬変の合併は少ないが，10%程度は慢性肝障害を背景肝に持つことがある．
- ほとんどが腺癌であるが，特殊型として扁平上皮癌，腺扁平上皮癌，粘液癌，粘表皮癌などもある．
- 腫瘍内の豊富な間質を認める．

225

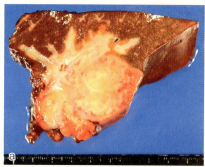
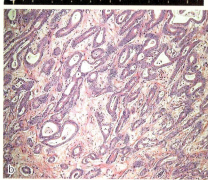
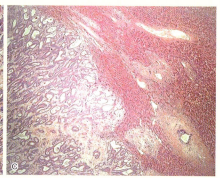

図7 肝内胆管癌 病理組織
a：白色の不定形腫瘤が肝門部を中心に広がっている．b：腫瘍・非腫瘍境界部では，線維性被膜の形成はみられない．非腫瘍部は非硬変肝を呈している．c：腫瘍組織像．大小の異型腺管の増殖によりなっている．癌細胞でない領域は線維化像を呈している．

■ 治療のポイント

> ▶ 切除が唯一の根治的治療法となる．
> ▶ 減黄をいかにうまく行うかが，予後向上のうえで重要となる．

- 基本的に手術療法が第一選択となる．
- 胆管のほかに早期より脈管，リンパ節に転移するため，その他の内科的化学療法などの治療法の成績は良くない．
- 化学療法ではゲムシタビンとシスプラチンが標準治療として使用される．
- 閉塞性黄疸や胆管炎を併発することがあり，ドレナージ・内瘻などを適切に施行することが予後を決定するポイントとなる．

（小川眞広）

■文献

1) 人口動態統計（厚生労働省大臣官房統計情報部編）．Hori M, et al. Jpn J Clin Oncol 45：884-891, 2015
2) 日本胆道外科研究会（編）．臨床・病理 胆道癌取扱い規約 第6版．金原出版，2013
3) 日本肝癌研究会（編）．臨床・病理 原発性肝癌取扱い規約 第6版補訂版．金原出版，2019
4) 森根裕二，他．胆と膵 31：1293-1299, 2010
5) Funabiki T, et al. Langenbecks Arch Surg 394：159-169, 2009

III 各論　17. 肝腫瘍性病変　b）悪性腫瘍

（3）混合型肝癌
（combined hepatocellular and cholangiocarcinoma）

疾患概念

- 混合型肝癌は，「臨床・病理　原発性肝癌取扱い規約」[1] で単一腫瘍内に肝細胞癌（hepatocellular carcinoma：HCC）と胆管細胞癌（cholangiocellular carcinoma：CCC）へ明瞭に分化した両成分が混在する腫瘍と定義される．
- 原発性肝悪性腫瘍の 0.4〜2.5％といわれる．
- 予後は HCC より不良であり，CCC よりさらに不良な症例も多い．
- 背景肝に肝炎ウイルス陽性者も多く，安易に HCC と診断しないことが大切．
- HCC の部分と CCC の部分の割合によりさまざまな像を呈するため，術前に正しく診断される割合は少ない．
- 肝内胆管成分は腺癌，粘液産生を伴うことが多い．最終診断には免疫染色が行われる．

■ 診断のポイント

- 肝炎ウイルス陽性症例も比較的多いため，肝細胞癌の典型像を呈さない場合には本疾患を疑う必要がある．
- 組織学的に HCC の割合は少なくても多血性の部分が前面に出ることが多く，肝細胞癌と診断されてしまうことも多い．

1）症状のポイント

- 本疾患に特異的な症状はない．
- 肝炎ウイルス陽性者も多く，肝硬変の症状と類似した症状を有することがある．
- 全身倦怠感，体重減少，微熱などの癌特有の自覚症状を伴うことは多いが，本疾患に特有の症状ではない．
- 腫瘍の増大とともに種々の二次的変化として黄疸，灰白色便，末梢胆管の拡張が出現する．

2）臨床検査のポイント

- 背景肝の状態によるが，肝細胞性の障害，胆道系酵素の上昇を認める．
- 腫瘍径が小さいわりに胆道系酵素の有意な上昇を認める場合は，本疾患を疑う根拠となる．
- AFP と PIVKA-II とともに CA19-9 や CEA の腫瘍マーカーの上昇を認めることがある．

3）画像診断のポイント

- ▶ 混合型肝癌に特異的な画像所見はない．
- ▶ HCC と CCC の割合によりさまざまな画像を呈する．
- ▶ 画像診断では HCC の部分が前面に出る傾向がある．

- **超音波検査**（図1，2）
  - halo，mosaic pattern を呈さず不整形の多結節癒合型や浸潤型の形態を呈することが多い．
  - 内部に門脈や胆管が走行する場合もある．

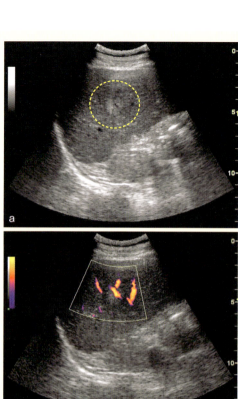
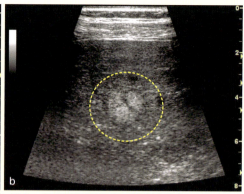

図1　混合型肝細胞癌　超音波検査

a：Bモード（右肋間走査）．b：同部の高周波プローブ．c：カラードプラ検査（パワードプラ）．超音波検査ではS6に最大腫瘍径18mmの淡いhyperechoic massを認める（◌）．内部エコーは比較的均一であるが，内部に門脈と思われる脈管が貫通している．高周波プローブで観察すると，腫瘍の輪郭はやや不整形でhaloは認めない．パワードプラ検査を施行すると腫瘍周囲と内部に血流シグナルを認め，Bモードの脈管様構造が隔壁ではなく，門脈であることが把握可能である．非腫瘍部は内部エコーがヘテロ型慢性肝障害のパターンを呈していた．

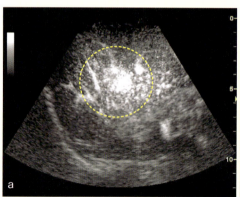
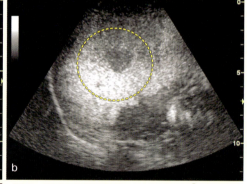
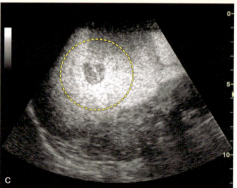

図2　混合型肝細胞癌　ソナゾイド®造影超音波検査

a：動脈優位相．b：門脈優位相．c：後血管相．動脈優位相では早期から腫瘍全体が強く均一な腫瘍濃染像を呈している．門脈優位相〜後血管相で腫瘍全体が欠損像として描出されている．内部に門脈が貫通しているのが確認される．

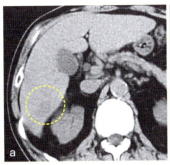 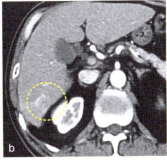 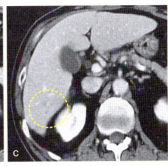

図3　混合型肝細胞癌　CT検査
a：単純．b, c：造影CT（b：動脈優位相．c：門脈優位相）．造影CTでは単純CTで腫瘍全体はやや低吸収腫瘤，動脈優位相で腫瘍辺縁が比較的強く濃染され，不均質な濃染像を認めている．門脈優位相では周囲肝と同等の造影効果であり，明確な欠損像は呈していない．

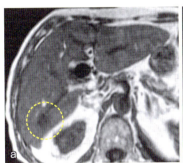 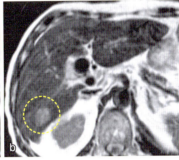 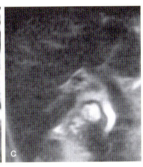

図4　混合型肝細胞癌　MRI検査
a：T1強調像．b：T2強調像．c：MRCP 3D構成前額面．腫瘍はT1強調像で低信号腫瘤，T2強調像で高信号腫瘤に描出される．MRCPでは太い胆管には異常所見は認めない．

- 形態のみでは転移性肝癌や肝内胆管癌との鑑別が困難．
- 造影超音波検査ではHCCの部分が色濃く出るため，ほとんどの症例で腫瘍濃染像は呈するが，その強さはHCC成分の割合による．

● **CT検査**（図3）
- 単純で低吸収腫瘤像，造影動脈優位相で腫瘍濃染像，門脈優位相～肝静脈相で低吸収腫瘤像を呈する．
- 腫瘍濃染の程度はHCCの割合による．
- 腫瘍内部を貫通する脈管が存在する場合がある．

● **MRI検査**（図4）
- T1強調像で低信号，T2強調像での中等度の高信号．
- 造影検査で腫瘍内の遷延性の造影効果を示す部分を有する．
- 腫瘍被膜がみられない．
- 不規則な形態であり，造影検査の動脈優位相で辺縁部の造影効果が強い．
- 後血管相・肝細胞造影相での欠損像．

● **血管造影**（図5）
- 肝細胞癌と胆管癌の割合により異なるが，ほとんどが腫瘍濃染像を呈する．
- 肝細胞癌の割合が多いほど強い腫瘍濃染像を呈する．

III 各論

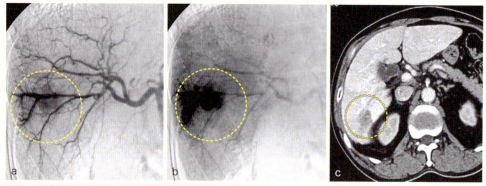

図5 混合型肝細胞癌　腹部血管造影（固有肝動脈造影）
a：動脈早期相．b：実質相．c：CTAP．後下区域にA-Pシャントを伴う腫瘍濃染を認め，腫瘍濃染とともに末梢の門脈枝が造影された．上腸間膜動脈経由のangio CT（CTAP）では，腫瘍は欠損像として描出された．

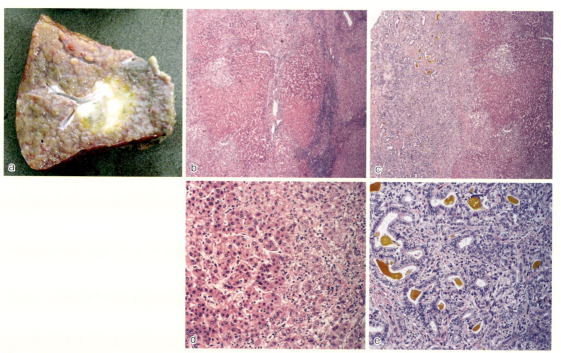

図6 混合型肝細胞癌　病理組織
a：切除標本．b：肝細胞癌弱拡大．c：胆管癌弱拡大．d：肝細胞癌中等度拡大．e：胆管癌中等度拡大．切除標本では，1.8cmで緑色〜乳白色の充実性，境界不明瞭な腫瘍を認めた．腫瘍全体は濃染性で，大小不同の核を有する立方状の細胞がやや不規則に配列し，腺管を形成して増生しており，高分化型の胆管細胞癌と考える．また，一部では，やや大型で好酸性を帯びた胞体をもつ細胞の密な増生がみられ，高分化型の肝細胞癌の形態をとっている．免疫染色では，管状をとった癌の部分は，PAS（−），アルシアンブルーは管腔内面に（±），ムチカルミン（−），粘液，グリコーゲンも不明瞭であった．HE染色上，一部に明らかに高分化な肝細胞癌の形態をとった部を含むうえ，主体である腺管状の部分は胆管癌への分化を示しており，混合型肝細胞癌と診断された．

- 腫瘍の大きさにより異なるが腫瘍部の血管は浸潤像を示し，凹凸不整像を呈する．
- 腫瘍の大きさのわりに門脈・肝静脈浸潤を呈することが多い．

4）病理組織のポイント（図6）

- 組織学的には肝細胞癌と胆管細胞癌がさまざまの割合で混ざっているもので，後者の証明

には粘液産生を確認することが大切である.

- 特殊染色では管状構造部分にPAS, ムチカルミン, アルシアンブルー陽性の粘液の存在, 免疫染色では抗EMA (epithelial membrane antigen) 抗体やcytokeratinを用いた染色で陽性所見が認められれば, 胆管細胞癌成分の混在の可能性が増すとされる.
- cytokeratin subtypeの染色性が診断に有用であるという報告もある.
- 2010年のWHO分類では古典型とステム細胞 (SC) サブタイプ (subtypes with stemcell features) の2通りに分類される. 粘液を産生するものを古典型とし, SCサブタイプは粘液産生が不明瞭なタイプとされ, それぞれCK19, CK17, EpCAM, NCAM, c-KITの発現をみる[1].

■ 治療のポイント

- 本疾患の存在を認識し, 安易にHCCと診断し, 穿刺治療を選択しないことが重要である.
- 予後はHCCと比較して不良であり, CCCよりさらに不良との報告があり, 切除が第一選択となる.
- 手術不能の場合には, HCC・CCCの治療に準じて行うが, CCC部分の治療効果が低いことが予後不良の原因につながっていると考えられる.

(小川眞広)

■文献

1) 日本肝癌研究会 (編). 臨床・病理 原発性肝癌取扱い規約. 第6版 (補訂版). 金原出版. 2019
2) 中沼安二 (編著). 肝臓を診る医師のための肝臓病理テキスト. 南江堂. 2013

II 各論　17. 肝腫瘤性病変　b) 悪性腫瘍

（4）転移性肝癌 (metastatic liver cancer)

疾患概念

- 肝臓は血液を多く含む臓器でもあり転移性腫瘍が多くみられる臓器である.
- 転移経路としては，直接浸潤，血行性，リンパ行性がある.
- 一般的には消化器癌である膵癌，肺癌，乳癌，胆嚢癌，胆管癌などからの転移が多い.
- 転移病巣が肝臓にできた特異的な症状，血液検査データなどはない.
- 原疾患のステージングとしての定期的な検査や治療後の経過観察の腫瘍マーカーの上昇で発見される症例が多い.

■ 診断のポイント

- 転移性肝癌は，原疾患，転移経路によりさまざまな症状・形態を呈するため，これで絶対という所見はない. しかし，診断時に参考とする所見として，原疾患となる悪性腫瘍があり，腎癌や乳癌などでは10年以上経ってから転移する症例もあるため問診が重要となる.

1）症状のポイント

- 症状は主に原疾患の症状を呈する.
- 肝細胞癌と異なり背景肝が健常肝であることも多く，比較的大きな腫瘍であっても無症状であることが多い.
- 進展例において全身倦怠感，肝腫大，患部圧痛，黄疸，発熱などがある.

2）臨床検査のポイント

- 生化学データ，腫瘍マーカーなどは原疾患の特徴となる.
- 治療後，原疾患がなくなった後の肝転移のみでも，原疾患と同じ生化学データや腫瘍マーカーの異常を呈することが多い.
- 比較的大きな腫瘍で原発巣の所見以外に，ALP・LD（H）の上昇，AST・ALTの上昇がある.
- 大きな腫瘍では腫瘍内部に出血や融解壊死を起こすことがあり，二次的に感染を起こしWBC，CRPの上昇を認め，肝膿瘍と鑑別が困難となる症例がある.

3）画像診断のポイント

- ▶ 画像診断においても原発巣の性質が現れることが多い.
- ▶ 転移性肝癌の特異的な所見はないが，多発，腫瘍周囲のリング状の造影効果，腫瘍内部の融解壊死像，石灰化を呈する症例が比較的多い.

- **超音波検査** （図1〜3）
  - 転移性肝癌に典型例はない.
  - 原発悪性腫瘍が存在する場合には常に鑑別疾患に加える必要がある.
  - 高エコー型，低エコー型，bull's eye（target）型，混合型に分類される.
  - 石灰化像を呈する腫瘍もある.

17. 肝腫瘤性病変　b）悪性腫瘍　（4）転移性肝癌（metastatic liver cancer）

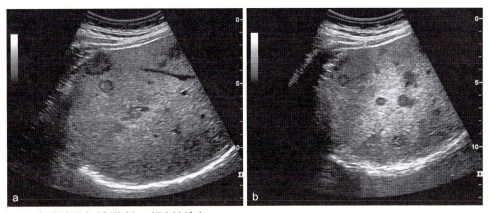

図1　転移性肝癌（食道癌）　超音波検査
Bモード．a：右肋骨弓下走査．b：右肋骨弓下走査．肝両葉に大小のbull's eye型の腫瘤像を多数認める．

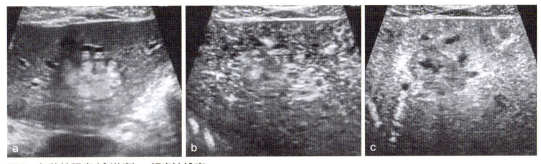

図2　転移性肝癌（食道癌）　超音波検査
a：Bモード．b，c：造影超音波（b：動脈優位相．c：門脈優位相）．Bモードでは輪郭が不整な高エコー像として描出されている．造影超音波検査では動脈優位相早期に淡い腫瘍濃染像を呈し，門脈優位相早期から欠損像を呈し，境界部に造影剤が残存して縁どられるような高エコー像が残る．

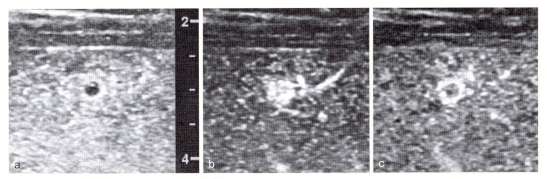

図3　転移性肝癌（大腸癌）　造影超音波検査
a：後血管相．b：動脈優位相．c：門脈優位相．Bモードで検出できない小さな腫瘍であっても後血管相で発見される症例も多い．本症例のように高周波プローブを用いると5mm以下の腫瘍も的確に拾い上げることが可能である．後血管相で発見された腫瘍は，造影剤の再静注にて腫瘍濃染像とリング状の造影剤の残存を確認することで肝嚢胞などを含めた他疾患との鑑別も可能となる．

- 腫瘍内部に健常の血管が貫通することがある．
- 大きな腫瘍で内部が融解壊死を起こすと無エコー部分を含む像となる．この場合，画像のみでは膿瘍との鑑別が困難となることもある．
- 造影超音波検査ではリング状の濃染効果が特徴とされるが時間分解能が高いため，腫瘍濃

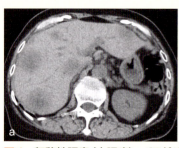 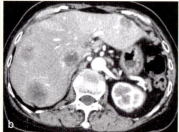 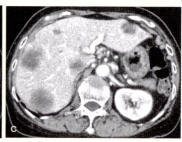

図4　転移性肝癌（大腸癌）　CT検査
a：単純．b，c：造影CT（b：動脈優位相．c：門脈優位相）．肝両葉に散在する大小さまざまな低吸収腫瘤を認める．これらの腫瘤が動脈優位相で厚いリング状の淡い造影効果を認める．門脈優位相では非腫瘍部と腫瘍部のコントラストが明瞭である．

染像も確認できることが多い．早期腫瘍濃染→リング状の濃染効果→欠損像が特徴となる．
- 腫瘍の増大とともに内部の壊死部は非造影部分として描出される．
- 造影超音波検査の後血管相の肝内の観察は，空間分解能の高さから数mm大の転移巣が指摘されることも多い．転移を疑う場合には優先して行われるべき検査法である．
- 転移性肝癌は肝表面に存在することも多く，高周波プローブを用いた詳細な観察が有用となる．

● **CT検査**（図4）
- 原発巣の特徴に依存するため特異的な所見はない．
- 原発巣となる悪性腫瘍が存在する，多発する，腫瘍内部の融解壊死像，リング状の濃染効果などの特徴が挙げられる．
- 単純CTでは低吸収腫瘤像を呈する．大きな腫瘍では内部が融解壊死を呈することがあり，この場合には液体と同等のCT値を示すこともある．また，石灰化像を呈するものもあり，その場合には部分的な高吸収域を呈する．
- 造影検査では，動脈優位相〜門脈優位相でリング状の濃染効果が特徴とされる．腫瘍内に肝静脈や門脈が貫通するのも特徴となる．
- 門脈優位相〜肝静脈相では低吸収腫瘤として描出される．非腫瘍部の造影効果が残存するため単純CTと比較して腫瘍の輪郭が明瞭となり，存在診断の向上につながる．

● **MRI検査**（図5）
- 原発巣となる悪性腫瘍が存在する，多発する，リング状の濃染効果など，基本的には造影CTと同様のパターンを呈する．
- T1強調像で低信号，T2強調像で淡い高信号，DWIで高信号，造影検査で動脈優位相のリング状の濃染，門脈優位相以降の低信号が特徴となる．
- 腫瘍内壊死を呈する症例では，T2強調像で著明な高信号を呈する．
- MRIはコントラスト分解能が高く，EOB・プリモビスト®造影検査での肝細胞造影相では明瞭な欠損像を呈するため小病変の検出には有用とされる．

● **FDG-PET検査**
- FDG-PETの場合，原発巣の性質が描出率に影響する．
- 小細胞癌，扁平上皮癌，腺癌などではFDGの集積が強いといわれる．

17. 肝腫瘤性病変　b）悪性腫瘍　(4) 転移性肝癌 (metastatic liver cancer)

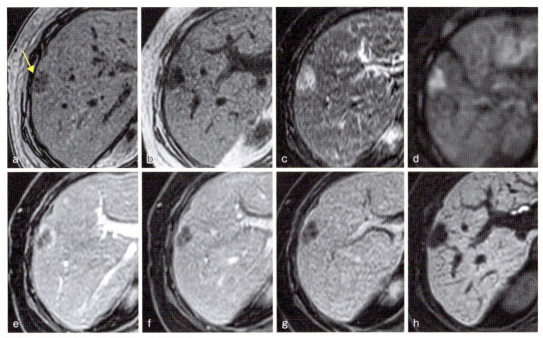

図5　転移性肝癌（大腸癌）　MRI検査
a：T1強調像 (in phase). b：T2強調像 (out of phase). c：T2強調像. d：DWI. e〜h：EOBプリモビスト®造影 (e：動脈優位相. f：門脈優位相. g：肝静脈相. h：肝細胞造影相). S5肝表面の約2cm大の転移性肝癌症例である. T1強調像で低信号を呈しin-outの差がなく脂肪化は認めない. T2強調像, DWIで高信号を呈している. 造影検査では動脈優位相でリング状の濃染を呈し, 門脈優位相以降では低信号を呈している. 肝細胞造影相では輪郭が明瞭な欠損像として描出されているのが特徴となる.

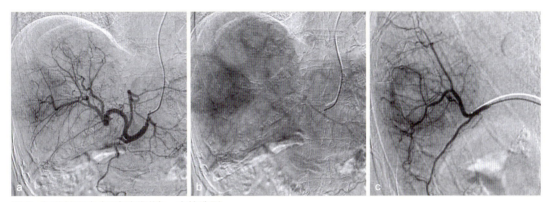

図6　転移性肝癌（胆嚢癌術後）　血管造影
a：総肝動脈造影早期相. b：同後期相. c：後区域枝造影. 肝細胞癌とは異なり強い腫瘍濃染は呈さない. 圧排され, 偏位した動脈も含めてリング状の濃染を呈している. 後期相では欠損像として複数の腫瘍が確認される. 後区域の腫瘍に対する選択的造影でも周囲の濃染と, 非常に細い微細な血管の増生を認めるのみである.

- 他の画像診断の腫瘍の検出率が高いため, 転移性肝癌におけるPETの役割は, 肝病変の検出というより, 他部位の病変を検索する意味合いが強い.
- 分子標的薬をはじめとする治療効果判定の一手法として注目されている.
- **血管造影（図6）**
  - 動脈相では動脈壁の不整, 広狭不整, 圧排, 偏位を伴う細い不整血管の増生.
  - 濃染相ではリング状の腫瘍濃染（ほぼ均一で周辺がぼやけた腫瘍濃染像）.

235

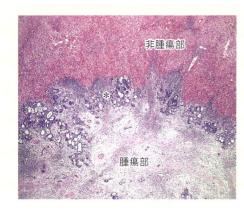

図7　転移性肝癌（乳癌）　病理組織
腫瘍境界部弱拡大．腫瘍辺縁に腫瘍細胞の密度が高いのが特徴である（＊）．腫瘍被膜はなく，非腫瘍部との境界は複雑に入り組んでおり，浸潤性に発育していることが推測される．

- 小腫瘍や原発巣の特徴によるが，均一な淡い腫瘍濃染像を動脈相から濃染相に認める．
- 門脈相では門脈枝の圧排，圧迫による狭窄，伸展，偏位が特徴．
- 腫瘍濃染を呈する腫瘍も少ないために小さな腫瘍の存在診断には限界がある．存在診断にはCTAPが有効となる．

4）病理組織のポイント（図7）

- 転移性肝癌の病理組織像や生物学的悪性度は原発巣に類似していることが多い．
- 腫瘍被膜は形成せず非腫瘍部へ浸潤性に発育するのが特徴である．
- 腫瘍の大きさに応じ内部に出血や壊死を伴う．

■ 治療のポイント

> ▶ 原発巣の状態と肝臓以外の病変の有無により判断される．
> ▶ 画像診断で診断がつかない場合には超音波ガイド下の組織生検で確定診断を行う．
> ▶ 肝臓のみの病変の場合に，背景肝が健常である場合も多く肝切除や局所療法，肝動注化学療法が有効とされる．
> ▶ 原則的には原発巣のコントロールにもよるが全身の中の肝病変として全身化学療法が中心となる．

- 原発巣の性質によるが，肝臓のみに病巣が限局している場合の治療法としては，手術療法から内科的な局所療法，経静脈的な化学療法，肝動脈にカテーテルを留置して行う動注化学療法，全身化学療法などがある．
- 近年化学療法も主病巣に対する分子標的薬や免疫チェックポイント阻害薬など複数の選択肢がある．
- 病巣が肝臓内に限局している場合には，背景肝が健常であることも多いため積極的に肝臓に対する治療が施行される．単発以外の複数結節症例でも施行されることが多い．
- 腫瘍の数，大きさ，局在によりラジオ波熱凝固療法などの局所療法も施行される．
- 腫瘍数が多い場合には，経動脈的にカテーテルを用いて肝動脈塞栓療法や経カテーテル的な抗癌薬の動注療法が施行される．

（小川眞広）

II 各論　17. 肝腫瘤性病変　b) 悪性腫瘍

（5）悪性リンパ腫（malignant lymphoma）

疾患概念

- リンパ組織より発生する腫瘍の総称である．以前は 1832 年に Thomas Hodgkin 博士により報告された Hodgkin リンパ腫，それ以外の非 Hodgkin リンパ腫に分けられていた．WHO 分類ではリンパ腫細胞の系統発生に基づいて，B 細胞リンパ腫，T/NK 細胞リンパ腫，そして分化系列が不明な Hodgkin リンパ腫に大別している．
- B および T/NK 細胞リンパ腫は，中枢リンパ組織に発生する前駆細胞腫瘍と末梢リンパ組織に発生する成熟細胞腫瘍，および不確定の増殖性疾患に分けられている．
- 肝原発悪性リンパ腫は肝臓のリンパ腫で他臓器およびリンパ節に転移がない，脾臓に浸潤がない，骨髄抑制や血液に白血病像がない，という 3 項目を満たす疾患と定義される[1]．
- 具体的には肝に所見があり，理学的所見，生化学的所見，画像診断，手術や剖検で肝以外の病変がない場合に肝原発の診断が可能としている．
- 肝原発の悪性リンパ腫はあらゆる組織型が起こりうるが，肉眼的に結節を呈する場合とびまん性に広がる場合があり，結節型では肝細胞癌との鑑別が画像診断のみでは困難で，結果的に組織が得られた場合に悪性リンパ腫の診断に至ることが多い．
- 悪性リンパ腫の発生機序としては，遺伝子の発現異常がいわれており，内的要因の遺伝子変異や外的要因のウイルス感染などがいわれている．
- HCV の持続感染と本症発生の関与がいわれている．

■ 診断のポイント

1）症状のポイント

- 欧米白人に多い．
- 全身倦怠感，発熱，体重減少，食欲不振などの特異的ではない症状で来院することが多い．
- 腫瘍の肝細胞侵襲による肝機能障害．
- 中等度の肝腫大．

2）臨床検査のポイント

- CRP，LD の高値．
- 可溶性 IL-2 レセプター（sIL2-R）の高値．
- β_2-ミクログロブリン（BMG）の高値．
- 血清アルブミンとコリンエステラーゼ（ChE）の低値は病変が進行した際の二次的変化．

3）画像診断のポイント

- ▶ 造影検査で腫瘍濃染像を示し，肝細胞癌との鑑別がポイントとなる．
- ▶ 超音波検査では無エコーに近い低エコー像が特徴．
- ▶ 肝悪性リンパ腫に特異的な所見はない．

Ⅱ　各論

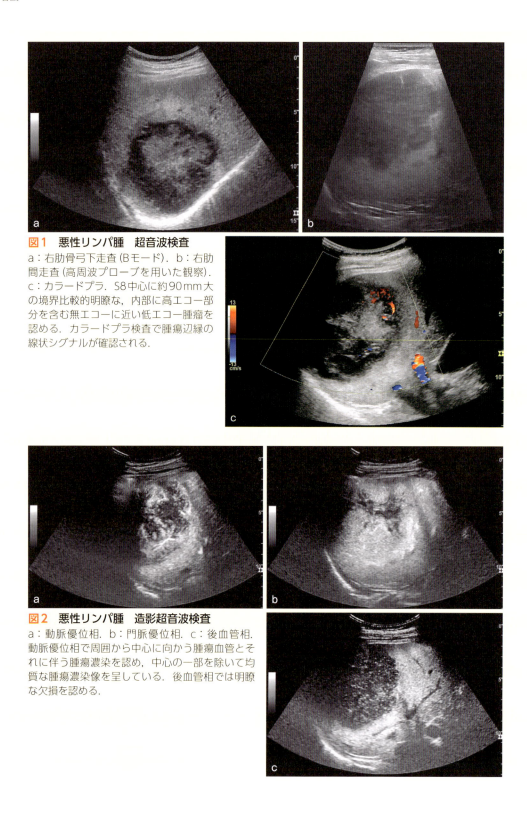

図1　悪性リンパ腫　超音波検査
a：右肋骨弓下走査（Bモード）．b：右肋間走査（高周波プローブを用いた観察）．c：カラードプラ．S8中心に約90 mm大の境界比較的明瞭な，内部に高エコー部分を含む無エコーに近い低エコー腫瘤を認める．カラードプラ検査で腫瘍辺縁の線状シグナルが確認される．

図2　悪性リンパ腫　造影超音波検査
a：動脈優位相．b：門脈優位相．c：後血管相．動脈優位相で周囲から中心に向かう腫瘍血管とそれに伴う腫瘍濃染を認め，中心の一部を除いて均質な腫瘍濃染像を呈している．後血管相では明瞭な欠損を認める．

- 超音波検査（図1，2）
  - 比較的境界が明瞭な無エコーに近い低エコー腫瘤．
  - 腫瘍形態は輪郭が不整形．

17. 肝腫瘤性病変　b) 悪性腫瘍　(5) 悪性リンパ腫 (malignant lymphoma)

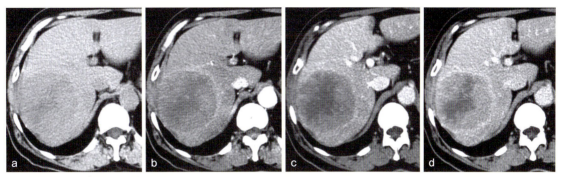

図3　悪性リンパ腫　CT検査
a：単純．b〜d：造影CT (b：動脈優位相．c：門脈優位相．d：肝静脈相)．肝右葉に約90 mm大の低信号の腫瘤を認める．造影検査では動脈相〜門脈相で中心部を除いた非常に淡い造影効果を認める．肝静脈相では大部分が欠損像を呈するが，周囲に一部造影効果の残存を認める．

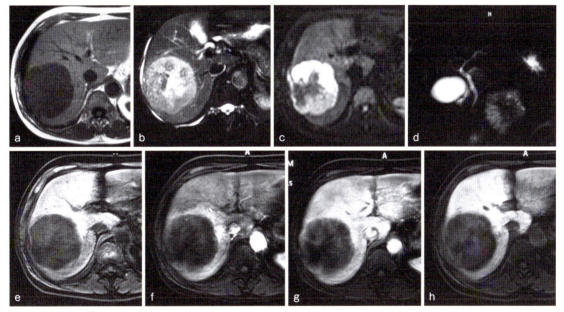

図4　悪性リンパ腫　MRI検査
a：T1強調像．b：T2強調像．c：DWI．d：MRCP．e〜h：EOB・プリモビスト®造影 (e：造影前．f：動脈優位相．g：門脈優位相．h：肝細胞造影相)．肝右葉に約90 mm大の比較的境界明瞭なT1強調像で低信号，T2強調像で中心部に澄明な高信号を伴う高信号腫瘤，DWIでは中心部の低信号を含む全体高信号．EOB・プリモビスト®造影MRI検査では，動脈優位相より，周囲より漸増性の淡い造影効果と肝細胞造影相では大部分の欠損像を認める．

- 腫瘍の増大とともに内部に高低エコーの混在をみる．
- カラードプラ検査で腫瘍内部に動脈性の信号を認める．
- **CT検査**（図3）
  - 単純で低吸収域．動脈優位相で腫瘍濃染像，門脈優位相〜肝静脈相で欠損像を呈する．
  - 腫瘍濃染の程度はさまざまであり，肝細胞癌との鑑別が重要となる．
- **MRI検査**（図4）
  - T1強調像で低信号，T2強調像で高信号，DWIで高信号を呈する．
  - 造影MRI検査はCTと同様であり動脈優位相で腫瘍濃染像，門脈優位相以降で欠損像を

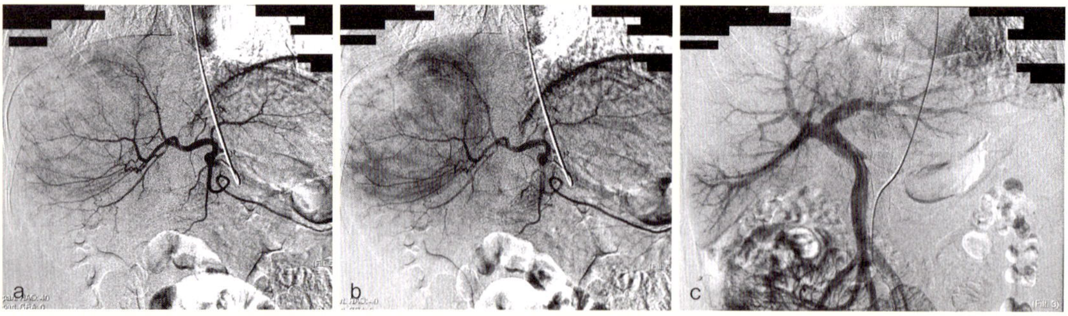

Ⅱ　各論

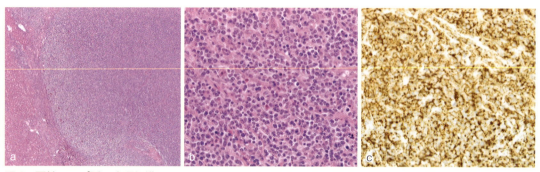

図5　悪性リンパ腫　血管造影
a：固有肝動脈造影（RAO 40°）動脈早期相．b：固有肝動脈造影（RAO 40°）動脈後期相．c：上腸間膜動脈経由門脈造影．肝動脈造影では腫瘍中心部に乏血部分を含む腫瘍辺縁の腫瘍濃染像，門脈造影では腫瘍の部位に一致した欠損像を認めるが明らかな浸潤像はない．

図6　悪性リンパ腫　病理組織
a：腫瘍境界部．弱拡大．比較的境界明瞭な結節（図の右側）を形成するようにリンパ腫細胞が存在している．b：腫瘍部．強拡大．核不整を有する異型細胞がびまん性に増殖している．c：免疫染色（CD20）．リンパ腫細胞は免疫染色でCD20陽性でB細胞リンパ腫であった．

呈する．
- 肝細胞造影相では欠損像を呈する．

● **血管造影**（図5）
- 淡い腫瘍濃染像を呈する．
- 動脈の血管侵食像が少ない．
- 肝癌の basket pattern 状の血管構築は少なく圧排・伸展された血管が多い．
- 門脈浸潤を起こしていない場合には圧排所見が主となる．
- 小さな腫瘍では存在診断に苦慮する場合も多く，angio CT を併用することで診断能を高める．

4）病理組織のポイント（図6）
- HE 像でリンパ腫を疑った場合は，必ず免疫染色を施行して subtype を決定する．
- 他臓器原発のリンパ腫から肝への転移の可能性や直接浸潤の可能性について，十分な検討を行う．とくに後腹膜発生のリンパ腫に注意を要する．
- リンパ腫細胞は血管に沿ってびまん性に広がる場合と結節を形成して大きくなる場合がある．

17. 肝腫瘤性病変　b）悪性腫瘍　（5）悪性リンパ腫（malignant lymphoma）

■ 治療のポイント

▶ 組織型, 病期により治療法が異なるため, 病理組織診断が必要.

▶ 肝切除, 化学療法および放射線療法の単独あるいは併用が行われる.

▶ 治療による奏効率が高く, 治癒を目指した集学的治療法が行われる.

▶ 肝原発では肝癌との鑑別がつかずに切除されることが多い.

▶ 化学療法を中心とするが, 限局的な場合には放射線療法も施行される.

● 治療の基本は多剤併用化学療法（Hodgkin リンパ腫では放射線照射を併用）である.

● 化学療法は, Hodgkin リンパ腫では ABVD（アドリアマイシン, ブレオマイシン, ビンブラスチン, ダカルバジン）療法が標準であり, 非 Hodgkin リンパ腫では CHOP（シクロホスファミド, アドリアマイシン, ビンクリスチン, プレドニゾロン）療法が標準である.

● 放射線療法を行う場合には, シミュレータを用いて適正な照射野を設定する. これは悪性リンパ腫の臨床に精通した放射線科専門医の仕事である. 代表的照射野には病巣部照射野, マントル照射野, 逆 Y 字照射野, 亜全リンパ節照射野, 全リンパ節照射野がある.

（小川眞広）

■文献

1）Ohsawa M, et al. Dig Dis Sci. 37：1105-11109, 1992

IV章　肝不全マネジメントの
ポイント

> **Ⅳ** 肝不全のマネジメントのポイント

肝不全のマネジメントのポイント

> **ポイント**
> ● 急性肝不全では専門施設での管理が必要であり，その可能性が高い場合は的確に移送の判断をする．
> ● 慢性肝不全の管理は，原因疾患への治療，栄養療法，そして各種合併症への対策がある．
> ● 肝不全においては溢水になると浮腫，腹水，脱水になると肝性脳症，腎機能障害というように，二律背反的な要素もあり，決まった治療というよりもバランスが重要である．

■ 急性肝不全

- 正常肝ないし肝予備能が正常と考えられる肝に肝障害が生じ，初発症状出現から8週間以内に，高度の肝機能障害に基づいてプロトロンビン時間が40％以下ないしINR値1.5以上を示すものを「急性肝不全」と診断する．肝性脳症が認められない，ないし昏睡度Ⅰ度までの「非昏睡型」と，昏睡度Ⅱ度以上の「昏睡型」に分類される[1]（**表1**）．
- 急性肝不全と診断された場合，専門機関へ移送して専門治療を開始する．
- 原因に対する治療がまず重要である．

> ▶ B型肝炎では核酸アナログとインターフェロンを投与．
> ▶ 自己免疫性肝炎，薬物性肝障害ではステロイドパルス療法（水溶性プレドニソロン1,000mg/日×3日間）など．
> ▶ 薬物性肝障害では直ちに被疑薬を中止．

- 人工肝補助療法として，血漿交換と血液濾過透析を併用する．血漿交換は6時間以上かけ

表1　肝性脳症の昏睡度分類（犬山シンポジウム）

昏睡度	精神症状	参考事項
Ⅰ	睡眠覚醒リズムの逆転 多幸気分，時に抑うつ状態 だらしなく，気にとめない態度	retrospectiveにしか判定できない場合が多い
Ⅱ	指南力（時，場所）障害 物を取り違える（confusion） 異常行動（例：お金をまく，化粧品をゴミ箱に捨てるなど） 時に傾眠傾向（普通の呼びかけで開眼し，会話ができる） 無礼な行動があるが，医師の指示に従う態度をみせる	興奮状態がない 尿，便失禁がない 羽ばたき振戦あり
Ⅲ	しばしば興奮状態またはせん妄状態を伴い，反抗的態度をみせる 嗜眠状態（ほとんど眠っている） 外的刺激で開眼しうるが，医師の指示に従わない，または従えない（簡単な命令には応じうる）	羽ばたき振戦あり （患者の協力が得られる場合）指南力は高度に障害
Ⅳ	昏睡（完全な意識の消失） 痛み刺激に反応する	刺激に対して，払いのける動作，顔をしかめるなどがみられる
Ⅴ	深昏睡 痛み刺激にもまったく反応しない	

て緩徐に行うほうがよいとされる．補液はブドウ糖を中心に投与し，アミノ酸は投与しない．高アンモニア血症への対策として，ラクツロースで排便コントロールを行い，硫酸ポリミキシンBで消化管殺菌を行う．

- また，生体肝移植に備えて家族構成や家族歴を聴取し，その必要性とリスクを家族に説明し，ドナー候補を選定して移植可能な施設への紹介を準備する．

■ 慢性肝不全（非代償性肝硬変）

- 慢性肝不全の管理は原因疾患の治療，栄養療法，各種合併症の対策など，多岐にわたる．
- 慢性肝不全の管理は次の3項目が中心となる．

> ▶ 原因疾患への治療．
> ▶ 栄養療法．
> ▶ 各種合併症の対策．

- 合併症には腹水・浮腫，脳症，こむら返り，感染症などがあり，最近それぞれに新薬が保険適用になった．この段階で肝細胞癌が並存したり新規に出現したりしても，肝不全自体の予後が不良のため，治療適応にならないことが多い．食道静脈瘤，胃静脈瘤その他，門脈側副血行路への治療については別項「Ⅲ-4．門脈圧亢進症」に譲る．
- 肝不全の最終的な救命手段は肝移植で，本邦では脳死肝移植はドナーが少なく，生体肝移植が大半である．レシピエントの適応は肝移植のほかに治療法がないすべての疾患で，肝胆道系以外の制御不能の活動性感染症，悪性腫瘍と，移植の大きな妨げとなる他臓器疾患が除外基準である[2]．ドナーの除外基準は，全身性活動性感染症，ヒト免疫不全ウイルス（human immunodeficiency virus：HIV）抗体陽性，B型肝炎表面抗原（hepatitis B surface：HBs）抗原陽性，治癒していない悪性腫瘍で，その他合併疾患の存在や，65歳以上の高齢者は慎重に適応を判断することになる．血液型は一致および適応が原則だが，やむをえず不適合の場合はリスクについて十分に情報提供して同意を得ることとなっている．血液型適合は具体的には A → AB，B → AB，O → A，O → B，O → AB である．

1）原因疾患の治療

- アルコール性肝硬変では，断酒継続は必須である．B型肝硬変では，肝炎による肝細胞脱落を防ぐため，核酸アナログ製剤を投与する．C型肝硬変では直接作用型抗ウイルス薬（direct acting antivirals：DAA）が適応だが，非代償性の場合は2019年1月に発売されたソホスブビル，ベルパタスビルのみが保険適用となっているので注意が必要となる．

2）栄養療法

- 近年，肝硬変におけるサルコペニアが注目されている．サルコペニアを有する症例は予後が悪く，栄養療法や運動療法が重要である．サルコペニアの評価は日本肝臓学会が提唱する基準では，握力と単純CT〔簡易法：第3腰椎レベルの腸腰筋の長径×短径（cm^2）の左右合計/身長（m）の2乗〕または生体電気インピーダンス法（bioelectrical impedance analysis：BIA）で評価される[3]．
- 肝硬変では健常人よりも短時間の絶食で飢餓に陥る．日常生活で問題となるのは夕食から朝食の間で，就寝前に軽食を摂取することを late evening snack（LES）という．
- 非代償性肝硬変に進展すると，血清アルブミン値が低下し，アルブミン値も予後因子とな

る．低アルブミン血症に対しては，経口分岐鎖アミノ酸（branched-chain amino acid：BCAA）製剤が保険適用となっており，長期投与により肝不全症状の悪化や食道・胃静脈瘤の破裂，肝癌合併などのイベントを減少させ，予後が改善される可能性が示された[4,5]．細粒と粉末の製剤があり，粉末の製剤は肝不全用経腸栄養剤で，水に溶いて服用するが，それ自体で満腹を感じてしまうため，昼または夕食後分を就寝前に摂取することでLESとすることは，栄養的にも服薬アドヒアランスの意味からも有用である．

3）合併症対策

a. 代償期から行う対策

● 筋痙攣

> ▶ 頻度と継続時間で内服治療を検討．

- 肝硬変ではよくみられる症状で，こむら返りともいわれる．下腿に多い．頻度，持続時間により内服治療を行うかどうか判断する．軽症の場合，患部を湯などで温めると比較的速やかに軽快することが多い．

- 内服治療では芍薬甘草湯が古くから用いられてきた．即効性があり，内服後約15分で効果が現れるため，頓用での使用も考慮される．高頻度であれば1日3包を3回に分割で投与するが，副作用として低カリウム血症，高血圧症など，偽性アルドステロン症に注意すべきである．たとえば就寝中に生じやすいのであれば，1包を眠前としてもよい．カルニチン欠乏症も筋痙攣の原因であり，レボカルニチン（1日1.5〜3.0gを3回に分割）も有効である．

● 糖尿病

> ▶ 食事・運動療法が基本．
> ▶ 肝性腹水・浮腫の場合は塩分制限，安静臥床が必要（「非代償期の対策」も参照）．
> ▶ 薬物療法（インスリンなど）．

- 肝臓はグリコーゲン分解や糖新生など，糖代謝に重要な役割を果たしており，肝硬変例では高率に糖尿病を合併する．肝硬変に進展する以前の段階で，C型肝炎では約1.4〜46.7％，アルコール性肝障害で7.4〜19％，非アルコール性脂肪性肝疾患で2.5〜22.5％などが報告されており，また，自己免疫性肝炎では副腎皮質ステロイドを使用するため24.5％の合併率と報告されている．

- 一般に糖尿病を発症すると心血管イベント，発癌，感染症などにより予後は悪化する．肝硬変も同様で，とくに肝発癌，感染症は予後と直結するため，糖尿病発症を予防すること，発症しても血糖コントロールを良好に保つことが重要である．ただし，肝硬変では網膜症，脳血管障害など，糖尿病合併症の頻度が一般と比較して低いことが知られている．

- 肝硬変では空腹時高血糖よりも食後高血糖が顕著になる傾向がある．また，もともと汎血球減少から貧血になっていることが多く，HbA1cもまた信頼性が低い．血糖コントロールの指標としてはグリコアルブミン（基準値11.6〜16.4％）が推奨されているが，低アルブミン血症もあるので注意が必要である．糖尿病の診断に際して糖負荷試験，血糖コントロールの指標として食後血糖測定は有用である．

- 治療は食事・運動療法が基本ではあるが，肝性腹水，肝性浮腫の場合は塩分制限，安静臥

床が必要になるので，状態に応じて複合的またはどちらかを優先して対応する．具体的には腹水治療を優先して有酸素運動は行わず，糖質と塩分の制限を行う，といった細かい指導になる．肝不全用栄養剤では，過度のカロリー摂取から血糖コントロールが悪化するので注意する．

- 薬物療法はインスリンが基本であり，食後高血糖に対し各食直前に，1日合計3回の投与を行う．内服薬については，インスリン抵抗性改善薬は禁忌で，α-グルコシダーゼ阻害薬も肝障害や腹部膨満などの副作用があり，慎重に投与すべきである．経口血糖降下薬はとくに夜間の低血糖のリスクが高い．夜間低血糖の予防の意味でもLESは意義がある．DPP-4阻害薬やSGLT-2阻害薬については臨床データが乏しく，有効性，安全性は明らかではない．

b. 非代償期の対策

- 肝性腹水・浮腫

> ▶ 安静臥床と塩分制限．
> ▶ 利尿薬の使用．
> ▶ トルバプタンの導入．
> ▶ 腹水ドレナージ．
> ▶ IVR（interventional radiology）．
> ▶ 特発性細菌性腹膜炎（SBP）の対策．

- 肝性腹水管理の基本は安静臥床と塩分制限である．安静臥床により，門脈血流が約40%増加するといわれる．塩分摂取量は1日当たり5〜7gとし，過度な制限は避けて食欲が低下しないよう留意する．

- 改善しなければ利尿薬を使用する．利尿薬の第一選択はスピロノラクトンである．肝硬変ではレニン-アンギオテンシン-アルドステロン系が亢進しているため，この経路を阻害するという理論と，ループ利尿薬とのランダム化比較試験でスピロノラクトンがより有効であった[6]という結果が根拠である．投与量は25mg/日から開始し，添付文書でも最大100mg/日となっている．重要な副作用として高カリウム血症があり，それを相殺する意味からもフロセミドを併用する方法もよく行われ，スピロノラクトン単独と効果に差はないとされる．フロセミドは低ナトリウム血症，腎機能障害を起こすため，用量は20〜40mg/日にとどめる．腹水が多量になると腸管からの吸収能も落ちるため，これらの利尿薬は同量でも内服よりも静注のほうが効果が高い．スピロノラクトン25mgはだいたいカンレノ酸200mgに相当するとして，最大600mgまで増量する．多くの症例では低アルブミン血症を伴っているため，アルブミン製剤を併用すると効果が増強される．このとき，アルブミン製剤を投与した直後にフロセミドを投与する．トルバプタンは，集合管に作用してバソプレシン2受容体を拮抗することにより，水再吸収を阻害して効果を発揮する．開始量は3.75mg，7.5mgのどちらでもよい．腎障害例でも効果はあるが，最近では腎機能が悪化する前に使用したほうがよいとの意見もある．血清アルブミン値に影響されずに作用する特徴がある．フロセミド40mg，スピロノラクトン50mgまで増量したタイミングでトルバプタンを導入するのが一般的である．著効例では5,000mL/日以上の尿量が得られることもあり，入院での導入が必須である．ナトリウムの排泄は伴わないた

め，副作用として高ナトリウム血症があるが，頻度はあまり高くないようである．導入後に腹水コントロールがついた後も，外来で継続したほうがよいことが多い．

- 各種利尿薬でも効果不十分の場合，腹水ドレナージが考慮される．腹水ドレナージでは腹水中の蛋白質が排出されることに加え，血圧低下や腎機能障害などの副作用が現れるため，一度に多量のドレナージは避けるべきで，3L程度にとどめる．上記の副作用を軽減するには，ドレナージ後のアルブミン製剤投与が，生理食塩水と比較してより有効であったと報告されている[7]．それでも繰り返しドレナージを行うと予後が悪化するが，症状，生活の質（QOL）の改善には有益である．

- 体外にドレナージした腹水を濾過・濃縮し，点滴静注で体内に戻す腹水濾過濃縮再静注法（concentrated ascites reinfusion therapy：CART）は，予後延長効果は示されていないものの，症状とQOL改善にはより効果的である[8]．ドレナージの際には副作用予防のため，500mL程度補液を行う．

- 大量の腹水では下大静脈を圧迫して上流の腎静脈圧上昇が起こり，腎うっ血を引き起こすと考えられる[9]．利尿薬を中心とした保存的治療に先行してCARTを行い，下大静脈圧を低下させて腎うっ血を解除し，利尿薬が効きやすい環境をつくるという考えもある．

- 難治性腹水のIVR（interventional radiology）としては，腹腔-静脈シャント（デンバーシャント[10]），経頸静脈的肝内門脈静脈短絡術（transjugular intrahepatic portosystemic shunt：TIPS）がある．腹腔-静脈シャントはカテーテル先端を腹腔内に，もう一方の先端を皮下トンネルを通じて鎖骨下静脈経由で上大静脈に留置し，腹水で上昇した腹腔内圧と陰圧の胸腔内圧との圧較差および，ポンプチャンバーによって腹水を静脈内へ送り込む．症状改善効果が速やかに現れる一方で，長期的にはシャント閉塞や感染が問題となることがある．TIPSは頸静脈からアプローチして肝静脈から肝実質を貫いて門脈へと穿刺し，ステントを留置するもので，門脈圧が30〜40%低下することから腹水が減少する．合併症はシャント閉塞，肝性脳症などがあり，肝性脳症合併例では適応外である．

- 特発性細菌性腹膜炎（spontaneous bacterial peritonitis：SBP）は，肝性腹水症例で感染を生じた場合にまず疑うべき病態で，腸管バリア破綻からのbacterial translocationが原因とされる．1年後の死亡率は約70%と予後不良である．腹水培養では検出率が低く，起因菌同定のため，血液培養も同時に採取する．診断は腹水中の細胞数$500/\mu$L以上または好中球$250/\mu$L以上で行われる．腸内細菌が原因であることが多いため，治療は第三世代セフェム系を点滴静注する．SBP既往例，肝硬変における重症例，上部消化管出血例におけるSBP予防には，抗菌薬の投与が有用である．とくにリファキシミンは腸管非吸収性であり，長期投与でも比較的安全である．

肝不全マネージメントの実例（図1）

- 症例：67歳，女性．自己免疫性肝炎，肝硬変で腹水貯留のため入院した．フロセミド60mg，カンレノ酸カリウム200mgの静注とアルブミン製剤を投与したところ，尿量は1,000〜2,000mL/日で体重は58kgから57kgと軽度の減少であった．第4病日にトルバプタン7.5mgを開始すると，尿量は2,500〜3,000mL/日に増加して体重も順調に減少し，第9病日に53.5kgとなってフロセミドを20mgに減量した．その後も体重は減少を続け，第16病日に51kgとなって退院した．

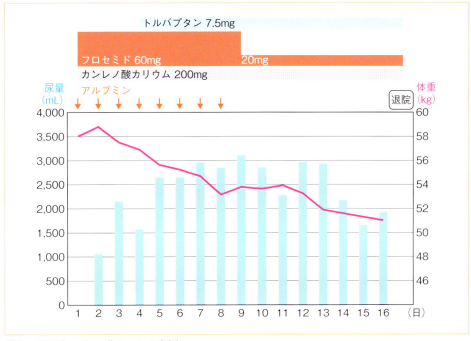

図1　肝不全マネージメントの実例

● 肝性脳症（表1）

> ▶ ABC 分類による臨床症状の把握.
> ▶ 他の原因による脳症の否定.
> ▶ 脳症の程度の把握.
> ▶ 原因の特定および除去（回避）.
> ▶ 薬剤の投与.
> ▶ IVR 治療.

- 肝性脳症の原因物質はアンモニアのほかにも GABA 類似物質などがいわれており，血中アンモニア濃度だけでなく，臨床症状がその診断に重要である．また原因を考えるに当たって，ABC 分類が有用で，急性肝不全（acute），側副血行路（bypass；肝疾患を伴わないもの），肝硬変（cirrhosis）に分けられる[10]．肝硬変では，門脈-大循環シャントによるシャント型と，肝予備能が著明に低下した肝細胞障害型がある．
- 肝硬変症例における意識障害の原因は肝性脳症のほかにも高血糖，低血糖，電解質異常，脳出血，感染症などもあり，臨床所見，血液検査，頭部 CT などで除外する．
- 昏睡度Ⅰのように軽度の脳症は診断が困難であるが，さらに前段階で精神症状を欠いて定量的精神神経機能検査で初めて診断される潜在性（ミニマル）肝性脳症もある．検査の方法としては積木試験，符号試験，数字追跡試験（ナンバーコネクションテスト：1〜20 の数字がランダムに配置された図を被検者に呈示し，1 から順番に線を引いて 20 に至るまでに要した時間を計測する）といったものがあり，タブレットのアプリとしても入手できる（Neuro-Psychological Tests®）．

249

Ⅳ　肝不全のマネジメントのポイント

- 肝性昏睡を惹起する誘因としては，感染，便秘，脱水，消化管出血，蛋白質の過剰摂取などがある．よってその予防にはこれらの原因を除去することが重要である．すなわち感染を予防し，適度に水分摂取を行い，食道・胃静脈瘤破裂や消化性潰瘍への対策には定期的な上部内視鏡検査と胃酸分泌阻害薬の内服を行う．食事は蛋白制限食が以前よりいわれているが，制限しないほうがよいという意見もある．アンモニアは大腸で腸内細菌によって生成されるため，排便を多め (2〜3回/日) にコントロールする．合成二糖類 (ラクツロース 60〜90 mL/日) や，腸管非吸収性抗菌薬 (リファキシミン 1 日 1,200 mg を 1 日 3 回) が用いられる．最近，プロトンポンプ阻害薬 (proton pump inhibitor：PPI) 内服により消化管内の酸塩基平衡が崩れ，腸内細菌叢を撹乱することから肝性脳症のリスクとなることが相次いで報告されている[11]．

- 流量の多い肝外側副血行路が存在する場合，とくに胃-腎シャントが存在する場合にはバルーン閉塞下逆行性経静脈的塞栓術 (balloon-occluded retrograde transvenous obliteration：BRTO) が有効である．このシャントは超音波検査ではカラードプラで描出できることもあるが，造影 CT の門脈相は治療時にもガイドになるため有用である．

- 肝性昏睡を発症した場合は，Ⅲ度以上では絶食として蛋白負荷を減らし，血中アンモニアが高値であれば補液で希釈する．BCAA 輸液製剤は覚醒効果が認められるが，肝予備能が低下するとともにその効果は乏しくなる．肝細胞障害型では投与したアミノ酸が窒素負荷となって脳症を悪化させる場合があるので，とくに尿素窒素高値例では注意する．L-アルギニン L グルタミン酸塩水和物はグルタミン酸からのグルタミン形成とアルギニンからの尿素形成により，血中アンモニアの低下作用がある．

- 肝性脳症から覚醒して経口摂取が可能になった後，BCAA を高含有する肝不全用経腸栄養剤 (アミノレバン®EN，ヘパン®ED) を開始する．非代償性肝硬変では Fischer 比が低下するため，これらの内服によりアミノ酸インバランスを是正する．BCAA 顆粒 (リーバクト®) では軽度の脳症の改善が期待できる．

- 亜鉛は肝臓においてオルニチントランスアミナーゼ活性と，骨格筋のグルタミン合成酵素活性の調節に関与する．血中亜鉛濃度低値例では，合成二糖類や非吸収性抗菌薬の補助として，亜鉛製剤の内服投与により，血中アンモニア濃度の低下，精神神経症状の改善に有効である．

- カルニチンは尿素回路を促進させることにより，血清アンモニアを分解する作用がある．アミノ酸誘導体であり，肉食により摂取されるほか，肝，腎で合成されるが，肝硬変では合成能が低下しているため，カルニチン欠乏症が生じる．レボカルニチン投与が高アンモニア血症改善に有効であることが最近報告されている．

● 腎不全 (肝腎症候群)

- 非代償性肝硬変も末期になると，腎機能低下を合併することがまれではなく，腎皮質血管の攣縮により，腎血流量が著明に低下する．

- 発症の様式により 1 型と 2 型に分類される．

- 肝腎症候群 1 型の定義は発症後 2 週間以内に血清クレアチニンが病初期の 2 倍以上，2.5 mg/dL を超えるという急性発症するものである[12]．

- 肝腎症候群 2 型は，緩徐に進展または変化の乏しい中等度の腎不全で，通常，クレアチニ ン 2.5 mg/dL 以下である．難治性腹水を伴い，感染症などの引き金によって 1 型に移行

する．感染予防や鎮痛薬，造影剤などの腎機能増悪因子を遠ざけることが管理として重要である．

- 1型の治療はアルブミン，血管収縮薬の投与だが，有効とされるテルリプレシン酢酸塩は本邦未承認である．ノルアドレナリンやバソプレシンを使用することもあるが，アルブミンも多量に必要であり，一度発症すると回復困難である．欧米でもテルリプレシンは肝移植までの橋渡しとして用いられることが多いようである．肝腎症候群の腎障害は可逆性で，肝移植により腎機能も回復する．

- 近年，肝疾患に合併する腎障害の分類の改訂が提案された[13]．急性肝障害（acute kidney injury：AKI），慢性腎臓病（chronic kidney disease：CKD），acute on chronic kidney disease の3種類である．

- 定義は，AKIが48時間以内の血清クレアチニンがベースラインの50％以上または0.3mg/dL以上の上昇，CKDが3ヵ月以上にわたるeGFR<60mL/分，acute on chronic kidney disease は48時間以内の血清クレアチニンのベースラインの50％以上または0.3mg/dL以上の上昇がCKDの基準を満たす肝硬変症例に生じた場合である．1型肝腎症候群はAKIの一部で，2型肝腎症候群はCKDの一部である．

- CKD合併症例については，やはり腎機能増悪因子を避けることがポイントで，最近ではループ利尿薬が腎機能悪化に寄与することがいわれており，投与している場合は可能な限り減量または中止するのが望ましい．

● 感染症

- 慢性肝不全では免疫低下状態にあり，感染症により有意に死亡率が上昇することは多く報告されており，それを予防することは重要である．海産品の生食によりビブリオ菌感染から致死的腸管感染症を起こすリスクが高く，避けるよう指導する．抗菌薬内服継続により，予後が改善したという報告がある．

（松本直樹）

■文献

1) 厚生労働省「難治性の肝・胆道疾患に関する調査研究」班．急性肝不全（劇症肝炎）．http://www.hepatobiliary.jp/modules/medical/index.php?content_id=13（2019年8月閲覧）
2) 日本移植学会．生体肝移植ガイドライン．
http://www.asas.or.jp/jst/pdf/guideline_001kanishoku.pdf（2019年8月閲覧）
3) 日本肝臓学会．サルコペニア判定基準（第1版）．2017.
https://www.jsh.or.jp/medical/guidelines/jsh_guidlines/sarcopenia（2019年8月閲覧）
4) 日本消化器病学会（編）．肝硬変診療ガイドライン2015，改訂第2版．南江堂，2015
5) Muto Y, et al. Clin Gastroenterol Hepatol 3：705-713, 2005
6) Pérez-Ayuso RM, et al. Gastroenterology 84（5 Pt 1）：961-968, 1983
7) Bernardi M, et al. Hepatology 55：1172-1181, 2012
8) Kozaki K, et al. Ther Apher Dial 20：376-382, 2016
9) Matsumoto N, et al. Hepatol Res 48：E117-E125. 2018
10) Ferenci P, et al. Hepatology 35：716-721, 2002
11) Dam G, et al. Hepatology 64：1265-1272, 2016
12) Arroyo V, et al. J Hepatol 46：935-946, 2007
13) Wong F, et al. Gut 60：702-709，2011

索 引

和文索引

あ

亜区域　2, 4
悪性リンパ腫　237
網目状パターン　155
アメーバ肝膿瘍　151
アルコール健康障害対策基本法　97
アルコール性肝炎　99
アルコール性肝癌　100
アルコール性肝硬変　100
アルコール性肝障害　97
アルコール性肝線維症　99
アルコール性脂肪肝　99
アルブミン　17
アンモニア　17

い

異型結節　65, 199, 219
胃静脈瘤　67
一時止血　49
遺伝性高ビリルビン血症　113
遺伝性ビリルビン代謝障害　113
伊東細胞　12
インターフェイス肝炎　78
インドシアニングリーン試験　18

う

右心不全　126
うっ血肝　126

え

栄養療法　68
エキノコックス症　159
エプスタイン-バーウイルス　23
炎症性偽腫瘍　194

お

黄疸　113
オーバーラップ症候群　79

か

塊状型　214
海綿状血管腫　171
海綿状血管増生　138
蛙腹　40
拡散強調像　31
肝移植　245
肝炎ウイルスマーカー　21

肝外傷　42, 44
肝外門脈閉塞症　138
肝癌治療効果判定基準　220
肝区域分類　2
肝結核　163
肝血管腫　168
肝原発悪性リンパ腫　237
肝硬度測定　107
肝硬変　63
肝細胞癌　198, 227
肝細胞癌の侵襲　208
(肝細胞癌の)治療アルゴリズム　220
肝細胞癌破裂　42, 43, 46
肝細胞腺腫　177
肝サルコイドーシス　142
肝腫瘍　46
肝障害度分類　64, 200
肝静脈への侵襲　212
肝腎症候群　250
肝性脳症　53, 244, 249
肝性脳症の昏睡度分類(犬山シンポジ
　ウム)　53, 244
肝性腹水　247
肝線維化　64
肝線維化スコアリング　20
肝線維化マーカー　19
癌胎児性抗原　21
肝動脈造影下 CT　205
肝内結石　90
肝内胆管癌　222
肝囊胞　181
肝膿瘍　46, 146, 151
肝不全　46, 244
肝予備能　24, 64

き

偽小葉　63
偽腺管型　207
亀甲状パターン　155
急性肝炎　52
急性肝不全　52, 244
筋痙攣　246

く

クイノーの肝区域分類　2, 4
クラミジア　166
グリソン鞘　10

け

経頸静脈的肝内門脈肝静脈短絡術　74

経上腸間膜動脈経由門脈造影下 CT
　205
軽度異型結節　199, 219
劇症肝炎　52
結核菌　163
結核腫　163
血管筋脂肪腫　173
血管腫　168
血清ビリルビン　17
結石　90
減黄　226
限局性結節性過形成　185
顕性黄疸　40, 114
原発性硬化性胆管炎　85
原発性胆汁性胆管炎　80

こ

硬化型　207
構造的分類(肝細胞癌)　207
後天性免疫不全症候群　165
高度異型結節　199, 219
こむら返り　246
コリンエステラーゼ　17
コロナ濃染　205
混合型肝癌　227
昏睡度分類(犬山シンポジウム)　53

さ

再生結節　65
サイトメガロウイルス　23
細胞周囲性線維増殖　132
索状型　207
サルコイドーシス　142
サルコペニア　245
三尖弁閉鎖不全　126

し

志方・オルセイン染色　61
自己免疫性肝炎　75
脂肪性肝疾患　105
芍薬甘草湯　246
充実型　207
就寝前の軽食摂取　68
腫瘍マーカー　20, 200
症候性 PBC　80
小滴性脂肪肝　109
食道静脈瘤　67
食道静脈瘤破裂　49
身体診察　14
腎不全　250

す

すりガラス細胞　61

せ

赤痢アメーバ　151
セルロプラスミン　18, 118
線維化　63
潜在性肝性脳症　249
先天性黄疸　113

そ

造影時相　27
早期肝細胞癌　216
総蛋白　17
総分岐鎖アミノ酸/チロシンモル比　18
側面エコー　202
組織分化度（肝細胞癌）　205
ソナゾイド®　28

た

体質性黄疸　113
大滴性脂肪肝　109
多包虫症　159
タマネギ状　89
タモキシフェン　95
胆管過誤腫　190
胆管癌　222
胆管細胞癌　227
胆管侵襲　213
単純性脂肪肝　105
単包虫症　159

ち

遅発性肝不全　52
チモール混濁試験　17
中心瘢痕　185, 188
中分化型肝細胞癌　205
直接作用型抗ウイルス薬　62

て

ディッセ腔　12
低分化型肝細胞癌　207
デジタルサブトラクション血管造影　34
鉄代謝　115
転移性肝癌　232
典型的肝細胞癌　201

と

糖鎖欠損トランスフェリン　101

糖尿病　246
特発性細菌性腹膜炎　248
特発性門脈圧亢進症　69
ドナーの除外基準　245

な

内視鏡的逆行性胆管造影検査　92

に

肉眼分類　198
二次性硬化性胆管炎　87
日本肝移植適応研究会の予後予測式　84
日本住血吸虫症　155
入院適応　47

ね

ネットワークパターン　155

は

敗血症　147
播種性血管内凝固　147, 168

ひ

非B・非C型肝癌　198
非アルコール性脂肪肝　105
非アルコール性脂肪肝炎　105
非アルコール性脂肪性肝疾患　105
ヒアルロン酸　19
非乾酪性類上皮細胞肉芽腫　144
非代償性肝硬変　245
皮膚掻痒感　80
びまん型　215
病歴聴取　14
ビリルビン　17
ビリルビンカルシウム結石　90

ふ

風船様変性　110
フェリチン　19
副腎皮質ステロイド　95
浮腫　247
プロトロンビン時間　18
ブロムサルファレン試験　18

へ

平均赤血球容積　100
ヘパプラスチンテスト　18
ヘモクロマトーシス　115
ヘモジデローシス　115

ほ

包虫　160
包虫砂　160
ポルフィリン症　122

ま

マネジメント　243
慢性C型肝炎　198
慢性肝炎　58
慢性肝不全　52, 245

み

ミトコンドリア-AST　15
（ミニマル）肝性脳症　249
未分化型　207
脈管侵襲　208

む

無症候性PBC　80

め

メタボリックシンドローム　106

も

門脈圧亢進症　69
門脈系-大循環系短絡路　71
門脈血栓症　134
門脈侵襲　208

や

薬剤リンパ球刺激試験　94
薬物性肝障害　94
薬物性肝障害診断基準の使用マニュアル　95

り

硫酸亜鉛混濁試験　17

る

類洞　12

れ

レシピエントの適応　245

ろ

ロゼット形成　78

253

欧文索引

A

A 型肝炎ウイルス　21
ABC 分類　249
acidphilic body　55
acute hepatitis　52
AFP-L3 分画　20
AFP (α-fetoprotein)　20
AIDS (acquired immunodeficiency syndrome)　165
AIH (autoimmune hepatitis)　75
Alb (albumin)　17
alcoholic liver damage　97
ALP (alkaline phosphatase)　16
ALT (alanine aminotransferase)　15
amebic liver abscess　151
angio CT　205
angiomyolipoma　173
aPBC (asymptomatic PBC)　80
APRI (AST/platelet raito index)　20
AST (aspartate aminotransferase)　15
ATP7B　118

B

B 型肝炎　58
B 型肝炎ウイルス　21
ballooning　110
BCAA/AAA 比　18
biliary hemartoma　190
bright loop pattern　217
Brunt 分類　110
BSP 試験　18
BTR (BCAA/tyrosine molar ratio)　18
Budd-Chiari 症候群　129
burn out NASH　110

C

C 型肝炎　58
C 型肝炎ウイルス　23
CA19-9　21
cavernoma　171
CCC (cholangiocellular carcinoma)　227
CDT (carbohydrate deficient transferrin)　101
CEA (carcinoembryonic antigen)　21
central scar　185, 188
ChE (cholinesterase)　17
Child-Pugh 分類　64, 81, 200

Chlamydia

Chlamydia trachomatis　166
CHOP 療法　241
chronic hepatitis　58
cirrhosis　63
CMV (cytomegalovirus)　23
combined hepatocellular and cholangiocarcinoma　227
congestion of the liver　126
Couinaud's hepatic segment　2, 4
Councilman body　55
CTAP (CT during arterial portography)　34, 205
CTHA (CT during hepatic angiography)　34, 205
CTPV (cavernomatous transformation of portal vein)　138

D

DAA (direct acting antivirals)　62
DIC (disseminated intravascular coagulation)　147, 168
DLST (drug lymphocyte stimulation test)　94
drug-induced hepatic injury　94
DSA (digital subtraction angiography)　34
DWI (diffusion image)　31
dysplastic nodule　219

E

E 型肝炎ウイルス　23
early venous return　174, 176
EBV (Epstein-Barr virus)　23
Echinococcus granulosus　159
Echinococcus multilocularis　159
Eggel 分類　214
EHO (extrahepatic portal obstruction)　138
Entamoeba histolytica　151
EOB・プリモビスト®　31

F

fatty liver disease　105
FDG-PET　38
FIB-4 index　20, 106
FibroIndex　20
fill in pattern　169
Fischer 比　18
Fitz-Hugh-Curtis 症候群　166
FNH (focal nodular hyperplasia)　185

G

Gd-DTPA 製剤　32

Gd-EOB-DTPA　32

H

HAV (hepatitis A virus)　21
HBc 抗体　22
HBe 抗原　22
HBe 抗体　22
HBs 抗原　21
HBs 抗体　22
HBV-DNA　23
HBV (hepatitis B virus)　21
HCA (hepatocellular adenoma)　177
HCC (hepatocellular carcinoma)　198, 227
HCV 抗体　23
HCV (hepatitis C virus)　23
HCV-RNA　23
hemangioma　168
hemochromatosis　115
hemosiderosis　115
hepatic echinococcosis　159
hepatic tuberculosis　163
hepatolithiasis　90
HEV (hepatitis E virus)　23
HFE 遺伝子　115
HGDN (high-grade dysplastic nodule)　199, 219
HMB-45　176
HPT (hepaplastin test)　18

I

ICG (indocyanine green) 試験　18
IgA-HE 抗体　23
IgG4 関連硬化性胆管炎 (IgG4SC)　85
IgG-HA 抗体　21
IgM-HA 抗体　21
IgM-HBc 抗体　22
intrahepatic cholangiocarcinoma　222
IPH (idiopathic portal hypertension)　69
IPT (inflammatory pseudotumor)　194
Ito cell　12

J

JIS スコア (Japan integrated staging score)　198

K

Kayser-Fleischer 輪　118

L

LAP (leucine aminopeptidase)　16
lateral wall echo　202

LDH（LD）（lactate dehydrogenase）
　16
LES（late evening snack）　68, 245
LGDN（low-grade dysplastic nodule）
　199, 219
liver abscess　146
liver cyst　181
liver damage　64
LOHF（late onset hepatic failure）
　52

M

M2BPGi®　19
Mac-2 結合蛋白糖鎖修飾異性体　19
m-AST（mitochondria-AST）　15
malignant lymphoma　237
map sign　54
marginal strong echo　169
Matteoni 分類　110
Mayo Clinic の予後予測式　84
MCV（mean corpuscular volume）
　100
mesh pattern　59
metastatic liver cancer　232
mosaic pattern　202
Mycobacterium tuberculosis　163

N

NAFIC スコア　106
NAFLD fibrosis score　106
NAFLD（nonalcoholic fatty liver
　disease）　105
NAFL（nonalcoholic fatty liver）　105
NAS（NAFLD activity score）　110
NASH（nonalcoholic steatohepatitis）
　105
network pattern　155
NH_3　17
nodule in nodule　202

O

onion skin lesion　89

P

P-Ⅲ-NP　19
PBC 用 Child-Pugh 分類　81
PBC（primary biliary cholangitis）
　80
PEComa　173
PEE（posterial echo enhancement）
　202
pericellular fibrosis　132
periportal collar sign　54
perisinusoidal cell　12
PIVKA-Ⅱ　21
playboy bunny figure　127
POCUS（point of care ultrasound）
　45, 47
pooling 像　170
porphyria　122
portal hypertension　69
PSC（primary sclerosing cholangitis）
　85
pseudo parallel channel sign　101
PT（prothrombin time）　18
pylethrombosis　134

R

RECICL　220

S

sarcoidosis　142
SBP（spontaneous bacterial
　peritonitis）　248
schistosomiasis japonica　155
share wave elastography　107
sinusoid　12
space of Disse　12
spared area　107
sPBC（symptomatic PBC）　80
SPIO　32
SPIO（super paramagnetic iron
　oxide）　31
spoke-wheel pattern　185

T

subsegment　2, 4

T1 強調像　31
T2 強調像　31
T 因子　200
TE（treatment effect）　221
thread and streak sign　205
TIPS（transjugular intrahepatic
　portosystemic shunt）　74
TP（total protain）　17
TTT（thymol turbidity test）　17

V

violin-string adhesion　167
von Meyenburg 病　190
Vp　208
Vv　212

W

Wilson 病　118

Z

ZTT（zinc sulfate turbidity test）　17

γ

γ-GT（GTP）（γ-glutamyl
　transpeptidase）　16

Ⅲ

Ⅲ型プロコラーゲン N 末端ペプチド
　19

Ⅳ

Ⅳ型コラーゲン 7S　19

検印省略

超音波・CT・MRI・血管造影・病理で学ぶ

一冊でわかる肝疾患
診断・治療のポイントが見てわかる

定価（本体 8,000 円＋税）

2019年11月10日　第1版　第1刷発行

編集者　小川　眞広

発行者　浅井　麻紀

発行所　株式会社 文 光 堂
〒113-0033　東京都文京区本郷7-2-7
TEL（03）3813 - 5478（営業）
（03）3813 - 5411（編集）

© 小川眞広，2019　　　　　　　　　印刷・製本：真興社

ISBN978-4-8306-2107-9　　　　　　　Printed in Japan

・本書の複製権，翻訳権・翻案権，上映権，譲渡権，公衆送信権（送信可能化権
を含む），二次的著作物の利用に関する原著作者の権利は，株式会社文光堂が
保有します．
・本書を無断で複製する行為（コピー，スキャン，デジタルデータ化など）は，
私的使用のための複製など著作権法上の限られた例外を除き禁じられています．
大学，病院，企業などにおいて，業務上使用する目的で上記の行為を行うことは，
使用範囲が内部に限られるものであっても私的使用には該当せず，違法です．
また私的使用に該当する場合であっても，代行業者等の第三者に依頼して上記
の行為を行うことは違法となります．
・JCOPY〈出版者著作権管理機構 委託出版物〉
本書を複製される場合は，そのつど事前に出版者著作権管理機構（電話03-
5244-5088，FAX 03-5244-5089，e-mail：info@jcopy.or.jp）の許諾を得てください．